マイクル・バリント
中井久夫 訳

新装版 治療論からみた退行

基底欠損の精神分析

Ψ金剛出版

THE BASIC FAULT :
Therapeutic Aspects of Regression
by
Michael Balint
M.D., Ph. D., M. Sc.

まえがき――バリントと私

バリントが最後に出版した本の邦訳に「まえがき」を書くことを許されて大変嬉しい。私はバリントの書いたものは大体読んでいたつもりだが、この本は読んでいなかった。したがって彼がこの本の中で私の仕事に言及していることはこれまでまったく知らずにいた。今回、訳者の中井さんからそのことを指摘されて大変驚き、早速中井さんの好意で原著を読ましてもらった。そして今更ながら、これをもっと早くに読んで生前の彼にお礼の手紙を書いておかなかったことが悔やまれる。

私がバリントの名を知るようになったのは、一九五九年のある日、国際キリスト教大学の図書館の書架に彼の著書『最初の愛と精神分析技法』を見かけたのが最初である。私はこの題名に魅せられて本を借り出したのだが、その後これを読むにつれて彼の説くところがことごとく私の臨床経験に合致するように思われて異常な興奮を覚えた。私は当時すでに「甘え」の問題に取りつかれていたが、彼が「甘え」に相当する心理の分析上の重要性を指摘しているのを知って、実に百万の援軍を得たごとき思いがした。私はこれより少し前、精神分析訓練のためにアメリカに留学し苦い経験をなめたばかりであったが、ここにようやく自分と同じ発想をする西欧の分析医に、書物の上とはいえ、遭うことができたように思ったのである。

私がしかし実際にバリントと文通するようになったのは、その後一九六二年、私が米国の精神衛生研究所に滞在するようになってからのことである。その頃、「甘え」についての英文の論文もようやく発表できたので、感謝の心をこめてそれを送ったのが文通の始まりである。彼は早速返事をくれて、私の理解の仕方を支持してくれた。私はその後も英文で書いた二、三の論文を彼に送ったが、その都度彼は私の考えに賛成する旨の手紙をくれ、われわれの考えが同一線上にあることを喜んでくれた。彼の最近の論文の別刷りもその頃送ってくれたように思う。かくして私は是非ともいつかバリントに会ってみたいと思うようになった。一九六四年夏、私は国際社会精神医学会議と国際精神療法会議に出席するためロンドンに赴くことになったので、ついにその好機が到来したのである。

私はロンドンに滞在した二週間の間、三回ほどバリントを訪問した。いずれも彼のセミナーに出席したのであるが、生来私が内気であるのと、それに相手があまりにも偉大な先生であるために、私はあまり話をすることができなかったように思う。ただ今も深く記憶に刻みこまれているのは、極度の近眼のために眼を本に押しつけるようにして読む彼の前こごみの姿勢と辺幅を飾らぬ人柄、それにセミナーを指導する際の彼の簡にして要を得た言葉使いなどである。私はその後も何回か彼と文通を続けた。最後に受け取った手紙は一九六六年一月の日付のもので、それには私が紹介した患者についての報告がしたためてあり、いつ、もっと長くロンドンに滞在するように来れるか、と書いてあった。その後私が心ならずも文通を怠ったのは、一つに彼に送れるような英文の論文を書く機会がしばらくなかったことと、その頃から何かと急に身辺が忙しくなり、心の余裕を失なっていたためではないかと思う。

バリントは一九七〇年一二月、七四歳でこの世を去った。私が「甘えの構造」を出版したのは翌年の二月で、その英訳が出版されたのは一九七三年春のことである。私は、この英訳を彼に見せることができなかったことを返す返すも残念に思う。きっと彼は心から喜んでくれたにちがいない。私が多くの教示を受けた分析医は他にも何人かいる。しかし私がもっとも親近感を覚える分析医としては躊躇なくバリントの名をあげよう。この拙ない一文を草して彼の墓前へのせめてもの手向けとし、謹んで彼の冥福を祈る所以である。

一九七八年六月六日

土居健郎

序

本書でとりあげた問題を考えつづけるようになってからはやくも一〇年ほど経った。その間にもうこれでよかろうと思った部分を分離して何回か雑誌論文にした。年代順に挙げれば「心の三領域」が一九五七年、「一次ナルシシズムと一次愛」および「退行患者とその分析者」が一九六〇年、「退行形態の良性と悪性」が一九六五年である。

もちろん、独立に刊行されたことのすでにあるこれらの部分は、章やパラグラフの順序を変更し一部補筆して本書の枠にしっくりと収まるようにした。

もっとも大幅に改訂したのは「退行患者とその分析者」である。内容もかなり膨脹させ、前後を分けて前半を本書第三部とし、後半を第五部の骨格に用いた。

既刊部分の再使用を認められた〈International Journal of Psycho-Analysis〉、〈Psychoanalytic Quarterly〉、〈Psychiatry : Journal for the Study of Interpersonal Processes〉各誌編集委員諸氏およびニューヨークの Grune & Stratton 社の御厚意に謝意を表したい。

また、これまでの私の全著書とおなじく本書も多くを妻に負う旨を記したいと思う。家人の助力がなければ、本書の完成は遅れに遅れただろう。自分の観念の中に深入りしすぎて動きがとれなくなったことが何度かあったが、そういうとき妻と論じ合ったために泥沼から脱け出す途がみつかり仕事が続行可能になったことも一度や二度でなかった。

メアリ・ヘア博士は同僚として机を並べ、職場を離れても友人である。博士と精神分析研究所図書室司書アン・ハチンスン嬢とが校正刷に目を通し有益なコメントをくださった。厚く感謝するところです。ハチンスン嬢には索引のほうもお願いしたので、そのお礼も申しておかねばなりません。

マイクル・バリント
Michael Balint

一九六七年四月

治療論からみた退行・目次

第三部　深淵と分析者の反応

第四部　良性の退行と悪性の退行

第五部　退行患者とその分析者

第一部　心の三領域

第一章　治療過程の心的局在論

第一部はほとんどどの章も内容は各々それ一章で完結的なので、全部を通読される読者は、私の主張の本筋を辿るのがかえってむつかしいかも知れない。このような構成にした理由はやはりあるので、それは、私も以前は正統法による臨床観察の記録を既成の眼鏡をとおして見、それに既成概念を適用していたが、そういうことをやめてはじめて、考えの道筋が新しく開け、次の段階に進み得たことが何度かあったという体験にもとづいている。

今から読者とともに、一種の旅立ちをするが、その前に仮想的ながら前提を一つ設けたい。それは、読者も私も初歩的な誤ちは犯さないだけの一応信頼するに足る分析者であるという仮定である。つまり、われわれは患者に対して一応、タイミングよく、正しい解釈を与える者、患者の出す題材をその可能性の限度まで徹底操作する者としよう。それも、ある一つの水準《レベル》においてだけでなく、成熟した性器的発達段階はもとより、前性器的な諸段階においても徹底操作でき、また、現実状況のみならず、転移状況においても徹底操作できるとしよう。

かりにわれわれがそういう力量の者だとしても、なお渋々認めざるをえないことが残りはしないだろうか。われわれ皆が困り果て途方にくれ自分で自分があやしくなるほど難しい患者にやはりときとして出会うだろうことである。いっとう経験豊富で力量の卓越した分析者でも時には治療に失敗するらしいうわさが国際精神分析学会のどの国の支部でもささやかれている。

どうしてそんなことが起るのか。このあまりぞっとしない事実をどう説明すればよいのか。およそ分析者がぶつかる困難や犯す失敗の理由をまとめてみればだいたい次の三つではなかろうか。第一は分析者の技法の不適切。第二は患者の人格なり病気なりの持ち前のむつかしさ。そして第三が、分析者の腕もよく、患者の治る見込みも元来高くて、よい芽がいくつもあるのに、双方の〝相性〟(fit)のよくない場合であろう。

なぜ患者によって治療に難易があるのだろう？　同じ精神分析をしながら、なぜ治療者の努力が稔り患者が酬われる場合と、そうは問屋がおろさない場合とに分れるのだろう？　われわれの脳裡に浮かぶ第一の疑問である。この問いをもう少し解きやすい形に変えてみよう。そもそも治療過程（複数）とは何だろう？　治療過程は心《マインド》のどの部分で起るのだろう？　分析者の嘗める困難は治療過程の一体何のせいだろう？

精神分析がメスを加えるのは心的装置のどの部分か、メスはどの程度まで届くのか、――また、前段の問い方の繰り返しになってしまうが――、治療過程の起る箇所は心のどの部分なのか、精神分析の研究がはじまって六〇年以上だが、こういう問題はまだほとんど解かれていないままと言ってよい。この二つの問題は、まったく同一の問題でないが共通部分が相当ある。

かりに正しい治療目的を枚挙せよと言われれば、超自我を治療の標的に据え、超自我を変えようとすることはその中にぜひ入っていなければならない一項目だ。また事実もそうだ。これは大方の意見の一致するところである。また超自我という心の一部分に分析治療の中でいったい何が起るか、すなわち、いかなる治療過程が関与し、いかなる変化が起るかについてもあれこれ考えられている。

手持ちの知識を挙げよう。超自我は主として自分以外の人間からさまざまなものをとり入れてつくられ、そのとり入れの最重要な源泉は、幼少期、青春期にわれわれを刺激しつづけながら満足は決して十分与えなかった性的対象である。ある意味では、超自我とはそのような対象が残した心の傷跡の集大成である、といえよう。もっとも、中年以後でも新規のとり入れによる超自我の修正は可能である。何よりの証拠は分析治療で、分析者の人格の一部分はもとより、時には分析者が丸ごととり入れられる。ここでとり入れ(introjection)という過程と例の同一視(identification)なる超自我形成上の最重要過程とは別個としておきたい。同一視はとり入れ後に来る第二段階と考えられる。刺激しつづけるだけで満足はさせない性的対象は、とり入れだけで終わらず、とり入れたあと、このような対象はまったく自分自身の一部だ、と感じられるようになる。理想化(idealization)もここに加わる。同一視より先に生じる場合もあり、密接に両者がからみ合って同時的に生じる場合も多い。もっとも、はげしい理想化が、かえって、とり入れた対象との同一視を大幅に邪魔することもないではない。さて、ここまでなら、皆、だいたい知っている。だがそれでは、とり入れ、理想化、同一化、を取り消すにはどんな手続きが必要かと問われると、われわれは答えに窮する。要するに新規のとり入れや同一化を起させる過程には心当たりも多少あるが、既存のとり入れや同一化の取り消し法は皆目分からない。この知識のほうこそ、どうすれば患者の超自我の一部除去を援助できるかを教えて精神分析技法の有効性を高める、大いに重要な知識のはずであるからまことに遺憾である。

分析治療が原則的に自我強化を目指すべきであることもまた大方の賛同をえられるだろう。しかし、では自我強化とは正確にはどういうことか、どんな技法を使えば自我強化が達成できるかときかれれば、手持ちの考えははなはだ漠然たるものにすぎない。分析療法のこの側面で現在ほんとうに分かっていることを一言でいえば、エス(イド)に直接接する自我を強化すべきだ、だけだろう。では、エスに直接接する自我とは何を指すのか。それは、自我の中で、本能的満足を楽しみ味わえ、相当強大な緊張に耐えられ、対象を気づかい、対象に配慮でき、欲望の不満足を我慢しもちこたえられ、外的現実と内的現実の双方の受容に努め、この二種の現実をともに意識的吟味の対象になしうる部分を指す。反対に、自我の中でも、強烈な本能満足を楽しみ味わえず、積極的にそうしたがらぬ部分や、また、少しでも感情緊張が高まれば否認をはじめ抑止、反対物への転化、反動形成などの手段で自己を防衛せずにおれない部分、つまり自己の内的現実を犠牲として外的現実と超自我の要請に自分を合わせてしまう部分は強化すべきでない。それどころか、その役割りの比重の軽減に努めなければならない。

この自我強化とさきの超自我修正とは実は同一過程の二側面を意味するにすぎないのか、ある程度独立の別過程か？　この問いをこれまではっきり口に出した人はない。むろん、まともに論議などされていない。現在もっとも普及している公式見解は何といっているだろう。「自我とは超自我の命令に従って外的現実の要請とイドの要請との間を調停する役である」と言うぐらいが関の山である。したがって、自我という調停役それ自体に外的現実とイドとの間の妥協内容を決定する力があるかどうか、またかりに自我にその力があるとしても、この力を何らかの意味で左右できる治療過程とはどんなものか、などの問題は全然白紙である。

エスとなると、そもそも左右できるものか、かりにできるとしてもその方法とは何か、はさらにあやしい。第一そんな大それたことができるのか、できるとしてもどんなことをせねばならぬのか、まるで見当もつかない。一次的な死の本能を認める立場の者、したがって一次サディズム、一次ナルシシズム、一次破壊性を認める者は、分析治療によってエスも修正できなければならない、と結論せざるをえない。エスの変化可能性という問題は、フロイトがすでに「終りある分析と終りなき分析」(一九三七年)でその一面に触れて「本能の陶冶」ということばを宛てている。このことばの意味は、一次サディズムという特殊例では破壊衝動(デストルードーとも呼ばれる)は分析治療——あるいは育児——をしている間に分析なり育児法なりによって弱体化しなければならない、ということである。破壊衝動の弱化法は、その源泉であるエスのところで変えるか、あるいは、破壊衝動にとにかくリビドーを添加して両者を

〝融合〟させるか、いずれかである。ところで理論上の二概念〝融合〟(fusion)〝脱融合〟(defusion)はともにきわめて漠然としたもので、融合や脱融合がエスの中で起るのか自我の中で起るのか、ときかれてもいずれとも決しかねる。ことばの意味だけは分かるとしても、どのような機構や過程が関与するかは、誰もこれまで考えてみもしていない。いまの手持ちの鍵は、おそらくただ一つ、脱融合と欲求不満とがかなり緊密な連動関係にあるらしいことだけである。その反対の、融合と欲求充足とが同じく緊密に連動するか否かはあまりはっきりしていない。実践上はこちらの方がよほど重要なのだが——。

このていたらくだから、確実に融合と脱融合の二過程を左右する方法を問題にする者が皆無だったのも不思議でない。また、かりに融合と脱融合とがとにかく精神分析によって左右できるとしても、われわれが確実に言えるのは、転移をとおして動かす、すなわち、本質的に一個の対象関係であるものをとおして動かす、という一事だけである。裏返せば、分析状況の中で発足した諸過程は心の深部に滲透してそこを根本的に変化させるに足る強力な過程と考えなければならないという一般論を唱えているだけである。いかなる契機によって起り、いかなる対象関係であれば、それもどれほど強い対象関係ならば、この大事業が達成できるか、など具体的なことは、今日まで精神分析の文献で正しく論じられた例がない。

われわれのもっとも経験豊富な者も手をやく症例があり、失敗する場合がある理由は如何、という、われわれの旅立ちのはじめにぶつかった謎にここで答えが一つ出た。精神分析療法の期間に心の内部で起る諸過程にはいかなるものがありうるかという可能性だけならば、理窟の上では、既存の概念がいくつかあるが、頭の中だけの観念と分析者の実践的手法とを直接連結するもので信頼のおけるものはまだない。いいかえると、治療過程とは何か、それは心のどの部分で起るか、の問題は、理論的概念こそあれ、それにもとづいて、どの個別技法を選ぶとよいとか、どの技法は避けた方がよいとかいえる段階ではまだない。現状がこうだからこそ精神分析には種々の流派が共存しているのも当然である。どの流派も、それぞれ固有の技法があり各々相当違いながら、心《マインド》の構造については共同の基本概念を認め合っている。例外なく、どの流派の分析者にもその流派なりの成功例と困難例があり、治療の失敗率を公平に分けあっていることも付言しよう。大変面白いことだ。流派が違えばどうやら代表的精神分析者が治療に成功する患者の種類も失敗する患者の種類も違うのは確実らしい。また、技法が違えば成功も失敗も仕方が違うらしい。とすれば、この世界ではどの流派にも偏らず批判精神を堅持して探究を推進することが、われわれの目指す技法論確立の目的にとってもっとも実り多い行き方と思う。この目的にかなった、どの流派にも依存しない調査研究が現在存在しないのは実に残念である。アメリカ精神分析学会が行なおうとした統計調査の試みが、慎重、いや慎重すぎるやり方なのに、中途放棄されざるを得なかったいきさつをきくと、超流派的立場からの比較研究がどれだけ大きく精神分析者の不安をかきたて抵抗をひきおこすかが、よく理解できる。

第二章　解釈と徹底操作

第一章で言わんとしたのは、けっきょくこうだろう。局所論の視角からは、われわれが目下逢会している技法上の難関の意味が今まで以上にはっきりしないようだ。とくに、局所論の観点ではどの情況にどの治療過程が適当か否かを決める頼りになる基準が得られない、と。しかし、これは予想のつかないことでなかったと思う。ともすれば忘られがちであるが、心的審級《インスタンツ》と局在性についての現行理論は、最新版でも、フロイトが一九二〇年代初頭に改訂したままで、以来およそ四〇年も経ってしまった。それ以来、心的装置に関する本質的に新しい発想《アイデア》は出されていない。(もっともフェアベアン、ハルトマン、ウィニコットそれぞれの手に成る新しい自我心理学はある。)反面、当時に比して現在の分析者の技術の幅と奥行き、実践上の手腕は明らかに格段の向上をみている。技法問題の増大もこれに伴ってのことである。チューリヒにおける一九四九年精神分析学会総会に私はこの方面の新発展の展望を発表した。発表の趣旨はフロイトの技法とフロイトの理論的概念とが相互依存関係にあるということである。

フロイトは二冊の大きなモノグラフ、『自我とエス』(一九二三年)と『抑止・症状・不安』(一九二六年)の中で自己の技法も理論もともに強迫症および抑欝症患者を対象とする臨床体験にもとづくと語っている。フロイトのことばを借りれば、そうした理由は、この二種類の患者はともに心的過程と葛藤とをかなり〃内面化《フエアインナーリヘン》〃するからである。つまりこの種の患者は、元来の葛藤も、それに対抗すべく動員された防衛機構をはじめとする諸過程も、内面の事象に転化し、また大部分は恒久的に内面の事象のまま残す。反面、この種の患者は外的対象にさほどエネルギーを備給しない。したがって、一次近似的にはこの種の患者にとって重要な事件事象はすべて、病的意義の事件か治療的意義の事象かを問わず、もっぱら内面に生起するものと受け取ってよい。フロイトが治療的方向への変化をかなり単純な形で叙述しえたのは、この条件があってのことである。外的事象と外的対象へのエネルギー備給が微弱ならば、治療者交代の影響は（治療者が代われば治療者の外面的事象性・外面的対象性は当然変わるわけだが）治療者が〝正常の〟分析技法を用いる限りきわめて微弱で実際上無視して差支えないだろう。しかしこれがあてはまるのがこの種の患者という限られた場合だけで、しかも一次近似にすぎない。これを忘れた一部分析者は、〝正しい技法は一つである〟、すなわち、患者の個性のいかんを問わずすべての患者すべての分析者に正しい技法は一つである、という謬見に陥った。私の考えの筋道がまちがっていなければ、唯一の〝正しい技法〟などは、現実の断片、それも互いに両立しえない断片を幻想の中でくっつけたヌエのような寄せ集めの、悪夢の中に出てくる怪獣にすぎない。

内面化が生じる前提として重要なものは、相当に良質な自我構造の存在である。つまり、自我の構造が内面化に伴う緊張を自己の内部に封じ込め、それに耐えとおせねばならない。その時に自我が解体したりしてはならないのはもちろんだが、アクティング・アウト、投射、混同、否認、離人症など一括して外面化というべき、内面化と異なる防衛手段に訴えずに済むことが前提となる。内面化という過程を持ちこたえられる患者は、分析治療の際に生じる事態の言語化過程において、フロイトの使ったあの有名な比喩がかなりあてはまる人だ。実際、分析者は治療時間の大部分、患者が分析者にコミュニケートするものをただ映し出す〝一点の曇りもない鏡〟と化していられる。それだけではなく、フロイトの公刊した症例研究を通覧して分かるように、この型の分析治療において患者が治療者にコミュニケートする題材は、ほとんど全部が言語だけでできた題材だ。題材を反射して患者に返す際にも、使用されるのはやはり言語である。伝達と反映という相互作用過程全体を通じて患者と分析家という二人のパートナーは互いに相手の言葉を相手と同じ意味に解していると考えて差支えない。むろん、抵抗には出合うだろうし、時にはきわめて激烈な抵抗に遭遇するだろうが、その時でも、患者の自我は変らず話の分る信頼できる自我で、ことばをとり入れ、またことばの影響が自我に及ぶのを認容すると思って間違いない。すなわち、この型の自我はフロイトの〝徹底操作〟を遂行する力がある。

こう考えれば、われわれの問題提起に対する第二の回答がおのずから出る。まず、解釈を行なえば患者にも分析者にもまさに解釈以外の何ものでもないと体験されねばならないという前提が存在してはじめて前述のごとき技法の叙述が可能となる。自明のことに聞えそうだが、こればかりは口を酸っぱくして強調したい。なぜこれが重要かは、のちほどぜひ分ってもらおうと思っている。

分析治療は本質的に〝一点の曇りもない鏡〟という古典的な場合をも含めて、一箇の対象関係そのものである。いくら迂回路を辿ってもよいが、けっきょく患者の心に治療的方向への変化を結実させる事象ならば、それはすべて、当初は一箇の二人関係(two-person relationship)の中で生じる事象の形で出現する。すなわち、本質的に二人の人と人との間で起るもので、どちらか一人だけの内面で起ることは決してない。この根本事実が看過できたのは、主として内面化を用いる患者、すなわち相当強い自我構造を持つ患者を研究対象にした時代だったからにすぎない。そういう型の人ならば分析者の提供するものも患者自身の分析の場での体験も〝とり入れ〟ることができ、獲得した新知識を用いて新しい生き方を実験する力も持っている。また、そうしてもこの人たちの自我はその時の緊張に少なくとも当面は耐えうる強さがある。解釈がつくる緊張の激烈な時がたとえあっても、この種の患者なら挫けずやりとおせる。とにかくフロイトの症例報告を読んで目に浮ぶ患者はそんな人である。

こうなれば、分析中に困難にぶつかり失策をおかす理由がもう一つありうることに思い当る。われわれが目下使用中の技法は、分析者の解釈を解釈として体験できる患者、解釈を〃とり入れて〃フロイトの〃徹底操作〃の過程を遂行できる強い自我をもった患者のために開発された技法である。どの患者でもこの事業をやりとおす力をもっているわけでない。われわれはそのことをかねがね知っていなかったか？　われわれが難関にぶつかるのは実はその力のない患者を相手にする時だった。

第三章　分析作業の二水準

古典的分析治療が遂行される水準は独特の雰囲気を持つ。精神分析学の論文では習慣上「エディプス水準《レベル》」、「性器水準《レベル》」などの用語を宛てる。またエディプス水準でない方の水準を「前エディプス水準」、「前性器水準」、「前言語水準」などという。しかし「前エディプス水準」、「前性器水準」、「前言語水準」では、あまりにも雑多な意味が歴史的に重層した用語だと思う。そこで私としては一義的な明確性を備えた新語を一つ提出したい。表面化していないかもしれないが、確かに今までの用語は一種の偏りが潜在していた。新語を使えばわれわれ分析者がその偏りをまぬがれられるのならもっけの幸いだと思う。けれどもその語の提出は後にして先に現下頻用の語の真実の意味を吟味しよう。

エディプス複合とはフロイトのもっとも重要な発見の一つである。フロイトはエディプス複合こそ健康・病気はじめ宗教・文明・法など人間がつくり出したあらゆるものの中心に位置する複合だと記している。なるほど、エディプス複合だけを切り離して考えれば個人発達のかなり初期の一段階固有のものにすぎないが、フロイトは、この段階の小児の心《マインド》の情緒、感情、体験を成人言語で叙述し、それに何のためらいをも感じなかったらしい。(私は発達段階と暦年齢との対応をつけるという難問にかかずらわりたくないので、用心して、この初期段階とはおよそ何歳に該当するかの問題は素通りする。私の議論の範囲なら非常に初期の年齢といえばそれでよいだろう。)ほんとうを言えばフロイトの樹てた前提は思い切った投企、よくやったものだといいたい大胆な外挿法である。フロイトはごくおさない幼児がもつ情緒・感情・欲望・恐怖・本能衝動・満足・欲求不満などが成人のものに酷似しているとする。そればかりか、その間の相互関係も成人とほぼ同一とする。フロイトはこれを暗黙の前提としていて、それ以上証明しないのだが、かりにこの二前提がなければ成人言語をこの種の事象にそのまま適用するなどまったく法外なやりくちという他ないだろう。

繰り返していう。この二前提を置くという行為はおそろしく大胆な一歩を踏み出すことだった。それが結果的に正しかったのはその後の神経症児童の分析体験をはじめ、正常児童の観察によっても十二分に立証されたとおりである。この立証がすべて、あたかもフロイトが今日もわれわれの使う形の心的装置概念に最終改訂を加えつつあった一九二〇年代に、それと平行的に行なわれたことは留意すべきだろう。もっともフロイトが最初に手がけたハンス坊やの分析はすでに一九〇九年に刊行されている。

誤解のないように付言するが、むろん、分析者は、エディプス水準において分析作業を行なう時でも、性器期以前の水準に属する題材を軽視・無視しはしない。ただ、それらは成人の言語を用いて分析されるので、エディプス水準つまり〝言語〟水準に引き上げられて分析される破目になる。ここが精神分析学の一つの急所である。性器段階より前の題材を成人の言語で表現しても患者が理解・納得できない場合、つまり前言語水準からエディプス水準に直接通じるチャンネルがないと思われる症例を分析者がどう料理すべきかがすぐ問題となってくる。

分析技術は一九二〇年代から長足の進歩を遂げた。当時治療不能とされた患者も今日のわれわれが手がければ治療可能だといってもあながち不遜でなかろう。平均的患者も、四〇年前の分析者に比べてより深くより確実に理解できる。この発展期を通じてわれわれは、おびただしい臨床記録を積み重ねてきた。それは確かにその通りだが、しかし、われわれが首をひねる問題もおびただしく集まった。前者も後者も同じくすべて分析の場で起り、分析の場で観られる事象である。なるほど、後者もエディプス型の葛藤の記述用語（成人の言語）を用いて記述されるが、それはあくまで一次近似にすぎない。経験の累積と観察力の向上とともにわれわれは理論的考察上および技法的練磨上ただならぬ難関の事象に遭遇する破目となった。たとえば、こんな患者もいるとわかった。緊張増大を惹起するものは一切、自我への〝とり入れ〟が非常に困難な人である。逆にこの世のものならば何でも〝とり入れ〟られる患者のいることもわかった。もっとも内奥の自己《セルフ》は自我が何をとり入れても全く影響をうけない人たちである。この二種の人物はともに私がいま言った理論上技術上の難関である。おそらく、分析者との関係が分析者に馴染みのエディプス水準で遭遇する治療関係と大幅に違うからだろう。

これは一例にすぎない。その他にもよく「擾乱のひどい」(deeply disturbed)、「深く分裂した」(profoundly split)、「重症分裂病質の」(seriously schizoid)、「弱すぎるというか未熟すぎる自我をもつ」(having a much too weak or immature ego)、「高度にナルシシズム的な」(highly narcissistic)、「重いナルシシズム的外傷を負った」(suffering from a deep narcissistic wound) 等々の呼び名で呼ばれる患者が実に多い。この種の呼び名は皆その患者の病根がエディプス葛藤よりも遠く深く延びているといいたいがためのものである。はじめてエディプス期に到達した時すでに病んでいたのか、それとも後から外傷的事件に遭遇してそのためにエディプス期に属する防衛機制が無力化されエディプス期を通り越してその以前にまで退行・逸脱のやむなきに至ったのか、よく議論になるが、われわれの立場からは二義的問題にすぎない。現在重要なのは、分析作業に相異なる二水準があることとの認識である。

非エディプス水準ではいかなるたぐいの問題に遭遇するだろう。その説明のために精神分析の範囲外だが例を一つ出したい。これは永遠の問題というべき例である。私が主宰する一般実地医学研究セミナー（バリント、一九六四年論文参照）ではよくこういう報告をしてもらう。何でもよい、とにかく一つの病気をとりあげて、報告者が病名のもつ意味内包をきわめて明快に患者に説明した結果を聞く。そして、説明の元来の意図と、説明した結果の正味とを比較する。結果は医者にしか明晰に理解できない説明だったことが多い。お話にならぬ程である。患者にとって明晰な説明でなく、それどころか説明の態をなしていないものも少なくなかった。だから私は、医師がかくかくのことをはっきり説明しておきましたと報告すると、はっきりとですね、ふーむ、で、誰にとってはっきりとですか、とたずね返している。意図と結果との食い違いがこれ程酷いのは、同じ事柄でも、患者に同情はしていても病気に巻き込まれているわけではない医師と、病気という事態に深く巻き込まれているその患者、とでは持つ意味が全然違うからである。

分析者も、これと全く同じ目に遭うことが決して少なくない。解釈を一つ患者に出すとしよう。明快で、箇にして要を得た、確実な根拠の、タイミングもよく、的を射た解釈だ。これがしばしば、こちらがいらいらし驚き呆れがっくりする結末に終る。患者に全然通じなかったり元来の意図とは全然離れた効果を惹起する。われわれの出した解釈は明晰などでは全然なかった。それならまだしも、そもそも解釈として体験してもらえなかった。分析者という人種は、一般論として、こんながっかりする目に遭うと、自分で自分を安心させる思考術を三通り心得ている。この三つを使って説明をつけ失望感を水に流そうとするのが常套手段である。第一法はこうである。分析者はいちばん大きな不安を分析状況の中で解釈し尽せなかった、それというのも二義的重要性しかないものに幻惑されて力瘤を入れてしまったからだ、と自己批判する。こう自己批判してから、ところで患者の幻想の中のいったい何が分析者の解釈を理解する窓を塞いでしまったのだろうと、もの狂おしくああでもないこうでもないとあて推量をする。第二法はこうである。分析者は心中、内容分析・防衛分析・転移分析のそれぞれどこがよくてどこがよくないか、きりのない得失比較論を蒸し返す。これは際限なく続けることができる。第三法は、決定的瞬間において患者の抵抗が強すぎたのだ、だからそいつを徹底操作するために相当時間を食いそうだ、と自分で自分を励ます。この第三の処方箋は昔フロイトも使ったことがあると聞けばいっそうほっとするというものだ。

以上の、安心のための処方箋・思考術は、あいにくエディプス水準の外では全然効力がない。処方箋それ自体が全くエディプス水準の枠内にあるものだからである。これら処方箋は分析者の解釈を患者が解釈として体験するとあらかじめ予想してかかっている。フロイトが〝徹底操作〟ということばをつくったのはこの型の分析の場に関してである。患者が解釈をとり入れ、解釈として体験し解釈が自分の心に波紋を起すのを自ら容認・受容する場合、そしてその場合にだけ徹底操作が可能である。自明といえば自明のことだ。この処方箋は、擾乱の深い患者という人種相手でも、あてはまる場合もあるにはあるがあてはまらない場合が必ず出てくる。分析者の解釈を解釈として体験してくれないならば徹底操作は起りえない。解釈は双方が合意した意味を持つ単語で綴られた文章でなければならないのである。徹底操作は、分析者の単語が分析者にも患者にもほぼ同じ意味を持つ場合に限って力を発揮できる。

エディプス水準ではこういう問題はない。患者とその分析者の話すことばが同一なのははじめから保証済みといってよいからである。同じ単語の意味は双方にとって同じはずである。むろん患者がある解釈を拒否し、その解釈で悩み恐怖を起し傷つくことはあるだろう。しかしそれが一つの解釈であること自体はゆるがない。

相異なる二水準がある、――これが本書の冒頭の疑問に対する第三の答えである。単なる答えにとどまらず、もっと興味をそそる問題がひそんでいそうである。もっともそこまで行く前に、われわれの旅路もやっとここまで来たのでその跡を辿り直してみたい。そもそもの出発点はどこだったろうか。われわれの中で一番経験豊かな者でさえも時に少々むつかしい患者にはもちろんきわめてむつかしい患者にも遭遇するということに気づいたところだった。ことさら発見などしなくても自明のことだったかも。とにかく、そのつぎにした自問は何だったろうか。それは、治療過程にはどんなものが存在するのか、治療過程は心のどの部分で生じるのか、治療関係の何がもとで難関が生じるのか、どんな技法を使えば難関を除けるのか、だった。蛇足ながら最後の問いは最後に述べたからと言って決していちばん軽いわけでない。次に吟味したのは何だったろうか。吟味したのは分析技法についての現行理論だったが、局所論から接近してもたいして役立たないことがわかった。さらに吟味していって明らかになったのは、今日までにわれわれが色々と定式化したものはすべてフロイトその人が一九二〇年代初期に手がけた詳細な症例研究に端を発することだった。フロイトの症例は分析者の解釈を解釈として受け容れ〝とり入れ〟ることができる患者つまり〝徹底操作〟が可能な資質の患者ばかりであった。そしていちばん終りに、分析作業にすくなくとも二水準があり、したがって治療過程にも二水準のある公算がきわめて大であること、そして二水準間に差異の存在すること、その一面として成人言語の活用可能性が二水準で異なるということがあると判明した次第である。

言語面からみてこの差異は大きな意味を有する。これが患者と分析者との間に一つの深淵をつくりだし治療進展の道を塞ぎがちである。これに気づき、記載したはじめはフェレンツィである。とくにフェレンツィが生前最後に出席した国際精神分析学会での発表（一九三二年）と死後刊行の『覚書と断片』（Notes and Fragments）である。フェレンツィはこの事態を「子供（単数！）と成人たち（複数！）との間に起ることばの混乱」と名付けている。フェレンツィのこの先駆的業績に触れる人はまず皆無だったが、以来何度かいろいろな学者がまったく同一現象の叙述を試みている。こうしてみれば何のことはない、前章の結論は実はすでに周知の事実を再定式化したにすぎなかった。改めて言えば、精神分析作業は少なくとも二つの水準で進行する、――その一つは問題のさほどない、われわれに馴染みのエディプス水準で、もう一つのものが前エディプス的・前性器的・前言語的などの術語を宛てている水準である。

ここで提案しよう。エディプス水準、エディプス期、エディプス葛藤、エディプス複合などの用語はのこす。これらの用語はそれぞれエディプス水準の特に重要な面を直示しているからである。この水準の現象にはいま一つ別の水準との区別になる臨床特徴がいくつかある。第一に、エディプス水準では、性器期体験と前性器期体験とを問わず、体験はすべて三角関係（a triangular relationship）の形で生じる。これは、対象関係の場が主体（本人）の他に主体類似の対象をつねに少なくとも二つ含むことを意味する。二つの対象がともに人間であるとエディプス状況である。一つが人間、一つが人間以外の対象のこともあって、それが肛門性愛の分野である。口唇性愛の分野もここにはいることはほぼまちがいなかろう。肛門性愛では第二の人間でない対象は糞便とか糞便から連想されるあれやこれやである。口唇性愛も、少なくともその後半期においては、食物源や食物供給者という人間的対象のほか、食物そのものも必ず対象関係の場の中の一対象となる。むろん口唇的と肛門的の二分野は杓子定規に言えば二つとも前性器的だが、決定的な意義を持つ対象関係の構造は、口唇期前期はともかく口唇期後期と肛門期とにおいては確実に、主体の他少なくとも二つの主体類似の対象から成る。この構造があるからこそ肛門性愛や口唇性愛もエディプス領域の中にはいりエディプス水準へと高められうるのである。

エディプス領域（Oedipal area）の重要な特徴は、第二に、葛藤と切っても切れない関係があることである。ごく少数のよく調べられていない例外を無視すれば、葛藤とはそもそも個人とそれに類似の対象二個との関係が絡み合って生じる両義性が原因で起るものである。葛藤はエディプス状況につきものだが葛藤自体は解消可能である。すくなくとも相当程度調整可能である。葛藤とはどういうものか、それを判らせてくれる、これまでにいちばんよく調べられている葛藤の場合は、内的権威か外的権威かが満足の特定形式を指定したり逆に禁止する時に生じる葛藤だろう。このタイプの葛藤は、とにかく一種の固着を起させ、固着が起るとある量のリビドーが不毛な闘争に釘づけとなり、その結果一種の緊張しつづけ状態が生じる。これに分析治療はどう対処するだろうか。解釈を下すか、さもなくばよりよい解の発見の契機とするために分析者への転移状態にある患者に退行を許すかのどちらかである。それによってある量のリビドーが（釘づけ状態から）動員され、解放される。むろん、理想の解はない。どの解でも患者には多少の緊張がのこる。けれどもまずたいていは緊張を相当程度減少させる解が発見できる。

エディプス水準では、成人言語が信頼できるコミュニケーションの適当手段となっている。そういえばエディプス王は成人だった。どうしてもエディプス水準を指す新語を作り出せとあらば、私なら「成人言語の水準」「慣用言語の水準」「合意された言語の水準」(the level of agreed, conventional, or adult language) といった命名を提案したい。

名称選びがまずかったため、種々の誤解が生じたり、冴えた目で問題を研究したのにその結果が不当な扱いを受けたりすることは科学で時々起る。この危険の回避のために心の二水準に相互に無関係な名をつけるべきだと思う。「エディプス水準」の方はその主要特徴の一つを捉えた自前《じまえ》の名がすでにあるから、もう一つの水準の方にも自前の名があるべきで「前《ぜん》何とか」などは感心しない。どうみても「前エディプス的」では確かによくない。われわれの臨床経験上エディプス水準ともう一つの水準との共存がありうるからである。心《マインド》がどちらか一つの水準だけしか知っていない時期がそもそもあろうかという問題も出て来ようが、さしあたり不問にしよう。それと違って逆に強調しなければならないのは、エディプス水準に比してもう一つの水準が格段に単純・原始的だという事実である。私はこの水準に「基底欠損水準」(the level of the basic fault) という命名を提案したい。私が「欠損」ということばを使い、「状況」「態勢」(position——メラニー・クラインの言葉)「葛藤」「コンプレックス」などを使わない点に注目してほしい。理由はのちほど説明しよう。

基底欠損水準の主要特徴を列挙すれば、

㈠そこで生起する事象は例外なくすべて二人関係（two-person relationship）である。第三の人格《パーソン》は存在しない。

㈡この二人関係の性質は一種特別で、周知のエディプス水準の人間関係と全然違う。

㈢この水準において働いている力動的な力は本質的に葛藤に由来しない。

㈣しばしば成人の言語はこの水準で起る事象の叙述に役立たないか、誤解の原因となる。ことばが一般的合意にもとずく通常の意味をもつと限らないからである。


以上の特徴のうち一部の意味は本書のかなり後のほうの議論を経てはじめて明らかになるが、今述べておけるものもあるので、こちらを少し触れておきたい。まず、この水準における原始的二人関係の本態についてである。一次近似にすぎないとはいえ、この二人関係は私が何度か（M・バリント、一九三二年、一九三四年、一九三七年、一九五九年の各論文および本書の第一二章で）述べた一次愛（primary love）、一次対象関係（primary object relationship）の一例とみなしうるものである。この関係に介入するいかなる第三者も耐えがたい緊張負荷と体験される。しかしこれが有する重要な性質はそれだけでなく、満足と欲求不満の強度の落差が大きいことである。この水準の満足とは、主体が対象と「ぴったり膚接《ふせつ》する」（fitting in）ことで、それは静穏な幸福感を生み出す。実に自然でやわらかな十全感で、よほど意識して行なわないと外部からは観察不能である。ところが欲求不満のほうは対象の「膚接」がないことなので非常に烈しくかまびすしい症状が激発する。（第一六章を参照のこと）

次の第四章で基底欠損水準においてはたらく力の本態をもう一度とりあげる予定だが、本章のしめくくりとして、この水準で採録した言語には不思議な漠然さがあるが、その理由を説明しておこう。どの単語にもそれをつつむ意味の円光（連想の集団、cluster of associations）があって、成人の語法にも残存するが、不思議な漠然さの根源もそこにある。これは何も基底欠損水準に限らない。その証拠にそもそもどの単語でもそれを正確に定義づけることは事実上不可能である。とくに心理学というわれわれの科学では定義の曖昧さが甚しい。定義を正確に構文しようと思えば、その単語から不必要あるいは不都合な連想をことごとく削《そ》ぎ落す必要がある。それができることは経験上稀有である。人間はいきおい、使われていることばがその定義の発案者の意図と違う意味を含んでいないかとしつこく考える。その証明までやってのけさえする。もっとも、基底欠損水準においては意味の円光の内側にあるものはいずれも、核の単語に対する所有権がいわば同等である。(この問題は第二〇章でとりあげる予定である。)

第四章　基底欠損領域

基底欠損水準の存在を理論的に承認すると、さっそく、精神分析途上で分析者のメスがこの水準に到達したことを知らせる標徴としてどのような事象があるかが問題となる。一応標準的な症例をみよう。治療はある期間円滑に進行し患者治療者の相互理解も生まれ相手への圧力や要求も相互に（とくに治療者側が）妥当な範囲にとどまり、また（これが大切だが）必ず知的理解が可能である。しかし、ある時点から（突然のことも忍び足のこともあるが）分析状況の雰囲気が根底的に変貌する。一部の患者では分析開始後ごく短期間でこの時点に逢着する。分析開始直後のことさえある。

以下これを雰囲気の根底的変貌と命名する。これにはいくつかの側面があって、まず第三章で論じたとおり、分析者が解釈を提出しても患者にはもはや解釈と体験されない。代りに患者は、一種の攻撃だ、押しつけだ、卑しい下心のある仄めかしだ、求めてもいない暴言中傷だ、フェアな治療じゃない、違法だ不正だ、少なくとも分析者は患者のことが全然眼中にない、とか何とかと感じかねない。また他の極端に走って治療者の解釈は、ただもうひどくうれしがらせ喜ばせ満足を与えてくれるもの、情感をそそらせるもの、胸をスーッとさせてくれるもの、いや端的な誘惑とさえ体験されかねない。とにかく、自分のことをとくに大事に考えてくれている、自分に好意を持ってくれている、自分を愛してくれている、と解しても不思議でない。またこんなことも起る。それまでは一般的合意にもとづく通常の〝成人の〟意味を有し大過なく使用できた平凡な単語が、意味の良し悪しはとにかく、途方もない重く強いことばに転化する。こうした際には分析者のほんとうに何気ないちょっとした感想がすべて、おそろしく重大な意味を帯び、分析者の現実の意図と法外に懸隔した重大事と化する。ジェスチュアをはじめ体の動きもすべて同じ運命を辿る。

それだけでない。そんなことがあろうとは、認めるのも実に嫌だが、患者はどうも分析者の私事まで嗅ぎとれるようになるらしい。分析者についての知識をあまりといえばあまりに沢山持ちはじめる。どうやってかは判らない。この知識は外的世界の情報源から汲みとるのでなく、どうも患者が〝ゆゆしい〟才能を持つようになって、分析者の言動の動機を〝了解〟し分析者の行動を〝解釈〟する力が出てくるらしい。この〝ゆゆしい〟才能はひょっとしてテレパシーではないか千里眼ではないかという気がする程度のこともあるが、ほんとうにテレパシーや千里眼の域に達しているのではないかと思われてならないこともある（M・バリント「超心理学および超心理学的治療についての覚書」一九五五年、をみよ）。分析者側からすれば、この現象とは、患者が分析者の内部を見透し分析者に関する事柄に目ざとく目をとめる能力を示すという体験を分析者が味わうことである。患者が発見するのは必ず、分析者のきわめて個人的《パースナル》な事柄で、この事柄は必ず何らかの形で患者と関係があり、ある意味では絶対に真実かつ正確でありつつ、全然バランスがとれていないという意味で真実性皆無である。少なくとも分析者はそう感じる。

分析者が〝鍵が鍵孔にカチャリとはまるような的を射た〟行動（click in）（患者の期待通りに行動することだ）に失敗しても、エディプス水準なら起るはずの、転移現象においての憤怒や激昂や軽蔑や批判などは現われない。じっと見ていると、空虚感、行方不明感、生命喪失感、すべては一刻《ひととき》のものというはかない感じ、があって、それに伴う行動は、こちらの差し出すものを死者さながらに何でも手ごたえなく受け入れる行為である。治療者が〝的を射た〟行動をしそこなった時の反応にはもう一つ被害感のこもった不安の出現があるだろう。この状態においては、不安は、常識的臨床的に形をみれば通常きわめて微弱であるかなきかなのに、しかも患者が欲求不満はすべて意図的な自分に対する迫害（の結果）と感じることが特徴である。患者の欲求を充してあげない、その理由に、邪険、意地悪、少なくとも犯罪行為の名に値するほどの無視以外のものがあろうとは到底患者の納得しえないことである。患者にいわせれば、よいことのほうは偶然起ってもよいが、欲求不満は必ず常に周囲の人物が敵意を持っている証拠である。

いささか意外だが、以上の一切を患者はただ単純に、つらい事実として受容する。腹を立てて一戦交える気持ちが全然といってよいほど出てこないのに全く驚く。もっと驚くのは希望の喪失がほとんど生じないことだ。絶望《デスペアー》も希望《ホープレ》喪失《スネス》もどうやらエディプス水準に属する事柄らしい。早くてたかだか、鬱病段階以後に属する事柄らしい。もっとも、逆に非常に強い空虚感と生命喪失感があることもあるが（E・バリント、一九六三年）、そういう場合はふつうその背後に、ことを最後までやり抜こうという真剣な決意を心静かに秘めている。これは、深い苦悩の存在にもかかわらず安っぽい喧嘩腰など出さずに治療をきっぱりやりとげたいと決意しているフシギな混合状態で、このことによって患者は実に魅力ある人物と化する。この魅力こそ、治療のメスが基底欠損水準に到達した診断上の重要徴候である。

分析者の反応もまた独特で、エディプス水準での抵抗に対する反応とは根底から異なる。これは後まわしにして第三、四、五部で改めて触れよう。ここではただ、あらゆることがいままでよりも肌に直接ピリリとこたえるようになる、と言っておけばよいだろう。治療者はいつもの共感的客観的受身性の維持がかなり困難になってきたことに気づくはずである。実際、治療者がたえず主観的情緒的に巻き込まれる危険が出てくる。治療者の一部はこの奔流に身を任せてしまう。意識的にその道を選ぶことさえある。その場合は当然それに合うように技法を変えなければならない。巻き込まれない治療者もむろんあって、かねて手だれの武器を用心深く断乎手ばなさず、巻き込まれそうな危い橋はちょっとでも渡るまいとする。また別種の治療者もいて、巻き込まれる脅威を感じると（多分自分の脅えに対する反動形成であろうが）、一種の、自分は万能だ、という自信を持つようになり、自分の解釈技術はどんな状況でもこなせる、と自分で自分をはげましながら事をすすめる。

重要な現象はまだある。分析者の治療行為への評価と感謝に関するものである。エディプス水準ならば、分析者の治療行為がプロの水準に達していれば患者の評価と感謝という是認肯定は治療の力強い味方である。特に、治療中の見栄えしない時期における非常な味方である。ところがこれに対し基底欠損水準では、患者が心中何を思っているかがまったくわからない。まして、治療者の腕がよい、遠い過去も近い過去も理解してくれている、と評価しているかどうかなど、手がかりも全然ない。この根本的相違は、この水準では患者が、自分の欲しいものは貰って当然と感じることがその理由の一つだ。今からこの重大問題に入ろう。

かりに分析者が相手の求めるものをそのまま与えても、それはあたりまえとされて、分析者のプロ的力量の証拠とか特別の贈り物とか好意のしるしという価値は全く帯びない。時がたつとともに次から次へと要求が出る。今日の精神分析学文献では、この症状は強欲性（greediness）と命名され、口唇的強欲なる極言まである。この現象を強欲と呼ぶのは反対しないが〝口唇的〟というのに私は断乎反対である。誤解だからである。口唇的部分本能との関係をカギとしてこの病像を解くことは全然できない。口唇的であろうとなかろうとどうでもよいことで、カギは、この現象の起源が原始的二人関係にあることだ。〝強欲さ〟を主な特徴とする嗜癖の世界を例とすれば、なるほど、文句なしに〝口唇的〟な嗜癖がはなはだ多い。とくにニコチンとアルコールの嗜癖である。しかし非口唇的嗜癖も少なくない。コカイン吸入嗜癖はそうである。掻痒症におけるさまざまな形の掻痒（嗜癖的掻きむしり）も見落せない。

エディプス水準では、分析者が誘惑にのって共感的受身性から外に足を踏み外すことはまずない。しかし、基底欠損水準において分析者が自らの受身的態度を放擲するならば、嗜癖の持つ危険きわまりない果てしない螺旋運動に足を一歩踏み入れることになる。ここは底なしの泥沼である。それは、患者からの、感謝というお返しが、フシギな具合に欠如しているからでもあり、いくらでもねだる強欲性のためでもある。もし分析者が志操堅固に受身的態度を守り、一向動じないでいると、患者は「希望がもてない」と言って治療を中断してしまうか、患者と分析者が延々と苦闘を続けたあげく患者は分析者を攻撃者と感ずるに至り、この攻撃者と自己を強制的に同一化させられるようになるだろう。私のセミナーで報告された症例記載のことばを藉りれば、結局ついに患者は自分の中に一種のエンドレス・テープをもたされてしまうことになる。この技法上の重要問題は第一七章まで残しておこう。

以上の事態は本質的に二人心理学の領域に属し、三角関係のエディプス水準に属する事態よりも初歩的原始的である。また、以上の事態は葛藤の構造がない。私が以上の事態を〝basic〟(基底的)という理由の一つはこのためである。しかし、では、どうして欠損〝fault〟(できそこない)なのか。それは第一に他ならぬ患者がこのことばを使って指すからである。患者はこのように言う。自分の内部に欠損が一つある気がする、この欠損を修繕する必要がある、と。患者はコンプレックスとも葛藤とも対人状況とも感じていない。一つの欠損と感じているのだ。第二に、この欠損の原因は、誰かしらないが自分をつくりそこなったため、あるいは誰かがするべきことを自分にしてくれなかったため、という感じがあるからである。さらに第三にこの領域は必ず一種の大きな不安につつまれている。患者はこの不安を通常こう表現して、分析者《せんせい》、こんどこそ、自分を駄目にしないでくださいね、と必死に頼み込む。実際やりそこないは許されない。

欠損(fault)ということばは、これまですでに一部精密科学で我々がいまいうのと似た場合を指すのに用いられている。たとえば地質学や結晶学で欠損と呼ぶものは、全体的構造の中に突発する不規則性であって、通常状態では分らないが、圧力や歪力が加わった時にそこから破断現象を起して全体構造を大きく破壊するものである。

われわれは、心《マインド》の中で働く力動のもつ形は生物学的衝動か葛藤かどちらかだという考えにすっかり慣れてしまっている。ところが、基底欠損から発する力は高度の力動性を持ちながら本能の形も葛藤の形ももたない。それは欠損である。心の中のどこかにうまくゆかぬところがあり、修理が必要とされる一種の欠失部分である。せき止められていてもっと適切な排け口をみつけてやらねばならないもの、ではなく、端的に、欠けているもの、である。現在欠けているのはもちろん、患者のほとんど全生涯にわたって欠けている場合もあるだろう。本能的欲求ならば満たしてもやれよう。葛藤ならば解消させられもしよう。しかし、基底欠損は、欠損部分が見つかった時に傷が治るだけである。しかもその時でさえ、ちょうど痛まない単純な瘢痕のように、欠陥を残した治癒が関の山である。

私がこの新語で〝基底的〟（〝basic〟）なる形容詞を使ったのは、ただエディプス複合の諸特性よりも単純な条件の状態だからだけではない。基底欠損の影響の及ぶところが広いからで、それはおそらく、比がそれぞれ異なるとはいえすべて、心身両者を併せ持つ、人間の全心理学的＝生物学的構造に及ぶだろう。基底欠損概念をこのようにつくれば、各種神経症（とおそらくは精神病）、性格異常、心身症をはじめ（われわれが行なった一般実地医学研究経験が示すとおり）通常の〝臨床〟身体疾患も実は病因論的に同一の実体《もの》が示す諸症状に他ならないことが判明する（M・バリント、一九五七年、M・&E・バリント、一九六一年、ラスク、一九六六年、グレコ、ピッテンジャー、一九六六年）。私は、〝臨床〟疾患が内科的治療も含め各種情緒体験の影響下に消失して代りに個別的精神障害が出現すること、またその逆がありうると言いたい。

思うに、さかのぼって基底欠損の起源がどこにあるかを模索すれば、結局「個体形成の初期段階において個体の持つ生理・心理的欲求と供給されうる物質的・心理的保護・配慮・好意間に存在する相当の落差」という事態に逢着する。この事態から一種の欠失状態が生まれるらしく、またその結果と残余効果は一部不可逆的らしい。個人発達初期のこの落差が先天的の場合もあるだろう。幼児の生理・心理的不可欠条件がきびしすぎて現実に与えてやれない場合である。（生存不能な幼児もあり、フリートライヒ氏失調症や嚢腎症など進行性の先天性疾患もある。）しかし環境による場合もあろう。たとえば不十分育児、欠損育児、気まぐれ育児、ハラハラ育児、過保護、硬直的育児、首尾一貫性欠如育児、タイミングのわるい育児、刺激しすぎ育児、などの欠陥育児だったり、そもそも育児とは何かがわかっていなかったり、なげやり育児の場合である。

すでに述べたところからおわかりと思うが、私は、子供と、子供の人間的環境の代表者である人々との〝合《あ》い性《しょう》〟（〝fit〟）を重視する。そもそもこの話の発端もやはり類似の合い性問題だった。治療者の技法が他に間違いはないのにただ個々の患者の欲求との間の合い性がない場合だった。合い性がないと、それが大きな要因となって分析者が治療実践でさまざまの困難を味わい失敗を嘗めがちである。この問題も第五部で詳しく述べよう。

さて本論にもどるとして「時に基底欠損なる結果を生じる過程」についての私の叙述が、私個人の好みによる偏りで対象関係論的語調を帯びているのは読者のほうでわきまえておいていただきたい。私の見地からは、この種の過程はすべて一種の奇妙な非常に原始的な対象関係、すなわち成人間に通常見るところと根本的に別種の対象関係内で生起する。それは決定的に二人関係であり、しかもパートナーのうち一方だけが大切にされる関係である。その人の願望や必要だけが問題で、必ずそれを満たさなければならない関係である。もう一方のパートナーはきわめて強力な人物の印象があるが、実は例のパートナーの欲求・欲望を満足させてやりたいと思っている時あるいは逆に断乎その欲求・欲望を押え込もうと決意している場合だけ、またそういう面でだけ重要人物であるにすぎない。それ以外、たとえばその人の私的な興味・必要・欲求・願望などは全くないも同然である。私はこの、本質的に二人関係であるもの、を更に詳細かつ具体的に論じて、それと私が一次対象愛あるいは一次対象関係と呼び慣わしてきたものとの区別を第一二章で論じるつもりである。

第五章　創造領域

ここまではもっぱらエディプス葛藤と基底欠損なる二水準あるいは二領域を論じてきたが、図式《シェーマ》構成を完全にするにはなお残る一領域、すなわち第三領域、を簡単にでも述べる必要がある。そうしてはじめて、人間心理構造に関する私の考えの主要部分の要約となる。

エディプス葛藤領域の特徴は、主体（患者）に加えて少なくとも二対象の存在であり、基底欠損領域の特徴はきわめて奇妙な種類の排他的二人関係であった。これに対して第三領域は外的対象の非存在を特徴とする。主体（患者）はいわば自分の足だけで立ち、関心は主に自己の内部から何ものかを産出することにある。もっとも、生産物は対象の場合もあるがそれに限らない。とにかくこの領域に創造領域、創造水準という命名を提案する。いちばんよく論じられる場合が、芸術作品の創造であることは論を待たないが、他の現象もこの領域に属する。たとえば数学や哲学である。人物や事物の理解もこれに算入される。また、順序は後になったが決して洩らせないものがまだ二つある。いずれ劣らずきわめて重要現象である。一つは身体病、精神病を問わず〝びょうき〟の始まりの初期諸段階である。もう一つは〝びょうき〟からの自然回復過程である。

いろいろ探りは入れられているものの、この型の過程については目下ほとんど何も判っていないのがいつわらぬところである。この領域の知見がかくも乏しいはっきりした理由が一つあげられる。この領域のどこをみても外的対象が存在しないため、転移関係が生まれないことだ。転移の存在しないところ、われわれの方法は無力である。したがって当人がこの領域外に出てから後の観察をもとに推論するほかはない。舞台上に外的対象が一箇出現してくるならば、これすなわち外的対象が存在するようになったことで、われわれ手だれの分析法が適用できる。たとえば、芸術作品が完成するとか、数学・哲学の学位論文が完成するとか、ある事物ある人物への洞察理解が一部なりとも言語化されるとか、病気が進行して病気を誰かに訴えられる段階に到達する、とかがそれに当る。

この心的状態はその重要性にもかかわらず、その理解をめざすわれわれの試行がなお初歩段階にあるのも、転移の非存在のためである。この型《タイプ》の状態に関する精神分析理論は大部分、その使用語に徴すれば、その状態にある人物を一種のゼロからの産出者とみている。私の知る限り、すべての言語はこの状態の叙述にあたってもっぱら受胎・妊娠・出産に関する語を借用している。人は観念をはらみ、腹案が育ち、作品等の生みの苦しみを味わい、何かを生み、生みそこなう、等々。妊娠出産の心理学が目下粗漏なのも、たぶん、同一の理由、つまり転移の非存在のためだろう。この場合でもわれわれは、明らかに一人状況であるものを何とか二人状況に変えようとする。馴染みの方法を用い、いつもながらの考え方をしたいがためである。

創造領域でも、われわれが慣用の成人言語を用いるために困った事態が起る。創造領域に〝対象〟のないのは自明だが、創造期間の大部分、少なくとも一部期間、主体が完全に孤独でないこともこれまた自明である。が、困ったことに創造の領域で主体が完全に孤独でない時に存在する〝何か《サムシング》〟を叙述する、せめて示唆でもいいが、とにかくその語をわれわれの使用する言語は持ち合せない。これでは話にならないから私は〝前対象〟(pre-object)なる語の使用を提案しよう。〝対象の芽〟(object-embryo)はもう言いすぎでなかろうか。ドイツ語ならばObjekt-Anlage(対象基質)がよい語だろう。バイオン論文(一九六二、一九六三)の私の理解が正しければ、バイオンは同じ難問に際会してこの特殊な場合をα要素とβ要素と呼び、またα-機能とすればよいと言っている。

こうしてみれば創造の領域に存在する〝前対象〟は、きわめて原始的で、〝構造を有する〟とか〝全体〟と考えるのは不可能なものらしい。創造のいとなみが、この〝前対象〟どもを〝組織〟し一つの〝全体〟としおおせてはじめて、それらと外的対象間の妥当な言語的——ということはエディプス的ということだが——相互作用が生起しうる。基底欠損ならびに創造水準相応の原始型相互作用はたぶん常時行なわれているのだろうが、そういう相互作用は、観察も的確な叙述も至難である(M・バリント、一九五九年、とくにその第八章および第一一章)。

判っていることだけを言おう。〝前対象〟を歴とした対象に変換する創造過程とは予見不能な過程である。成功も失敗もなぜかはわれわれに判らない。なぜ多年を要する人があり、稲妻のごとき迅速さで行なう人もあるかさえ判らない。芸術創造史や科学創造史にはいろいろ面白い挿話があり、私はそれらを全部ふまえてそう言うのである。たとえば『ファウスト』の持つ種々の問題がゲーテを生涯捉えて離さなかったのは周知のとおりである。ゲーテは二一歳の時『原《ウル》ファウスト』に筆を染め、一八三二年の死に至るまで『ファウスト第二部』に手を入れ続けた。フロベールのふだんの作業量は一日に一、二ページだった。小説『ボヴァリー夫人』の完成に七年かかった。オランダの画家フエルメールとイタリアの画家ジョルジョーネの二人は仕事のはこびが実におそかった。ベートーヴェンも全体としてそうである。レオナルド・ダ・ヴィンチは『モナリザ』を仕上げようと一五年の間筆を入れ続けたがついに完成に至らなかった。この種の話はまだまだある。逆にモーツァルトの仕事は迅速だった(有名な例は歌劇『ドン・ジョヴァンニ』序曲である)[注1]。ハイドンもバッハもそうだった。バルザックも現代フランス作家ジョルジュ・シムノンも筆が速かった。シムノンの平均生産量は、一時期、二週間ごとに小説一冊である。あのファン・ゴッホの全作品は相当部分がわずか二年以内に描かれている。エディプス水準における強烈な葛藤が創造過程を加速あるいは減速するのではなかろうかとも考えるが、真に重要なのはその人たちのエディプス葛藤自体でなく、それを越えたところにある何か、その人の精神構造、その人の創造領域の構造だという気がするが、いかがであろうか。

結局その辺はどうしてもよくわからない。特に、葛藤の圧力下に働く無意識過程と無意識の機構に関するわれわれの知識の豊富さと比較すると、この貧困は一段と目立つ。分析者が創造領域に没入中の人を観察する得難い機会にめぐまれた時、この貧困はさらに明瞭になる。目に映るものは一語も発しない患者である。われわれ分析家の技術では途方に暮れる他ない問題だから、この沈黙を、ただ、患者の過去由来あるいは現在の転移状況由来の無意識的題材への抵抗の症状だ、ぐらいに考えるしかない。序にいえばこの解釈がほとんどつねに正しいことを言っておこう。患者は何かから逃走中である。たいてい何かの葛藤からの逃走だが、患者が何かに向かって疾走中であることもまた正しい。何に向かってだろうか。自分が比較的安全感が持て、自分を悩ましさいなむ問題に関して何事かをなしうる状態に向かってである。患者がたまたま産み落してわれわれに提出してくれるこの何事かが、〝創造物〟である。表裏のない、誠実で深いもの、芸術的なものと限らないが、とにかく、患者の創造性の所産であるのはまちがいない。なるほど創造が現に進行中の時にわれわれがその人と共にあることは不可能だが、その人がまさに仕事に着手直前の瞬間にその人と共にあることは可能だし、仕事の完成直後もおなじく可能である。仕事の最中も外から見守ることはできる。われわれ自身の見る目を変えて創造中の者の沈黙を抵抗の一症状とみる見方からこの沈黙こそわれわれに何かを教えてくれるものであるまいかとみる見方に移れば、この領域がいくらか判ってくるのではなかろうか。

（注1）　プラハにおける『ドン・ジョヴァンニ』の初日が二日後に迫った時点で、モーツァルトはまだ序曲の作曲に着手さえしていなかった。モーツァルトの友人やオペラの指揮者やオーケストラのメンバーたちは、どうなることかとはらはらして

いたが天才モーツァルトは一向気にも止めずにパーティで陽気に騒ぎ廻っていた。夜もかなり更けてからモーツァルトは一気に書き上げた。訂正などぜんぜんなかった。モーツァルトにいわせれば総譜が突然同時的に自分の心にありありと現出したそうである。（E・ワイス、一九五七年、二一―三ページ）

第六章　第一部の要約

これまでで心に少なくとも三領域あるらしいことがわかったと思う。はじめのころリックマン（一九五一年）が、各々を番号で呼ぼうと提案した。これら三者を領域（area）でなく、空間(space)、圏(sphere)、場(field)、水準(level)、局所（locality)、審級（instance）と言ってもむろんよかろうし、他にも適当な名称があるかもしれない。以上の名辞にはそれぞれ持ち前の連想の円光《ハロ》がある。私は、以上の名辞のどれかをもっとも適切と決めてしまって自分の考えが狭小化するのを好まないので、目下〝領域〟か〝水準〟かを使用する習慣だが、実は自分でも決着がついていないことはいっておく必要があるだろう。

三領域の中でもっとも周知のものは、三なる数を特徴とする「エディプス葛藤の領域」(the area of the Oedipus conflict) である。これはまさに中心的コンプレックスと呼ばれるべきである。人間は、個人発達であろうと集団的発達であろうと、すべて、必ずこの領域を通過しなければならず、また、その個人なり文明なりがエディプス葛藤との闘争中に発見した解の刻印はこの領域の通過後恒久的にその個人、文明内に残る。この領域の全体的な特徴としては、この領域に生起する事態にはすべて主体の他に少なくとも二個の主体類似の対象を含む、という事実である。この水準で働く力は原則として、当の個人とそれと類似の対象との関係のもつれから生じた両義的なものに由来する葛藤の形態をとる。

この水準はわれわれにもっとも馴染みの水準である。理由は主として二つある。第一は主体と対象間の関係が成人の対象関係と高度に相似的なことである。第二は、成人言語が観察所見を叙述するのにおおむね適切な手段のことである。

この第一部において証明しようとしたのだが、第二の領域にはエディプス葛藤領域と根本的相違がある。この領域は二なる数を特徴とする例の「基底欠損領域」(the area of the basic fault) である。なぜ二が特徴かといえば、この領域はもっぱら二人の人間のみを容れるからだ。もっとも二人の関係は二人の成人間の関係でなく、より原始的である。二領域の相違はこれに尽きず、働く動力《ダイナミック・フォース》の本質が別である。エディプス複合領域では、力の形態は葛藤なる形態をとっていた。基底欠損に由来する力は、顕著な力動性をもつことはかわらないが、葛藤という形態を持たない。第四章の記述どおり、それは一種の欠損という形態を持つ。心《マインド》の中に歪みまたは欠失が生起し、欠損が生じている。これは補塡するべき性質のものである。ここで技法問題が簇出するが、これは第三部以下第五部までに扱いたい。この種の現象の理論的叙述の試みに際しての最大の困難はおそらく成人言語が絶対に無効とはいえなくともほとんど用をなさないことである。このことにはいく度か触れた。

最後の「創造領域」は一なる数が特徴である。外的対象を含まず、したがって対象関係も転移もない。この過程の知識の貧困と漠然性はこのためである。われわれ手持ちの精神分析法はこの領域に適用不能で、したがって信頼度の乏しい帰納法、外挿法に訴えざるを得ない。

以上の各領域は心《マインド》を一全体とみる時、どの深さまで届いているものだろうか? たいへんおもしろい問題だが私には不完全きわまる答えしか用意がない。これら三領域がすべて自我を貫通しているのだけは確かだが、超自我まで届いているのかどうか私には何とも言えない。エスに関しても同様で何とも言えないと認める他はない。しかし心的装置理論における最近の進歩は主として——いやもっぱらだ——自我に関するものである。これはフェアベアンにもハルトマンにもウィニコットにも同じく該当する。私だけが悪いわけではなさそうだ。

第一部をしめくくるにあたって警告を多少つけ加えたい。第一は、われわれのみたところが人間発達の一般理論にどれだけの重要性をもつかは未定なことである。精神分析の場で臨床的に観察された事象を人間発達の全体像を代表する標本《サンプル》とみなすいわれのない仮定がある（M・バリント、一九五六年）。今までそうと明文ではっきり述べた人はないに等しいのだが、この考え方は実際存在し、精神分析理論の命題中このため一種の偏向を生じているものが少なくない。この仮定は百パーセント誤りだと私は思う。まず第一に、人間の発達過程で起ることの全部が全部精神分析の場で繰り返されるわけではないからであり、また精神分析の場を規定するいくつかの条件のために大幅な歪曲をまぬがれないからである。精神分析治療は禁欲状態すなわち欲求不満状態においてなされねばならない、とはすでにフロイトの格律としたところであった。わざわざ **Abstinenz**（禁欲）という強い言葉を選んで使ったのにもかかわらず、フロイトのこの格律はそれほど円滑に守られているわけではない。しかし患者が治療中には欲求の是認充足よりも欲求不満をより多く受容しなければならぬのは全体として嘘ではない。ところが、すべての人間の発達において欲求の是認充足よりも不充足挫折が多いという不均衡がみられるのかどうか、をまず調べなければならない。そこがはっきりするまでは、われわれが臨床実践で垣間みるものはかなり歪んだ姿と仮定する方が安全だろう。この歪みは、患者に欲求不満を課して欲求の是認充足が起らないようにし起ったら制止するという、効果証明ずみの精神分析技法に起因する。この歪みの結果を顧慮しなかったために、精神分析が人の心において欲求不満と両義的感情の重要性の過大評価に陥ったのも止むを得なかった。

確かに、エディプス葛藤領域に属する事柄は分析治療過程で絶えずとりあげられ分析されるが、しかし、この作業は主に間接的に、すなわち患者側が言葉で話すことでなされている。精神分析の場で直接目に見える形のものは〔三人関係でなく〕一種の二人関係であり、したがって基底欠損領域に属する。むろん次にわれわれは〔患者の陳述に関して〕自己の体験したところを成人言語で表現（すなわち解釈）するが、それはわれわれが自分の経験をエディプス水準すなわち、慣用合意言語水準にまで引き上げていることを意味する。私の考えが間違っていなければ、これまた相当大きい歪みのもとである。この事実は、われわれの理論も技法もフロイト晩年の偉大な著作が世に出て以来大きく分散してしまったことの説明理由の一つではなかろうか。第一部で私の試みたのは、この裂け目に架橋し、われわれの臨床経験を用いて心《マインド》とくに自我に関する新理論の樹立を行なうことだった。この理論は、フロイトの古典的自我心理学を一極限例として包含するものとなるはずである。

第二に、第一部内で時間序列の問題にまったく触れなかったことを改めて確認したい。現在われわれ手持ちの知識ではこの厄介な問題に決着をつけられないと思うからである。論理的に単純なものが必ず時間的にも先行すると仮定してかかるのは、陥りやすい誤りだと断言したい。論理的に単純なものが時間的にも先ならば、最初が創造の水準、次が基底欠損の水準、最後がエディプス・コンプレックスの水準という系列になるが、発生学が教えるとおり、初期に複雑な構造があって、それが発達過程で段階的に単純化し後に消失することも少なくない（M・バリント、一九五九年、第七章）。これを思えば最初期の水準は一次愛の水準で、それと基底欠損の水準が同時に存在するのではあるまいか。そしてそこから、一つはエディプス葛藤の水準が分化発生し、別に創造の水準が単純化によって発生するのではなかろうか。

私はこの考えを作業仮説として用い、その基礎に立脚すればわれわれを困らせている理論上技法上の問題の一部の理解が進みはしないかという見通しを持っている。

精神分析の理論面にはナルシシズムと退行という、密接な相互関係をもつ古くからの二問題がある。両者ながらにエディプス複合領域と関連するが、基本的には基底欠損の領域に属する。この事実が正しく見えていなかったために、転移状況でナルシシズム的な点や退行的な面が露呈すればおおむね不吉な兆候とされた。第二部第三部でこの一般論にどの程度正しい論拠があったか、どのような種類の症例で誤りが証明されたかをみてもらおう。このような筋道を開拓してから最後の二部（第四部と第五部）で技法のはらむさまざまな問題を論じても晩くあるまい。

第二部　一次ナルシシズムと一次愛

第七章　フロイトの三つの理論

フロイトが個人と環界との最原初的関係について、両立しえない三種の見解を長年持ちつづけたことは、不思議なことだが事実で、実証は容易である。第一の見解は、一九〇五年刊の『性学説三論』にあり、そこは第二版以後のどの版でも全然無訂正のままである。ちなみに、この本と『夢判断』とだけはフロイトが改版毎に改訂を加え、前版の刊行以後の新知見を全部盛り込んで、いつまでも旧くならないようにつとめていた本であることを言っておこう。その箇所が第三論つまり最終論考の、そのまた最終章にあるのはちょっと奇妙だが、Objektfindung（対象発見）というひきしまった美しい副題がついている。もっとも、英訳では The Finding of an Object というかなり冴えない訳語とならざるを得なかった（英訳標準版、第七巻、二二二ページ）。

フロイトはこう書いている。「性的満足の最初の萌芽がなお栄養摂取と関連した状態で存在する時点においては、幼児自身の身体の外側に性本能にとっての性対象が一つある。それは母親の乳房の姿をとっている。性本能がこの対象を手放すにはもう少し時間がたたねばならない。おそらくその時点はちょうど小児が、自分に満足を与えてくれるこの器官の持主が母親という一個人であるという観念を全面的に形成できるようになった時点であるまいか。原則として性本能は以後自体愛的（autoerotisch）となる。以後潜伏期を完全に通過してしまうまで、原初段階の関係は回復されない。したがって母親の乳房を吸う子供の姿が愛の関係すべての原型となったのには立派な理由があってのことだ。対象発見とは真実は対象再発見である。(The finding of an object is in fact a refinding of it)」(英訳標準版、七巻、二二二ページ、原文は全集、五巻、一二三ページにある)(傍点原著者)。

私は、英訳が全体としてはすぐれたものだと思う者だが難点を二つだけ指摘したい。最後の文章はドイツ語で読むと真実美しい。——〝Die Objektfindung ist eigentlich eine Wiederfindung〟。英訳で読むとドイツ語原文の力強い断言性が稀薄化する。まったく正確な訳でなくて自由訳の程度は多少強くなるが、私の感じでは、真実に近い訳は〝All object-discovery is in fact a rediscovery〟ではなかろうか。第二の難点は時期に関してである。フロイトの原文では、「性的満足の最初の萌芽」(the first beginnings of sexual satisfaction) は anfänglichste Sexualbefriedigung であり、英訳より、比較にならぬほど〝そもそものはじめ性〟を強調している。英訳は、他の箇所はよいとしてここを〝the very first sexual satisfaction〟とすればもう少し忠実な訳になるのではあるまいか。

はじめに述べたとおり、この箇所も無訂正のままだが、一九一五年にフロイトは脚注を一箇付けて「対象発見に至るにはも一つ付随的な方法があることに気付いた、それはナルシシズムという方法である」と読者の注意を喚起している。こうしてナルシシズムを精神分析学説に導入してから後も長年フロイトは一次対象関係という観念を取り去って一次ナルシシズムに置き代えようとしなかった。これは文献の上で容易に立証できる。

立証のためにフロイトのその時期の著作から二個所を引用しよう。一つは『精神分析入門』第二一講で、周知のとおりこの本は、一九一六年から一七年にかけての講演が最後で、初版は一九一六年および一七年である。フロイトはまず、性本能を構成する部分本能の中にたとえば加虐症、窃視症、好奇心のようにそもそものはじまりから対象をもつものがあると指摘する。フロイトはつづけて「他の部分本能は、身体の特定の性感帯にいっそう密接に結合しており、対象があるのはその萌生期だけである。すなわち対象が存在するのは、それらの部分本能がなお性と無関係な機能に付着した存在である時期限りで、後者から分離されると対象を断念放棄する。」――フロイトは口唇的部分本能を特に念頭に置いていっているのだ。ついでフロイトはこう述べている。「口唇本能は自体愛的となる、――肛門性愛をはじめとする性愛催起的本能ははじめから自体愛的であるが。ごく簡潔に述べて、その後の展開には目標が二箇あり、一箇は、自体愛の放棄、すなわち当人の自己身体の代りに再び外的対象に向かうことである。いま一箇は、個別的本能集団の対象となっている種々雑多なものを一元化し、さらに、それに置き換えて単一の対象を相手とすることである（全集、一一巻、三四〇―四一〇ページ、英訳標準版、一六巻、三二八―三二九ページ）。

第二の典拠は、マルクーゼ M. Marcuse の『性科学辞典』(Handwörterbuch der Sexualwissenschaft) にフロイトが執筆した「精神分析」の項にある。以下の引用が「対象発見過程」なる小見出しの箇所にあることを念頭においてほしい。「第一の審級《インスタンツ》においては、口唇的部分本能は食欲の満足に付着することで満される。その対象は母の乳房である。後になると分離独立し、同時に自体愛的となる。すなわち子供は子供の自己身体を対象として発見する。」（全集、一三巻、二二一ページ、英訳標準版、第一八巻、二三四ページ、傍点はフロイト）この項目は一九二二年、あたかもベルリン会議の直前に執筆されたことが知られている。ベルリン会議はフロイトの出席した最後の会議で、フロイトは心的構造についての新しい発想を発表し、今日自我心理学といわれるものに発達したものの基礎をつくった。この時点でもフロイトはなお私の引用が立証するように、一次対象関係という観念を放棄していない。

個人と環界の最原初関係についての理論の残り二つは、フロイトが一九一四年の「ナルシシズム入門」ではじめて活字にしたものである。もっとも、二つのうち時間的に先行する方はその前にも触れた論文がある。(注1) この、時間的に先行する方の理論は一九一四年論文中に説明ぬきでまったくの断定文を用いて述べてある。フロイトはこの論文の第一部で「われわれがいまとりあげているナルシシズムは自体愛とどんな関係にあるのだろうか、――自体愛は先にリビドーの初期状態の一つだと述べたところだが。」フロイトは自問に自答して「私は指摘したい。自我に相当するような統一体が個人の中に最原初からは存在していないと考えざるを得ないので、自我は発達の結果成立するものとする。しかし自体愛的諸本能は最原初から存在する。したがって、ナルシシズムの成立のためには自体愛に何かがつけ加わらねばならぬ。ある種の新しい心的行動がなくてはならぬ。」（全集、一〇巻、一四一―一四二ページ、英訳標準版、一四巻、七六―七七ページ、傍点著者）。

さらにアーネスト・ジョウンズ（『ジークムント・フロイト』第二巻、三〇四ページ）によればフロイトがナルシシズムということばを用いた最初の記録は、ウィーン精神分析学会の一九〇九年一一月一〇日の会合であるが、フロイトは上記の引用文どおりの意味で使っている。フロイトはこう言っている。「ナルシシズムは自体愛から他者性愛へ至る道程の不可欠な中間段階であった。」シュレーバー分析中の一箇所がこれにぴったり符合するので以下に引用しよう（全集、八巻、二九六―二九七ページ、英訳標準版、第一二巻、六〇―六一ページ、傍点は著者）。「最近の研究によってわれわれは自体愛から対象愛への道程において通過する一つのリビドー発展段階にとくに注目するようになった。この段階をナルシシズムと命名した。……この、自体愛と対象愛との中間期は正常人においてもおそらく不可欠であろう。しかし、この状態に異常に長く停留する人も少なくないようである。そういう人の場合ナルシシズムの色々な面が多く以後の発達段階まで持ち込まれるらしい。」ちなみに一九一一年刊行のこの文章は、フロイトがナルシシズムなる語を活字化した三回目に当る。二回目はレオナルド論にある。とにかく第一回目の場合に戻ることにしよう。

私が問題にしたいのは二点である。まず第一に前記二引用文におけるフロイトの記述は明確で、曖昧な箇所はない。個人が環界に対して持つ最原初関係は自体愛だ、といっている。その後にナルシシズム段階があって、各種の対象関係が出てくるのはそこからである。明らかに、これはフロイトが後に「ナルシシズム入門」でナルシシズム的対象選択と命名した型の対象選択に至る発達径路である。しかしこの発達径路は、一代替路線あるいは平行路線とみなさるべきである。主流は『性学説三論』をはじめとして、すでに引用したいくつかの論文で述べている発達径路、すなわち一次対象関係から出発して対象選択に至る径路でのちになってフロイトが依託的発達と命名した発達径路である。

第二の論点はこうである。前記の引用におけるフロイトの言明は要するに、ナルシシズムとは本質的に二次現象なり、である。中間期だというのだから間違いない。重要箇所をここに再掲する。「ナルシシズムが成立するためには何かが自体愛につけ加わらねばならぬ。ある種の新しい心的活動がなくてはならぬ。」この文章が一切説明ぬきであるのに注意されたい。フロイトがあの有名なアメーバの比喩――「ここで考えれば、リビドーが備給されるのはまず自我で、後になってその一部が各種の対象に振りむけられても、自我へのリビドー備給は存続する。自我への備給と対象への各種の備給形式との関係はまさにアメーバとそこから伸びる偽足との関係に等しい。」(全集、一〇巻、一四一ページ、英訳標準版一四巻、七六ページ)――が初めて(注2)用いられた箇所からわずか二段落《パラグラフ》後に前記の引用があるときかされるといっそうびっくりする。この矛盾を論じる前にフロイトの第三説を記しておこう。

第三説を紹介しているのは「ナルシシズム入門」なる論文だが、一次ナルシシズムについてのまとまった叙述はない。これにはちょっと驚く。しかも周知のとおり、一次ナルシシズムは個人が環界とむすぶ最原初関係の標準理論となり、それはフロイト自身もこれ以後の著作にくり返し言明するところである。妙なことに、一次ナルシシズム理論はフロイトの以後二五年間にわたる活発な活動期間まったく変更されないでおかれた。その証拠にフロイトの文章を二つ引用しよう。一つは、一九一五年の『性学説三論』の第三版に追補されたもので、「ナルシシズム的リビドーすなわち自我リビドーとは、対象へのリビドー備給が送り出される大貯水池のごときものである。備給が撤回されるとリビドーは再び貯水池に戻る。自我へのナルシシズム的リビドー備給はさまざまな事象の最初期状態で、幼児期最初期にすでに実現しており、後にリビドーが外面へ突出するにしたがい隠蔽されるが、本質的には背後に存続している。」（全集、五巻、一一九ページ、標準英訳版、七巻、二一八ページ）という。

第二の文章は、一九三八年と一九三九年に書かれ、未完成に終わったフロイト最後の論文「精神分析概説」中の第二章「諸本能の理論」にある。「エス内および超自我内におけるリビドーの挙動に関してはほとんど何も言えない。リビドーの挙動についてのわれわれの知識はすべて、自我に関したものである。最初はリビドーの全量が自我内に貯蔵されている。われわれはこの状態を絶対一次ナルシシズムと呼ぶ。この状態は、自我が対象の表象にリビドーを備給しはじめるまで続く。一生を通じて自我は対象へのリビドー備給の出発地点であり対象からの還帰地点であるところの大貯水池でありつづける。アメーバが偽足を伸ばしひっこめるような具合である。リビドーの主要部分が自我を去って対象に備給されるのは、愛に耽溺している時だけである。その時は対象がある程度自我に取って換って自我の位置を占めている。」（全集、一七巻、七二—七三ページ、英訳標準版、二三巻、一五〇—一五一ページ。傍点著者）。フロイト自身のことばによるこの記述が公式の見解と化して現在全世界の精神分析研究所で教授されている。

（注1）以下に引用するシュレーバー分析のほか、『レオナルド・ダ・ヴィンチ』（一九一〇年——、英訳標準版、一一巻、一〇〇ページ）と『トーテムとタブー』（一九一三年——、英訳標準版、八巻、八八—九〇ページ）をも参照のこと。

（注2）もっとも、さきに引用した『トーテムとタブー』にもある。

第八章　前章の三理論の内包する矛盾

前章に挙げた三理論とは一次対象愛、一次自体愛、一次ナルシシズムであるが、この三理論は相互に矛盾している。しかも、私の知る限り、フロイトにはこの矛盾を論じた文章がない。事実は正反対で、一九二三年になってもまだフロイトがこの三理論を同時に唱えていた証拠がある。それはちゃんと活字になっている。この事態の意味はただ一つ、フロイトがそれらが矛盾していて互いに相容れないと感じていなかったことである。

この厄介な問題を論じる前に、精神分析学が、フロイトに忠実に、ナルシシズムなる語をもって、類似性はあるが同一とはとてもいえない二状態を指していることを念頭におきたい。第一の状態とは、フロイト自身のことばでいえば一次——絶対ナルシシズムで、これは仮説であり、臨床観察所見ではない。われわれはリビドー全体がはじめは自我——あるいはエス——に貯蔵された状態にあると仮定するだけである。第二の状態とは、正しくは二次ナルシシズムといわなくてはならぬがふつう単にナルシシズムといいならわしているもので、臨床観察可能である。この語は、以前外的対象に備給されていたリビドーの一部いや時には圧倒的大部分が外的対象から撤去されて自我に備給されるようになった状態を指す語である。まちがってはならないのは、自我に、であってエスに備給されるようになるのではないことだ。以上二種のナルシシズムの相違の重要性は、第二部第九章以下で証明しよう。

フロイトはナルシシズムなる語のはらむ前述の矛盾解消の必要に全然触れていない。解消できないまでも矛盾の尖鋭さを和らげる必要があるとさえ書いていないが、しかし、一九一七年の『精神分析入門』にすでにこの三理論のすべてを総合しようとする試みが認められる。「リビドー理論とナルシシズム」と銘打った第二六講には「いままでの講義では、われわれが発見した性愛生活の基礎を、皆さんにお話する折がほとんどなかった。今からこの脱漏を埋めるのは晩すぎる。けれども、それ抜きで話をすすめたことだけは皆さんの念頭に置いていただきたい。対象選択は、ナルシシズム段階を通過して後に起るリビドー発達の前向きの一歩だが、対象選択には相異なる二形式があり、いずれの型式をとることもできる。一つはナルシシズム型である。この場合、主体自身の自我が酷似可能性の最大限にまで酷似した別の自我に置換される。いま一つは依託型（Anlehnungstypus、私は attachment type というがふつうの英訳では anaclitic type となっている）である。後者においては、他の基本欲求を満足させてくれたために珠玉のごとき重要性を帯びるようになった人たちをばリビドーもまた、その備給対象に選ぶ。」（全集、一一巻、四四一ページ、英訳標準版、一六巻、四二六ページ）。

同じ講義から引用をもう一つ追加したい。「したがって自体愛とはリビドー配分のナルシシズム段階の性活動ではあるまいか」（全集、同巻、四三一ページ、英訳標準版、同巻、四一六ページ）。

フロイトはここで、一見包括的な理論を提出しているのだ。一次ナルシシズムが最原初段階にあり、これこそ以後の諸段階に生じる、ありとあらゆるそれ以外の種類のリビドー編成の淵源である、という理論である。単純でもあり、もっともらしくもあるけれど、そういう長所はともかく、この理論では、前記の基本矛盾は解消しないどころか、なくもがなの問題まで新たに作り出してしまう。私のいわんとするところがあやふやでないことを判っていただくには、フロイトが『自我とエス』の第三章に書き足した、奇妙な脚注について一言せねばなるまい。（一九二三年といえば対象愛こそ一次であると力説した例の百科辞典項目が出た年であると同時に、『自我とエス』の初版が出た年である。〕その第三章は題を「自我と超自我」という。問題の脚注は第三章第一部の内容に触れて自我に起る変化を述べている。エス――「精神分析概説」からとった先の引用では自我だったがここではエスになっている――がその愛の対象の一つの断念を強制されると、自我内に、ある変化が生起する可能性が生じる。その変化とはとり込みと同一視である。「われわれが自我とエスを区別した以上、私のナルシシズム論文に示唆したとおり、エスがリビドーの大貯水池であると認めなければならない。上述の同一視のために、自我に流入するリビドーが、自我の〝二次ナルシシズム〟を招来する。」(全集、一三巻、二五八ページ、英訳標準版、一九巻、三〇ページ)。

そのあとの第四章でも、フロイトは同じ考えをもう一度述べている。明確に表現できる箇所ではもっときっぱりした、あいまいさのない形で書かれている。「そもそものはじめには、リビドー全部がエスの中に蓄積されている。その頃の自我はまだ形成途中か、存在しても弱体である。やがてエスはこのリビドーの一部を性愛的対象備給に送り出すが、そのころには自我が以前よりも強化されていて、エスの送り出す対象リビドーを捕捉し、イドを強制して自我を愛の対象とさせる。自我のナルシシズムは、したがって、二次ナルシシズムであり、対象から撤退させた愛である。」(全集、同巻、二七五ページ、英訳同巻、四六ページ)。

以上二つの引用文がいわんとすることには明確な目的がある。不確実な場に新しい発見の光を当て事態の明確化をめざすことである。それはある程度、成功している。しかし、われわれが今から吟味するが実は一時的成功にすぎない。しかも、同時にいままでになかった問題や矛盾を作り出している。われわれはリビドーの大貯水池はエスであって自我でないと教わる。『自我とエス』の出た以前にも以後にも教わる。それだけでなく、自我へのリビドー備給、ことにとり込みと同一視によって変化を起した自我部分へのリビドー備給は、いくら初期に起っても、断乎、二次ナルシシズムに算入される。こうなれば、次にきくべきことがはっきりする。「では自我における一次ナルシシズムとはそもそも存在するのか?」である。不思議に思われるだろうがフロイトはこういう疑問は起していない。

では、一次ナルシシズムはどこにあり、何の役割を果たしているのであろうか? 上記の二引用文は通説にうまく織り込めるものであろうか。「精神分析概説」からの私の引用箇所はたしかに通説どおりになっているが、文字通りにとれば、リビドーに関するわれわれの知識はすべて自我と関連し、したがって使用可能なリビドーは最初は全量自我に貯溜されていることになるけれども、それでよいだろうか。この状態に「絶対一次ナルシシズム」なる名称を与えることとしよう。

ジェイムズ・ストレイチ James Strachey は『自我とエス』に付した「リビドーの大貯水池」という題の編者覚え書において、この矛盾の解消をはかった(注1)。ストレイチによれば、おそらくフロイトは気づかずに「リビドーの大貯水池」なる語を二つの違う意味に使っているのではあるまいか、つまり第一に貯蔵タンクに似た機能を指す語、第二に供給源に似た機能を指す語である。言うまでもなく第一が自我を指し第二がエスを指す。きわめてもっともらしい仮説で実にフロイト風であり、これを認めれば矛盾は、これ一つに限ってだが、解消するだろう。しかし、フロイトがそんな考えを抱いたためしはないのが事実で、また、エスを一次ナルシシズムの供給源と定義することはできても、一次ナルシシズムによって備給されるものは何かという問題は丸々残る。それは自我ではありえない。初期段階ではリビドーを備給できる程の自我がそもそも存在しているかどうか疑わしい。ではエスかといえばエスでもありえない。このような仮定を置けば、せっかくストレイチがきれいに分けてくれたばかりの、「供給源」と「貯蔵タンク」とはまたぞろ混同されてしまうだろう(H・ハルトマン、一九五六年、四三三ページ)。

その代りに提出できる考え方がもう一つありそうだ。それはハルトマンのかなりきびしい発言「フロイトも、時には他の連中同様、〝自我《エゴ》〟ということばを二つ以上の意味で使っていたし、いつも、最上の定義どおりの意味であったわけではない。……時には……〝自我〟ということばが〝その人個人〟(one's own person)、〝自己〟(the self)と相互に入れ替えのきくものとなっている」を認めることだろう。

ハルトマンは〝自我〟の二つの意味をこう分けようと提案する。第一の意味は「一つのシステムとしての自我の機能や備給(ともに複数)(これは人格《パースナリティ》の色々な部分の備給と区別して言う)を指す時のことばとして使う。第二の意味では、ある人個人《パースン》の備給を他の個人(対象)(複数)の備給と対立させる時に指す。しかし〝ナルシシズム〟ということばは、自我へのリビドー備給にもその人個人へのリビドー備給をも合わせて指すことばとして使われている。この用法は、また、よくみかける公式的表現〝人生の最初にはリビドーの全部が自我内にあり、のちに一部が対象を備給するために派出される〟がうまれるもととなっている。この場合、フロイトの頭にあったのが、対象の個人《パースン》への備給に先立って起る、当人の個人《パースン》への備給のことなのは疑いないところだろう。少なくとも当時のフロイトが、自我に匹敵するものが誕生時に存在していると考えていなかったならば、である。」こうしてハルトマンは結論として、「これは、ナルシシズムを定義する場合、その人自身の個人へのリビドー備給と対象(複数)へのリビドー備給との区別が不可欠要素であることを意味するのではあるまいか」といっている。

ハルトマン提案には反対したい点がある。第一に、この提案ははじめから判ったようなことを言って問題をはぐらかし中心点《イッシュー》を回避している。困ったことにわれわれが現在手持ちの心《マインド》理論と一次ナルシシズム理論ではどうにも解けない矛盾に逢着するのがいつわらぬ事実である。そこでハルトマンは、この二理論のどこがよくないか、せめて一方の理論だけでも吟味すればよいのにそれはしないで、その場しのぎに出たとこ勝負の概念をもち込んだ。方法論的段階にすぐ戻らなければならないところだが、ことのついでに〝その人個人へのリビドー備給〟というハルトマンの新概念を吟味しよう。まず、その人個人《ワンズ・オウン・パースン》を定義しなければならない。これは意識と前意識とを合せた全体だろうか？　自我と超自我を丸ごと含むのだろうか。それともこの二つの審級《インスタンツ》のうち意識される部分だけだろうか。エスはまったく除外するのだろうか？　エスも含めるのだろうか？　含めるならどうしてそんなことが可能なのか訊かなくばなるまい。大観すれば、エスへの意識的接近などありえないので、どうすればエスを〝自己〟と感じることができるのかわからないからだ。公平に言って、〝その人個人《ワンズ・オウン・パースン》〟とか〝自己《セルフ》〟が茫漠たる星雲的概念であることは〝性格《キャラクター》〟、〝人格《パースナリティ》〟等とかわらない。この種のことばはすべて、定義の下せない、もやのかかったことばで、なりふりをかまっておれない急場しのぎにはいたって有用なものだが、理論の欠陥の逃げ道に使うのは許されないだろう。

以上の新語は元来ハルトマン、クリス、レーウェンスタインが提案したものだが、それを認めれば、一次ナルシシズム理論の内部矛盾は、全部ではないが、いくつも消滅するだろう。しかし疑問を二つ提出せねばならない。この術語改訂のために後遺症が新しくできないだろうか。フロイトならばこんなことばを容認しただろうか。この二つの疑問はともに答えに窮する問いである。ナルシシズムを〝自己《セルフ》〟へのリビドー備給と定義すれば、それもたしかに一つの定義ではあるけれども、自己《セルフ》へのナルシシズムという一般型の他にエスへのナルシシズム、自我へのナルシシズム、超自我へのナルシシズムなどの特殊型を分けなければならなくなろうし、その各々にまた一次型と二次型を分けなければならなくなるだろう。将来このみかけだけ精密な細分化に何か取りえがあると判るかもしれない――もっとも自己と自我との区別が適切に定義できると仮定しての話である――が、目下のところ私の眼には、不必要な、理論限りのもので、ことをややこしくしているとしか見えない。

この新語体系は、それにしたがって枚挙したナルシシズム的備給の新型式が、どれも、果して一次ナルシシズムだろうか、という臨床的疑問を晴らさない。まず超自我の由来する基質《アンラーゲ》はもちろん、超自我自体もその主要部は一部、個体発生に先行して系統発生的に前形成されているとでも仮定しない限り、超自我へのリビドー備給は必然的に二次的たらざるを得ない。すなわち、まず対象への備給があって、この対象への備給が、フロイトが『自我とエス』に言うごとく、個体発生の過程でとり込まれるところに超自我への備給の成立があると考えなければならない。また、自我がある種の成熟促進過程によって発達する、というフロイトの考えを承認するならば、自我へのリビドー備給も、大体自我発達につれて発達するとせざるを得ない。すなわち自我へのリビドー備給は一次的であり得ない。残るは、エスへのナルシシズムがひょっとしたら一次的な状態ではなかろうかという問題である。ジェイムズ・ストレイチのようにエスがリビドー全体の源泉——さらには貯水池——であると想像することはやさしいが、エスがリビドーの原初対象とは想像しにくい。リビドーは今日までいつも一種の流れのイメージを与えられてきたので、このイメージに即して流れ出る源と流れ込む目的地とが同一であると考えようとしても、その流れが源から離れ、いったん外にむかってから方向を転じて出発点に戻ってくるとでもしなければ考えにくいだろう。しかし、このイメージがあてはまるのは二次ナルシシズムといわれるものだけではあるまいか。また、流出口のない源泉は緊張増大に陥りがちで、フロイトが「発病しないためには最後の手段として、愛することを始めなければならない。もし、欲求が発現を抑えられて、その結果、愛することができなくなればわれわれは発病せざるを得ない」(全集、一〇巻、一五一ページ、英訳標準版、一四巻、八五ページ)と書いた時彼の脳裡にあったのは多分そういうことだったろう。

仮説にすぎない一次ナルシシズムによって心的装置のどの部分が備給されるかを局在論的に決定しようとするこの問題は——ここで一次ナルシシズムがリビドー全部の源泉ではないことははっきりいっておこう——フロイトが全然解決していない問題で、また、私見ではハルトマン、クリス、レーウェンスタインの提案も問題を棚上げしただけで、ほんとうの解決になっていない。なるほど、さきに引用した、『自我とエス』にある例の二句と、たとえば『性学説三論』と「精神分析概説」から一つずつとった二句とを比較するならば、ハルトマン、クリス、レーウェンスタイン提案がたしかに一見よくできていると認めざるを得ない。この意味で〝自己《セルフ》〟という概念の導入は有用な提案である。かなり時代離れのした理論を――うわべだけだが――時代に合わせて新しく装うからだ。が、われわれはやはり、それだけのことではないかと問わねばならぬ。特に、その提案に立てばわれわれは臨床でこれまで見えなかったものが新しく見えてくると予想してよいだろうか、あるいは、既知の確定的な臨床現象で今まで説明できなかったものを説明する助けになるだろうか、と問おう。この二問とも答えはいずれも「ノー」である。また、〝自己《セルフ》〟という概念を導入しても、第一一章でとりあげる時間的前後関係に関する重大な矛盾に解を与える問題には全然手が出ない。

　ハルトマンが手きびしく批判しても、フロイトはやはり軽率な書き方をする人でない。フロイトがナルシシズムを語れば必ず自我備給問題に立ち戻るのは何か深いわけがあるはずだ。だから、エドワルド・ワイス Eduardo Weiss が、フロイトが生きていたらハルトマン、クリス、レーウェンスタインの新提案に賛同しただろうか、とてもそう思えないと疑念を強く言明するのに私も賛成である。フロイトが、強迫症的理論家を全然目指さなかったのは認めざるを得ないが、その代りフロイトは断然非の打ちどころのない臨床観察家で、フロイトの臨床記述をくわしく検討すればするほどその真実性と深遠性に打たれる。私は今日までたえず同じこの思いを味わってきた。そこで私はいいたい。一次ナルシシズム理論に内在する矛盾の原因が軽率な用語法にあるとか、明晰に観察し正確に定義する能力の欠如にあるとは決して思えない。原因はフロイトが臨床観察で得たものを洒落た理論を作る目的のために放棄したり変造するのは嫌だったからではあるまいか。なぜフロイトがナルシシズムに触れる時に必ず自我のリビドー備給の問題に立ち還って考えたのか、その理由は実は単純で、自我のリビドー備給は観察可能だからにすぎず、そしてそれ以外は、ありうることか間違いかはとにかく、すべて頭の中だけの想像で、観察可能な臨床事実でないからである。(注2)

（注1）この覚え書きを特別にタイプ原稿でみせていただいたことに謝意を表したい。この覚え書はその後英訳標準版一九巻にのった。

（注2）一次ナルシシズムという観念はフロイトの心理的葛藤を解決しようとする試みだったかもしれない。フロイトが母への強い愛着を自著に語っているその箇所は数え切れない。これは依託型対象選択である。またわれわれには男性へのフロイトの愛着が深いものだったことも判っている。これは生涯を通じての強力な傾向で、はやくも二歳で甥のヨーンにむけられた時からはじまるのは確実で、ひょっとするとまだ溯れるかも知れない。これはナルシシズム型対象選択である。フロイトが対象選択の二型間の葛藤に満足な解決を出そうとした時に相当の困難を感じたらしいことを示唆する事態はその生涯に多数存在する。長期の婚約と晩婚もこれを示唆する。一次ナルシシズム理論が、学問的価値を別にすれば、上記の相争う二願望を背景に退け、できた空所に、とにかくその理論を創造した人フロイトにとって葛藤の存在しない快適な理論構造物を打ち樹てる、という副次的な目的にささげられた可能性は皆無でない。

第九章　ナルシシズムの臨床観察所見

フロイトは論文「ナルシシズム入門」において、「理論的・思弁的観念が科学の土台ではない。万事がそんなものの上にのっかっているわけではない。基礎は観察ただそれのみだ。理論的あるいは思弁的観念は学問構造全体の基礎でなく、その頂点に位置する。構造を全然そこなわずに置き換えも利く、廃棄もできる」と助言してくれている（「ナルシシズム序説」全集、一〇巻、一四二ページ、英訳標準版、一四巻、七七ページ）。せっかくこういう助言があるからには、フロイトが一九一四年論文でナルシシズムの存在証明に援用した臨床観察所見を吟味しよう。ナルシシズム理論の擁護者はまず、臨床観察所見は一次ナルシシズムを立証も否定もしえない、一次ナルシシズムは理論なのだから、というだろう。現にフロイトもそういっている。それから、擁護者は理論を一般に受容されうるものとする臨床観察所見を挙げるだろう。現にフロイトもそうしている。私がこの章を書く意図は、フロイトおよびフロイト以後の理論屋たちが一次ナルシシズム仮説の根拠とした臨床観察所見が二次ナルシシズムの存在を立証するにすぎないことを証明することにある。臨床観察所見に一次ナルシシズムの理論をくっつけることはできるが、臨床観察所見から一次ナルシシズムを導出することはできない。

　フロイトは「ナルシシズム入門」において自己のナルシシズム論の根拠となる臨床事実が五個あると述べている。もっとも実際にはフロイトの根拠は八個である。とにかくフロイトは分裂病と同性愛に触れてから「ナルシシズムをよりよく知る手段には他に……器質性疾患、心気症、男女の性生活の研究がある」（全集、同巻、一四八ページ、英訳標準版、同巻、八二ページ）とつづけている。列挙された中に名はないが根拠に用いられている残り三個は、㈠ 自己と対象の――正常範囲および精神病的な――過大評価の諸相、㈡ 睡眠、㈢ 幼小児の観察所見、である。器質疾患と心気症の場合にみられるものが二次ナルシシズムすなわち対象から撤去されたリビドーによることはいうまでもなかろう。それ以外の臨床観察所見はどうであろうか。

まず同性愛と男女の性生活観察から論じたい。『性学説三論』よりの「対象発見」理論に触れてのちフロイトはつづけて「しかし、精神分析による研究は依託型ともいうべき対象選択の型とその起源と並ぶ第二の型の存在を明らかにした。これは予想外の発見であった。リビドーがある種の発達障害をこうむっている者、たとえば性倒錯者や同性愛者にとくに明瞭にみられるが、成人になってから愛の対象選択の際、母親代りに自己を対象のモデルに使用することをわれわれは発見したのである。」ここでフロイトが指しているのはナルシシズム型対象選択である。フロイトはそのパラグラフを「この観察所見は、われわれがナルシシズム仮説を採用する最有力の理由である」としめくくっている（全集、一〇巻、一五四ページ、英訳標準版、第一四巻、八七ページ、傍点著者）。

フロイトはここでナルシシズムのどちらの型を指しているのだろうか。私が傍点を付した部分は、それは二次ナルシシズムではなかろうかとの疑いを抱かせる箇所である。フロイトは、依託型を述べる時にはほぼ正常発達の例を引いておきながらナルシシズム型を述べる時には相当顕著な病的状態を引かねばならなかったが、この事実は、私の推量を裏付ける。一次ナルシシズムを正常発達の一段階と認めながら、そこから正常型のナルシシズムが発生しないとすれば、かなりおかしな話だからだ。

ナルシシズム型対象選択が二次ナルシシズムによるもので、一次ナルシシズムには関連しないとする私の主張《テーゼ》を支持する論拠をもう一つ出す。フロイトが「ナルシシズム」なる語をはじめて活字にした歴史的一文がそれである。一九一〇年、『性学説三論』の脚注にあるが、「検討した症例のすべてにおいて、われわれは、将来倒錯者になる者はすべて、幼年時代の最初期において、一時期、短期間ではあるが一人の女性(通常その母親)への強烈な固着を経過し、そして、この時期を卒業すると、女性と自己を同一視し自分自身をおのれの性対象にするようになり、このナルシシズムから発して、自分の姿に似た少年を探し、母が自分を愛してくれたとおりに少年を愛そうとする」(全集、五巻、四四ページ、英訳標準版、七巻、一四五ページ。傍点は英訳版にある)。これも断定だ。しかもこれは、以来、同性愛者を分析した者は誰しも追認した臨床観察所見にもとづいているので、ナルシシズム型対象選択が二次ナルシシズムに属することを支持するこれほど強力な論拠はまたとあるまい。

別に、さきに枚挙した中には出ていないが、フロイトがナルシシズムの存在証明にひろく用いている臨床観察所見がいくつかある。それは精神病の範囲に入る誇大妄想症から、自己自身あるいは自己の愛の対象の過大評価を経て、理想化に至る全スペクトルを包含するあらゆる非現実的過大評価である。外的対象の過大評価の際にはすべて、最初の備給は対象リビドーによる備給であり、第二段階としてはじめてナルシシズム的リビドーによる補強がなされる場合もあるにすぎない。これは自明で、一次ナルシシズム支持の堂々たる論拠になどなりえないのは言うまでもない。精神病段階に至った誇大妄想症におけるナルシシズムの二次性の証拠はさらに強い。ほぼ同じ理由で自我理想の形成はもちろん、一般に理想化はすべて二次ナルシシズムによる。(注1) この証明もたやすい。理想化はいずれも外的対象に由来しそれをかたどったものの内面化にはじまる。ここで外的対象とは通常両親像だ。この形成過程をとり込みと呼ぶが、言えるのはただ、重要な外的対象、すなわち強力にリビドー備給をうけている対象のみがとりこまれることである。

理想化という現象と密接に関連するのは、「全能(感)」と精神分析で呼びならわす、幼児と未開人にみられる自己過大評価である。時に「幻想的」「幻覚的」といった形容詞をつけて表現を弱毒化するけれど、意味はつねに「全能感」なる語を用いる時とかわらない（欧米人には神の〝全能〟とむすびつく強いことばなので、おとしめの形容詞が必要なのだろう――訳者）。この形容詞の用法それ自身が、一般に承認されているこの臨床観察所見は欲求不満に接続する二次性のものであることを示唆する。さらに、大人で（いや子供でもよいが）全能的態度を示す者を精神分析してゆけば、その全能感が無能感のもつ破壊性に拮抗して自己を防衛する自棄的な試みであることが必ず暴露される。私の知る限り人類学の未開人に関する資料はこの説明がぴったり合う。さらに幼児の全能感についてわれわれが考えていることは主として成人と年長児を観察して得た事実を外挿して得たものを土台にしているにすぎない。万一それ以上のものが出てくれば別だが、幼児のデータは一次ナルシシズムの存在証明に使えず、せいぜい二次ナルシシズムの証明に使えるだけだと私は思う。

ナルシシズムの存在証明にフロイトが用いた第二の臨床事実は睡眠で、さきに引用した枚挙中にフロイトが睡眠を含めていないのはいささか意外である。フロイトが睡眠に触れているのは器質疾患の経過中に起るリビドー分布変化を論じ終った箇所で、あとから追加した考えでないかとさえ思われる。フロイトはこう言っている。「どちらの状態も、とにかく、自我に起った変化に接続して起るリビドー分布変化の例である。」（全集、一〇巻、一四九ページ、英訳標準版、一四巻、八三ページ）この非の打ち所のない臨床的文章は、これらのナルシシズム状態が二つとも二次的であることを示唆する。

たしかに睡眠は生物学的観点からも心理学的見地からも多くのきわめて原始的な面をみせる。その結果、『夢判断』このかた、もっとも頻繁に退行の例に挙げられてきた。睡眠、とくに夢をみない深い睡眠は正常人が一次ナルシシズムなる仮説状態にもっとも近づいた状態とみるべきで、これに並ぶ例はただ出生前の胎児の状態があるのみ、といわれることが少なくなかった。フロイト、フェレンツィをはじめ大勢が、この二状態は実に多くの類似面をあらわすので、二つを合わせれば最も強く一次ナルシシズムの存在を支持する、と述べている。

睡眠に退行性のあることは誰も異議を唱えないだろうが、眠る者とはどんな目標点に近づこうとして眠っているのだろうという問いはあるべきだろう。一次ナルシシズムだ、という答えはたしかにその一つである。しかしそれしか答えがありえないのだろうか？　ある本からの引用を私の答えとする。大変面白く刺激を与えてくれる本なのに誰からも無視され、ほとんど忘却に埋もれているうら悲しい本、フェレンツィの著作である。その「性交と睡眠」の章の第一段落《パラグラフ》を引く。「性交における窮極目標と睡眠における窮極目標と、この両者を指向する営為が非常に細部まで似ていることは、私たちがこれまで声を大にして唱えすぎたくらいで、いまさら両者が生物学的に非常に重要な意味の適応行動であることを言い、両者の相似と差異をもうこれ以上詳細に反復検討する必要はあるまい。論文「現実感覚発達の諸段階」において私は新生児のはじめての眠り――心してまわりの影響から隔離し母や乳母があたたかくやわらかくむつきでくるんであげると成就しやすくなる――を子宮内状態の複製《レプリカ》と述べた。新生児は、出生という外傷体験に震駭し、泣き、脅えるが、ほどなくなだめられてこの睡眠の中に入り、この睡眠により新生児には出生の恐しい衝撃がそもそも起らなかったかのような感じが――一面では現実的なものを基礎にしてまた他面では幻覚的ないし幻想的なものを基礎にして――生み出される。フロイト（『精神分析入門』）も言うとおり厳密に言えば人間はまるまるは出生しない。夜になると床につき人生の半分をいわば母親の子宮内で過すことを思えば分る。」（フェレンツィ、一九二四年、七三ページ）。

性交においてみられるオーガズムおよび入眠の二活動は、個人と環界間に一種の〝調和〟すなわち和平が成立した時にのみ達成できると思われる。この和平状態は、周囲の人々がその個体を擾乱的な外部刺激から守り、周囲の人々自身もその個体を不必要に昂奮させ擾乱する刺激をさし控える立場を引き受けることが一前提条件である。この考えは、性的不満の初期症状の一つが不眠だという臨床事実とよく合う。とすれば、睡眠中の者が睡眠なる退行過程中にできるだけ近づこうとする目標点はどうやら一次ナルシシズムではなく、その人の環界との原初的和平状態の一種——現代風の語法によれば環界が自分を〃支えて《サポート》〃くれる状態——であるようだ。

睡眠についての文献は多数あるが、私はある著者の論文を選びたい。それはマーク・カンツァー Mark Kanzer（一九五五年、二六一ページ）の論文で、その臨床観察所見はわれわれがいま論じている問題の決め手である。カンツァーによれば「……入眠とは単純なナルシシズム的退行ではない。……睡眠中の者は真に孤独ではなく、内面にとりこんだ好ましい対象と〃いっしょに眠って〃（〃床を共にする〃意もある——訳者）いる。これは入眠途上にある者の習性に現われている。子供なら親を求め、成人なら性の相手を求め、神経症者なら灯《あか》り、玩具、儀式を求めて睡眠の準備条件とする。」カンツァーの枚挙する、成人にみられるとりこみの手段にはさらに、食事、飲酒、薬物錠剤の服用、入浴がある。こどもならば乳房をふくませてもらい、だっこしてゆすってもらい、子守歌をうたってもらう。むろん、ベルトラム・レヴィーン Bertram Lewin の夢の銀幕《スクリーン》（dream screen, Traumhintergrund）(訳注1) は夢に出てくる相手とは違う。カンツァーは自論文を要約して「睡眠とは一次ナルシシズム現象ではなく、二次ナルシシズム現象といった方がよい。すくなくとも幼児期のごく初期以後はそうである。睡眠中の者はとりこんだ対象と睡眠をわかちあう。」（二六五ページ）としめくくっている。

こうして睡眠は、はじめ一次ナルシシズムを支持するきわめて強力な論拠と思われたが、一次ナルシシズムの存在証明の根拠としてはかなりうたがわしいものになりさがった。むろん、眠りを求める個々人は対象世界から引きこもり、どうみてもひとりぼっちである。この引きこもりと孤独とがナルシシズムと解されてきたわけだが、よくみれば、眠ろうとする人の真の目的はもろもろの対象との普段の関係のわずらわしさから逃れ、おのれと利害を共にする対象と、より原初的だがより満足な関係をとりもどすことにあることが分る。そういう対象の例は、寝心地のよいベッド、枕、部屋、家屋、花、書籍、玩具、それにウィニコットの過渡的対象（ウィニコット、一九五一年）などだろう。むろん、これらの対象は内的対象の代表象されたもの、というか、象徴である。内的対象とは、これまた、幼少期の環界との接触、たとえば満足な授乳、食事、暖かな柔かい衣服寝具、安全な〝支え〟――すなわち母の手に抱かれゆすられ子守歌を歌ってもらうこと――などに由来する。この観察所見は、眠っている人の退行とは、こういう世界への退行で、関係をもとうにも環界がまったくない一次ナルシシズムへの退行でないことを示している。

（注1）『自我とエス』第三章をも参照していただきたい。

（訳注1）レヴィーンによれば、すべての夢は実は意識されない白いスクリーンに映っているもので、これは乳児期において哺乳後の入眠中に幻覚した母の乳房の象徴で、睡眠欲求充足を生起させる。まれにはスクリーンのみが出現する「白色の夢」があり、これは〝一次ナルシシズムへの退行〟が起っている時である、――と。(B. D. Lewin: Sleep, the Mouth and the Dream Screen, The Psychoanalytic Quarterly, 1946, XV.)

第一〇章　分裂病、嗜癖などの病的ナルシシズム状態

フロイトがナルシシズム概念導入を正当化するために用いた、臨床観察所見の最後から二番目は、分裂病性退行である。分裂病者が関心を外界から撤去していることには大方の賛成を得られるだろう。とにかく、そういう印象を与えるのが分裂病者だ。指摘したように、分裂病性退行の力動を論じる際にはフロイトはいつも次の論法で始める。「欲求不満のために宙に浮いたリビドーは幻想の中なる対象に付着したままでいない。それは退却して自我にむかう。」（全集、一〇巻、一五二ページ、英訳標準版、一四巻、八六ページ）これはフロイトが分裂病問題に触れるたびに繰り返す公式である。しかし、ナルシシズムについての論文を刊行して一、二年たつかたたないうちに、よくこの文章と一緒に引用される文章が書かれている。それは『精神分析入門』にあり、各種神経症が退行の際に向かう停着点をとりあげた後、転じて、分裂病における停着点は「おそらく……原初ナルシシズム段階だろう。早発性痴呆（＝分裂病）は究極はそこに立ち戻る」（全集、一一巻、四五七ページ、英訳標準版、一四巻、四二一ページ）というものである。これは非臨床的叙述であるばかりか、ナルシシズム理論に骨がらみの矛盾が全部入っている。臨床観察所見はどうであろう？

分裂病者が精神分析によって根本的に治癒しうるかどうかは意見が分かれるが、分裂病者が決して精神分析できないわけでないことは一般の合意するところであろう。もっとも、正常の（とは標準のということだが）分析技法を分裂病治療に適用可能とするためには相当の修正が必要だった。この確定ずみの臨床経験を理論のことばで表現すれ

ば、㈠分裂病者の外界よりの撤退という印象は部分的にしか正しくない。分裂病者は正常の——つまり三角関係、エディプス関係の——世界から撤退しているが㈡もう一つの関係をつくる能力はあるわけで、この型の関係を提供するのがいかなる修正技法でもその目標とするところである。

ここでこの主題に関する汗牛充棟もただならぬ文献の展望は不可能である。この型の関係——と技法——においては標準技法よりはるかにきびしい要請が分析者に課せられると言えば十分だろう。分析者が患者の欲求を一切即時無条件に充足させなければならない意味ではないが、分析者は、患者を理解し患者と〝調和し〟、患者に〝波長を合わせ〟(tune in)て仕事をすすめる力量の持主であることを自ら証明しなければならない。

ついでながら、このことは分裂病に限らず退行患者全部にあてはまる。退行患者は分析者の漂わせるムードに極度に敏感である。それも退行の深い者ほど敏感で、正常人や神経症者なら意にも介さないもので、退行患者の感情を動揺させる、より正確に言えば深く擾乱させるものはざらにある。分析者はこの擾乱を回避するために患者に「同調《チューン・イン》」しなければならない。それができるうちは分析作業も、生物の成長のようにたえず順調に進行するだろうが、もし〝同調〟を維持しそこなうと、患者は不安やかまびすしい攻撃的症状や絶望などの反応を起す。

この調和《ハーモニー》というか、波長が合った状態が、退行患者の生活全体を包んでいなくてはならない。分析者と患者との関係だけでは不足である。分析の場の宿命は両者の調和の短命性である。分析者が時に患者から身を引き離して状況を〝客観的に〟再吟味しなければならず、また練りぬいた解釈を下さなければならないからであろう。一般にこの種の患者は外なる現実的対象との関係を短時間しか維持できないので、この貴重な短時間は分析治療のためにとっておかざるを得ない。で、もしも周囲——つまり日常生活——が患者に過大な要求を課するならば、自由に使えるリビドーはぐっと涸渇し、残存リビドーでは精神分析用にも不十分となるだろう。この種の患者を担当する治療者が、周囲の人たちに対して完全に患者の〝軍門に降って〟患者を〝支え〟、患者が残るリビドーを挙げて決定的人間関係すなわち分析者との治療関係に集中できるようにしてくれるべきだと——時には無理難題なのに——要求するが、それもこのためである。

この調和状態の重要さが分れば、分裂病の治療報告が多く「外的事情のため治療はこの時点で中断されねばならなかった」「不幸にも一族が介入して治療は中絶の余儀なきに至った」などのもの悲しい一句で閉じられる理由も分かろうというものである。

この調和状態の理論的側面に〝分裂病原性の母親〟概念がある。子供と調和《ハーモニー》がつくれない母親のことである。経験と思慮に富んだある臨床家（ヒル Hill、一九五五年、一〇八—一〇九ページ）は、「このような母親は将来分裂病になる子供を過度に愛するだけでない。条件付きで愛するのだ。そしてその条件こそ分裂病の子供が満たせない条件だ。……こういう母親は子供の正常な外側の殻しか見なくて、子供の内面で生起するものの印象が心に滲み入らない。」分裂病治療における調和的人間環境の必要性についてのきわめて面白い臨床叙述はスタントンとシュワーツ Stanton and Schwarz（一九五四年）の著書にあって、人間環境の不調和でありさえすれば、患者の治療にたずさわっているスタッフの誰同士の不調和でもよく、その他どんな不調和でも、なるほど患者の状態の悪化を招来するものだと判る。

こうなれば、分裂病的ひきこもりという、公認の臨床事実はどうも一次ナルシシズムの存在証明に使えそうにない。分裂病者はいわゆる〝正常人〟や〝神経症者〟よりも自らの人間的環界とはるかに密接なきずなを持ち、はるかに強く環界に依存しているという方が事実に適っているのであるまいか。いかにも、分裂病者の行動の表面的観察だけではこの密接なきずな、この絶体絶命の依存、は見えてこず、逆に、引きこもり、一切の接触欠如の印象が醸成される。この点に限り、分裂病性退行はおそらく幼児期あるいは胎児期に対応するといってよいだろう。幼児、胎児にも正確に同じ状態がある。外からみればナルシシズム的独立性と外界への無関心があり、部分的対象への接触しかなく、それも一過性で一見何ら重要でなさそうな外見をみせるが、これらはすべて、ルネ・スピッツ R. Spitz（一九四六）の対象早期剝奪効果の研究をはじめ現代の諸研究が証明したように、皮一枚下には絶体絶命の依存と、〃調和〃への非常に熱烈な希求がある。この問題は次章でも触れ、第三部、第五部でも再び論じる予定である。

周囲に対する分裂病者の態度に潜在する奇妙な矛盾を論じついでに、これは一般にいわゆるナルシシズム的な人にみられる態度の誇張形態にすぎない、と付言しておきたい。なるほど、そういう人たちの関心はその人の自我――ハルトマンの用語によればその人のもつ自己――に集中し、一見他者への関心を好まないようだが、この人たちが心理的安全保障感をもつとか、独立的とかは到底いえない。同じく、安定、自立、自足とはいい得ない。きまって、周囲の人たちが自分の期待どおりに自分を扱ってくれなければならず、ちょっとでも欠けるところがあればひどく身にこたえる。あっさり傷つき、むくれ、心の傷が長く疼《うず》きつづける。それどころか現実生活面では、まず、自分の足で立って生活していない。きまって、ファウストとメフィストフェレス、ドンキホーテとサンチョ・パンサ、ドンファンとレポレリョなどの著名な二人組と同じく、己れから解離した己れの影と二人三脚生活をする。オットー・ランク Otto Rank（一九二四年）からヘレーネ・ドイッチュ Helene Deutsch（一九三七年）までの精神分析文献でくり返し指摘されつづけたとおり、こういう事例ではすべて、ぱっとしない非ナルシシズム的相棒の方が、対象愛能力があり、現実的独立性を持ち、日常生活の突発事にも対処してゆけるもので、その助力と奉仕がないと一見独立自尊のナルシシズム的ヒーローは悲惨な末路を遂げるだろう。実人生においてはナルシシズム的ヒーローの実母がこのくすんだ相棒であることが実に多い。

こうみると、真にナルシシズム的な男女とは実はうわべのみせかけにすぎないと結論できる。この連中はそれこそ必死で周囲の人にしがみついており、彼らのナルシシズムは周囲の人々が彼らの面倒をみる気になる時や無理にみさせられる時に限って平穏無事だ。これは最高独裁者からみじめな緊張病者にまで通用する真実である。

成人型の対象関係からナルシシズムに移り、ナルシシズム型の原始的対象関係に陥り、そこから戻る——これをかなり頻繁に反復する——という変遷を目の当たりに観察する好機会を与えてくれるのはアルコール中毒者、とくに周期的飲酒者の分析である。彼らのもつ対象関係は、通常相当強いのだが、土台がぐらぐらして不安定である。この人たちはすぐ自分のバランスを崩す。いちばん多い原因は大切な愛の対象と自分との利害衝突である。この衝突はこの人たちには、すぐ、とりかえしのつかないほど全面的に思え、状況を修復することは全然できない気がしてしまう。こうなると対象リビドーの事実上全部を引きあげてしまう。もう誰がどうなってもよい、大切なのは自分のナルシシズムだけである。一方で自分をあらゆる注視——友好的な意味合いの注目も敵意を含んだ注察も含めて——の的と感じ、反面みすてられた不幸な自分と思う。

普通この辺から飲酒しはじめる。むろん飲酒の直接の引き金は別にあってもよい。しかし理由がどうであれ、アルコール酩酊の第一の効果は必ず、自分と周囲の人との間が万事うまく行くようになった感じの成立、である。私の経験では、この〝調和〟感をかちとることがアルコール中毒のもっとも重要な原因だ。この点ではどんな形の嗜癖でも同じである。この点に達するとありとあらゆる種類の二次過程が作動を開始して〝調和〟を脅やかす。すると必死になってアルコール中毒者はどんどん酒量をあげ、何とか〝調和感〟を維持しよう、せめてその一部でも救い出そうとする。

アルコール酩酊者を含むこの調和状態がもつ最重要な面は、この世に愛憎の対象がなくなること、とくに要求がましい人間や対象がなくなることである。調和が維持可能なのは、酒飲みが、自分にむかって求めるところのありそうな人や物を一切片付けて無いようにしていられる限りである。周期的飲酒者はしばしば自身の殼に閉じこもり孤りで盃を傾ける。あるいは馴染みの対象世界や人間世界から逃避して、これまでは接触しなかった、自分に何も求めるところのありえない、とくに永続的なリビドー的関与だけは毛ほども求めることのありえない人間環境をみつける。(永続的なリビドー的関与のある正常世界と、かげろうのように移ろうリビドー備給しかない酩酊世界との両世界を実に印象的に現してみせたのはチャップリンの映画『街《まち》の灯』(City Lights)である。)酩酊者はこの新しい酩酊世界の住人たちが、同情的で友好的である時だけやっとのことで一緒にいられる。わずかな批判や些細な利害衝突も酒飲み側の激烈な反応を惹き起させずにおかない。飲酒者はアルコールの創り出した世界との調和を維持する絶体絶命の必要があるからである。

われわれの問題に関連した臨床観察所見にはもう一群ある。それはある種の難症患者の治療に明らかに不可欠と思える分析的雰囲気である。難症性は患者の退行が原因のこともあり、重度のナルシシズムによる場合もあり、病気の性質のためもあり、患者の性格構造のせいのこともある。いずれにせよ、この種の人は精神分析文献において〃深く擾乱〃された(deeply disturbed)などという形容詞のつく人である。私が人間環境との原始的関係があることをはじめて認識したのはこの種患者の治療の際であった。もっとも、なるほど私の記事は治療中に起るある種の現象に対応しているが、原因は患者よりも私の技法にあるという反論がすぐ出るだろう。批判者の言を封じるために、古典技法の使用者であることを万人の認める精神分析者フィリス・グリネッカー Phyllis Greenacre 女史の文章(一九五三年、四八ページ)を引用したい。女史はこう書いている。「分析経過中に過剰のナルシシズムと不安を何とか鎮静させられそうないくつかの方法を示唆しておきたい。実際には何よりもまずリビドー発達障害を対象とする〃正規〃の分析の円滑な進行のために用いられるべき方法である。確かにこれらの症例におけるナルシシズム過剰は分析者につきつけられたおそるべき難問ではある。しかし、私は、慎重にやりさえすればナルシシズムを馴化して患者が分析の苦痛によく耐えられる程度にもってゆくことは可能だと考えはじめている。もっとも、同時に、この種の人の、安全保障感に乏しい性格構造の要《かなめ》である盲目的不安に然るべき注意を払いながらの話である。」この文章を、退行状態にある分裂病者の欲求についての私の文章と比較してもらえば、二人が全く同じ臨床経験を語っているのが明らかだろう。

恐慌状態で精神分析を求めて来る患者を論じる段でグリネッカーはこう述べている。「この初期段階において、病院であれ、家庭であれ、分析の一時間以外の一日二十三時間の大部分を患者の傍ですごす人たちの理解ある協力を得ることがきわめ付きの重要性を持つ。友人や一族が敵意を持ったり、あせらせたり、積極的すぎる場合は治療に使った一時間のプラスの大部分が消失しても不思議ではない。」（同書、五四―五五ページ）。私がまったく同じことを言いたいのは言うまでもない。

少し先の方（五七―六〇ページ）にはグリネッカーが、女史のいう〝ナルシシズムの馴化〟(education of narcissism)と自我強化を同一物としているように思われる箇所がある。私はその文章に異議を唱えるわけではないが、グリネッカーのすすめる方法が、分析者はまずできるだけ患者に〝波長を合わせ〟ることからはじめて、徐々に慎重に正常の対象すなわちいろいろ要求を出す対象になるようにしてゆくべきだ、という処方であることは指摘したい。むろん、〝波長を合わせる〟ことは必ずしもその時点から分析者は患者の願望・欲望・欲求を自動的に満足させてやらなければならない意味でない。その意味ははっきりと、分析者は、自分と患者とが、可能な限り、私のいう〝調和渾然体〟(harmonious mix-up)にできるだけ近づいた関係を持てるように陰日向なく尽力すべきことである。〝調和渾然体〟のことは第一二章でもっと詳しくとりあげよう。

重要な追加をここでしよう。グリネッカーは臨床的に観察可能な現象を記述し、また、治療上の勧告をしているが、それはそっくりそのまま、第一部に述べた基底欠損領域に属する事態の解説に転用できそうである。一方すなわち治療者が他方すなわち患者にいつでも〝波長を合わせ〟ていなければならない絶対要請があり、葛藤が欠如し、通常形式の解釈はそう重要でないような排他的二人関係というものが存在する。ナルシシズム的障害の臨床像とそのメタ心理学の研究と、そして何よりもまずその治療は、基底欠損理論の光に照して接近するならば大幅に進歩するのではないかと期待している。その試みは第三部、第五部で行なわれることとなろう。

この新接近法の重要性は、ヨフェ W. G. Joffe とザンドラー Joseph Sandler(訳注1)による最近の、一点を除いてはすぐれた論文「ナルシシズムの諸障害」(一九六五年)をみればなるほどと判るであろう。二人の研究者の主な関心事は、ナルシシズムとその障害を理解するためには欲動《ドライヴ》の満足(gratification——ドイツ語では Befriedigung、文字通りには穏和化 pacification)に加えて、「万事よしという理想状態よりの情動的、表象的《アイデエイショナル》な面における偏り」も考えに入れておかねばならないことを示すにある。この、〝万事よしという理想状態〟(ideal state of well-being)とは、第二章においてとりあげるが、一次愛の究極目標、いや人間的努力の一切の究極目標であって、それをめざす努力が初期段階において何らかの重症の障害を受ければ、それぞれ特異的な基底欠損の成立の糸口となる。この〝万事よしという理想状態〟の力動構造の検討を怠ったためにヨフェとザンドラーはその持つ対象連関性を見落し、それ以上の証明をぬきでただちに一次ナルシシズムであるとしてしまった。もっとも、そうとは明文で述べていないが、二人のとりあげているのは、二次ナルシシズムに属する現象に関したものばかりである。したがって、私は実践上は二名の結論にすべて賛同すると言えばよい。

この章に述べたのは、要するに、分裂病者が、理論上予想されるところに反して、もっとも退行した状態にあってさえも、周囲に対する反応能力をもち、したがって、分析治療の試みの射程内にあることである。反応はかよわくかすかだが、それは分裂病者はどうしても〝調和的〟な関係を求めざるを得ないからである。このことは、分裂病者のナルシシズム的引きこもりが、欲求不満に続発した二次的なものであることを示唆する。この章では他にアルコール中毒者と〝深く擾乱された〟というか〝ナルシシズム的な〟患者との状態を手みじかに吟味したが、やはりそのすがたは同一であった。すなわち、どこでも同じく調和への原始的欲求があり、一般に相手から（特に分析者から）の性急な求めによる欲求不満があり、二次ナルシシズムへの引きこもりがある。

（訳注１）　巻末文献に挙げられていない。独訳本でも同じ。訳者も未見。

第一一章　出生前および出生後初期状態

フロイトがナルシシズム概念を導入する論拠に用いた臨床事実を概観したが、結論は、二つを除く事実はすべて間違いなく二次ナルシシズムであった。純粋に二次ナルシシズムにもとづくだけで説明できなかった現象は二種類しかなかった。第一は分裂病の退行状態で、第二は夢もない深い眠りである。しかしこの二例でも、退行の目標である停着点が一次ナルシシズムでなければならぬ必然性はなかった。むしろ、おそらく未分化な環界に強力にリビドー備給がなされている原始的関係形態だろうと思われた。

しかし、ナルシシズム概念に難点のあることが、臨床家フロイト自身によってさすがに正しく予言されていたのを忘れてはならない。すなわちフロイトは一九一四年すでに「われわれの仮定してきた小児の一次ナルシシズムは、われわれのリビドー理論の要請するところではあるが、他《ほか》からの間接的推論による立証の方が易しく、直接観察による把握はそれよりむつかしい」と述べている（全集、一〇巻、一五七ページ、英訳標準版、一四巻、九〇ページ、傍点著者）。おそらく、こう書いたフロイトの頭にあったのは、理論家としては楽観論者の立場をとり自己の構築物をたえずあくまで前進せねばならないけれど、一方臨床家としては、ぐっと控え目に言っても、懐疑論者とまでなる必要はないにしてもずっと慎重であらねばならぬという考えだったのだろう。

さらに、さきの文章でフロイトが「小児の一次ナルシシズム」なる語を使っているが、現行精神分析理論の主流によれば、一次ナルシシズムはどうしても出生以前の状態に存在すると考えなければならず、これが相違である。このように（たとえばナルシシズムの時期の）日付を溯らせる傾向は精神分析理論で珍らしくなく、仮説が臨床観察と合わないと証明されれば、日付を前に動かして発達の更に前段階に結びつけようとし、その挙句、ついにいかなる臨床観察も到達不能な彼方の初期段階に行く傾向がある。

話を単純化するため、主にフィリス・グリネッカー女史の、このテーマについての考えをとりあげて論じよう。女史がこの分野の権威と認められ、このテーマを著書『心的外傷、成長、人格』（Trauma, Growth and Personality――一九五三年）で大きく採りあげているからである。本章で論じる発想《アイデア》のすべてが女史のオリジナルではないけれども、なるべく女史のことばをそのまま引用したい。話がもつれないために私は発想を三つに分けて論じる。第一は胎児の生それ自体に関すること。第二は出生によって起る変化に関すること。第三は子宮の外で生きはじめる最初期に関することである。

グリネッカー女史は有無を言わせぬ調子で「生物学的見地からすればナルシシズムとは成長のリビドー的構成分と定義してよかろう」（二〇ページ）と言い切る。ついでフロイトを典拠に女史は「生命があるところ必ず同時にナルシシズムが存在する。……ナルシシズム的リビドーは現実に生命が火花を散らしているところにはすべて存在しているはずだ」と言う。また、もう少し具体的に「胎児ではナルシシズムがもっとも単純化され、ほとんどというかまったくというか心的内容を持たない」（四五ページ）とも述べる。

ここで私が問題とするのは、グリネッカーの文章は、なるほどもっともらしく、全体として意味をなさないわけではないけれども、根拠には観察によっては証明も反駁もできない仮定しかないことである。そして、女史が――女史だけでなく分析家の多数が――この種の文章は種々の臨床的、生物学的観察からの正しい外挿と考えていることである。女史といえども、むろん、われわれが〝子宮内生活におけるリビドーの分布〟とか〝成長のリビドー的構成分〟とか〝心的内容をまったく欠いたナルシシズム〟とかいう場合、われわれが持ち合わせている観念は、ただいろいろな見方、漠然とした観念に過ぎず、動かし難い事実でないことは認めてくださるだろう。一句をその文脈から切り離すことは著者に対してフェアでない行為とは私もわきまえているが、しかし〝臨床観察所見を述べるつもりはなくただの思弁だ〟と明言しないでこの種の語句を使うのも、これまた読者に対してフェアでないと私は思う。

グリネッカーの著書には、出生感覚（出生の〝記憶〟といいたいのだろうが）の表現に人々が用いるイメジャリーのすぐれた叙述がある。たとえば出生は、〝一つの断裂《キアズマ》〟、〝一つの深淵《ヒアトウス》〟、〝死にきわめて近い一種の世界暗転〟などと感じられるものらしい（同書二〇―二一ページ）。

グリネッカーはその次に、おそらく出生体験は、前記のイメジャリーを二次因子として包含しているだろうが、もっとも基本的な特徴はたぶん、ある生活の態様から別の態様への、突発的だが成功裡に終結した一種の変化であると結論する。女史の言によれば「私の言えることはただ、出生に際して生じる、胎生期のナルシシズム的リビドー経済全体の擾乱が、まさに、子宮内における生活がもっていたほとんど全的な依存性から個別化のそもそもの発端への――少なくとも母体内での完全依存から母体外における擬似的依存への――一種の移行に他ならないことである」（同書四五ページ）。

女史は、フロイトのよく言うことば「出生途中の体験が個体の不安のパターンを組織するのではなかろうか」を引き合いに出し、加えて「不安というパターンの成立は危険に対する防衛の一種だが、ナルシシズムの編成は積極的な攻撃手段、前向きの動力をもった攻撃欲動の形成である」と述べる（同書一九ページ）。

以上叙述されたものを全部一次ナルシシズムに属する状態を指示する道標かも知れないと解釈するのはかなり難点

はあるが、とにかく可能である。グリネッカーはまさにその目的で用いている。しかし私見では、以上の叙述こそ胎児あるいは乳児とその環界間に初期に強力な相互作用があるという仮設をかなり強く支持する論拠と解釈できる、――それもこちらの方は一箇所も無理をかけずに解釈できる。出生には「たしかにその中にまだ対象はなくて一種の無構造の〝大洋〟ではあるがとにかく一種の環境には違いないものとの、その時点までは満足すべき関係が、突然断たれる」という意味がある。もう、こういう発想の転換をするべき時期だろう。

グリネッカーの本に話を戻そう。たしかに、私は、(この本の)出産外傷と成人期の症状とが、現実にそうである場合もただ仮定の場合もあるが、とにかく関連している興味ある臨床所見を多数無視してゆかざるを得ないが、それは私の今問題とするところからまったくかけ離れているためにすぎない。ただ私は、出生後の事件が及ぼす効果に関するグリネッカーの臨床記載はすべて、ナルシシズムが環境による欲求不満に続発する二次的なものであることを支持する論拠と取ることができると指摘したい。このことの証拠として女史の論文「前性器期パターン形成」(Pregenital Patterning――一九五二)から一句を引用しよう。「幼児が早期に過度の刺激をくり返し受けたために起る一次ナルシシズムの増大という問題に戻る。この増大の存在は、一次同一視傾向の遷延とその強度の増大を示唆し、また、身体反応能力および刺激記銘能力の増大に関連する現実感覚発達の阻害を含意する」(同書四一四ページ)。

幼児期初期はしばしば、個体環界間に境界がまだ存在しない未分化状態だといわれる。一応妥当な考えである。第一二章でまた触れよう。幼児期初期についてはこれに代る――というよりむしろ類似の――言い方がもう一つある。それは幼児期初期を一次ナルシシズムと一次同一視の時期とするものである。ちなみに一次同一視の定義には「一次ナルシシズムの機能的側面である」がよく使われる。しかし「同一視」なる語が通常の意味で用いられる限り一次同一視と一次ナルシシズムの二状態共存を認めるのは論理の矛盾である、と指摘したい。すでに触れたとおり、フロイトはこれが矛盾である事実を十分自覚しており、『自我とエス』第三章で論じている。通常の意味の同一視とは、すべて、その前に強力な備給を受けていた何らかの外的対象あるいは環界部分の影響を受けて自我に変化が生起することを意味する。もっとも一次的な一次同一視さえもとにかくその個体外の何かとの同一視であり、また、何であれ外的パターンに倣って自我内に変化が生起するには、このパターンがその個体に持つ意味が大きくなければならない。したがって一次同一視は一切存在しないと私は言いたい。同一視はすべて語の定義上何らかの対象備給、環界備給に接続してその後に生起するものでなければならない。とすれば当然、一次ナルシシズムと一次同一視とは同時的に存在しえない。だいたい、一次ナルシシズムや一次同一視なるものがそもそも存在するかどうかが疑問だが、それを別としてもである。

一次ナルシシズムが存在することをいう論法はもう一つある。よく用いられる論法で、それは「幼児期最初期には外界を意識できない」である。幼児が備給する外界が存在しないからには、幼児は一次ナルシシズムの裡に生きていると考えざるをえない。この論法が観察事実とどうしても矛盾すると思われる時は論調を弱めて、満足した幼児は入眠によって世界の影響から離脱するか、もしさめていても(ホファー W. Hoffer の例(一九五九)のように)「即環界であるところの母親が子供の一次ナルシシズムを助長したために、まだ自我もなく危険という観念も不安や防衛の観念もない……」(八ページ)と仮定しなければならない、とする。こうして「あと、一次ナルシシズム状態――これは幼児出生以前の母親の好ましい性質を保存することと同義である――を支える支点さえあれば万事よしである」(九ページ)。

同論文中でホファーは、フロイトの幼児期初期理論は当時の育児法だった、むつきでくるむことの影響を受けていはいないかと指摘している。ホファーによれば、むつきは「発達途上の自我にとってナルシシズム的外皮の役をする」（一〇ページ）。つまり、幼児は外部刺激から守られ、おそらく対象関係が結果的に遅れるだろう。「むつきを脱すると同時に幼児の一次ナルシシズムは危機に陥る。むろん、現実にそうなのではなくて一次ナルシシズムの上を対象関係が蔽うのが目につきはじめるため、観察者にはそう見えるのである。」さらにホファーは「われわれの理論が現在主流を占める（育児法の）条件に結果的に適合しているだけのことを学問としての精神分析学の進歩だと唱えているのではないだろうか」（一一ページ）と付言している。

こういう論法は問題をはぐらかしているだけである。まず、一次ナルシシズムが存在すると宣言し、ついでこの宣言を不可侵とするために、重ねて断定をする。(a)環界であるところの母親は一次ナルシシズム状態を保護するように幼児を〝支えて〟やらねばならない、とか、(b)子供はこの〝支え〟の変化を一切意識してはならない、とか、(c)環界との関係が観察されても、〝支え〟に起った変化（たとえばむつきが無くなること）に対する反応が観察されても、それは一切間違いとして除外すべきだ、という断定である。そう言いでもしなければ理論構造全体が瓦解するのだろう。

環界との関係は原始的な形態ながらそもそもの発端から存在していて、幼児は環界に生じた相当規模の変化を意識しそれに反応すると認める方がずっと単純ではないかと思う。しかしこうなればホファーの論法は一次ナルシシズム理論とは主に手荒く扱われた幼児、たとえばきつくむつきでくるまれた幼児、硬直的な育児日程表で育てられた幼児相手の臨床体験にもとづくものであったことになってしまう。そういう幼児は結果的に過早に二次ナルシシズムを発達させざるを得なくなったのであり、またそれは主に幼児とその環界との関係擾乱に対する反応である。

第一二章　一次愛

一次ナルシシズムを仮定すると、たしかに時流に投じた論理的な美しい理論が提出されるけれども、解消不能の矛盾と不確実性に逢着する。理論的考察でこそリビドーの源泉とはすなわちエスなりとの指摘は易しいが、〃リビドーの大貯水池〃であるとか一次ナルシシズムのありかなどの局在論的決定は不可能と証明済みである。フロイト自身は色々書いているが、その間には矛盾、不整合がある。ハルトマン、クリス、レーウェンスタインを一方の旗頭とし、ジェイムズ・ストレイチを他方の旗頭として新しく提出された命題も、それはそれで、一部の問題を解く一方で新規の問題を生み出した。もう一つ解消不能の矛盾がある。それは時期に関する矛盾である。一次対象関係、一次自体愛、一次ナルシシズムは、いずれもフロイトが代る代る、ひとしく断定的に、すべて、個体環界関係の最初期・最原始形態としている。

この窮地を脱しようと分析理論は、成功証明済みの逃げ道を選んだ。時期を溯らせることである。フロイトは〃小児の一次ナルシシズム〃という言い方をしているが、現代の理論では一次ナルシシズムを胎児の属性とする必要が判明している。前章では、このやりくちで得たものが一種の〃スーツケース理論〃、つまりあらかじめ自分の入れておいたものだけを発見する理論に他ならないことを立証しようとした。

ナルシシズムなる精神分析概念の導入以来五〇年の歳月が流れたが、その間に一次ナルシシズムの存在証明やこの概念を納得させる証拠となる新しい臨床観察例は一つも出なかった。非常に教訓的な歴史事実である。一次ナルシシズムについての文献は少数で、また、フロイトの種々の言明や示唆のおうむ返しの叙述を出るものはまずないといってよい。二次ナルシシズムの文献は、反対に、量も多く、すぐれた臨床観察例にもとづいている。

一般に、良い理論は少なくとも以下の条件を一部は満していなければならない。まず第一に、良い理論は矛盾を内在させていてはならない。一次ナルシシズム理論は概念導入以来始めからこの点で失格で、欠陥修理の努力がくり返されたがやはり失敗におわっている。第二に、バラバラな観察事実がおのずと統合されて個々の観察事実がより良くより真実に理解できるような、一種の、美を感じさせる構造が提出されなければならない。一次ナルシシズム理論にはこれに該当するごとき外見があるが、前章に示したとおり成功はしていない。第三に、理論は、それにもとづいて予想を行ないさえすれば、結論が抽出でき、また立証あるいは反証可能な帰納的推測が出せなくてはならない。私の知るところでは一次ナルシシズム理論はただ理論の上だけの思弁を先へ先へと進めるばかりである。思弁の一部はすでに披露したとおり立証可能の世界を越えたものであり、さもなくば、一つの場合だけだが——精神分裂病が精神分析治療の適応でないという通説のことである——誤謬であって引っ込めるべきものだった。

ではその代わりに何があるのだろう。私の提案は二つである。第一の提案は、一次ナルシシズム理論は自己矛盾的で不毛だと認めよう、である。一次ナルシシズム理論は問題を解く助けになるよりも、たくさんの問題を生み出し、五〇年以上もきびしく考え批判的に観察したのにこの理論固有の内的矛盾はついに解消しえなかった。だから、私はこの理論にしがみつこうとしてもどこにしがみつけばよいか分らない。第二の提案は、患者に対する臨床観察を用いて一次ナルシシズムに代りうる理論でしかも直接観察によって支持あるいは反駁するに適した理論を建設しよう、である。私のこれまでの論文をご存知の方は、たぶんもう、私の提出するものが環界との一次関係理論、一言にしていえば一次愛であるのをお察しだろう。

誤解を一切避けたいから、私はまず私の理論を〃一次愛〃と名付けても、サディズムや憎悪が人生に座を持たないとか、問題にならないほどの地位しか占めないと考える意味ではないと指摘したい。といっても私は、サディズムや憎悪が二次現象であり、避けられなかった欲求不満の結果と考えてはいる。人間的努力の一切の目標は、環界との間に一切を包摂する調和を樹立——というかむしろ再建——すること、平和裡に愛せるようになることである。サディズムと憎悪はこの願望と相容れないように見えるが、攻撃性はおろか時にはむき出しの暴力が用いられても、また時にそれを楽しむことさえあっても、それはほんとうに願っている調和の成立に直接先行する諸段階までであって、調和状態それ自体においてはそういうことはない。これが私の理論を〃一次愛〃と呼ぶ主な理由である。命名は直截な方をとるべし、だ。

この理論が現在の形に達するのに臨床経験を長年月要した。実際、私の最初の試行的理論は一九三二年の報告にかかるものだが、本書では、くどさをいとうため、論理的にのっぴきならない形で提出したいと思う。すでに私の著書『スリルと退行』(一九五九年)である程度詳論したことであるから、なおさらそうしたい。

一次ナルシシズム理論によれば、個人は、おのれをめぐる環界とはほとんどあるいは全然何の関係も持たずに生まれる。世界にはまだ一対象しかない。自己というか自我というかエスというか、何といってもよいだろう。またリビドー全部は一つの審級《インスタンツ》に集中している。それとも三審級すべてに割り当てられているのだろうか。生物学的事実から出発しよう。われわれの現知識によれば、胎児は極度に環界依存的存在である。幼児、まして成人の比ではない。その結果、胎児が万事好調で整然と発育するためには、環境が二六時中胎児の欲求をほぼ完全に満たしている必要がある。需要と供給に大較差が生じれば激しい擾乱が生じ、生命の危険さえありうる事態となるだろう。

もし、この生物学的状況を胎児の生におけるリビドー分布すなわち心理的所与の模式図としてよいならば、環界に対する胎児の備給は強烈でなければならないという結論になる。小児よりも、むろん成人よりも強烈でなければならない。この環界は、しかし、おそらく未分化であろう。まず、環界中にまだ対象が一つもない。また、ほとんど無構造である。どこから個体か、境界不鮮明なことも強調しなければならない。環界と個体とは相互に滲透し合い、両者は一種の〝調和渾然体〟(a harmonious mix-up) 中に存在する。この〝調和渾然体〟の好例は海水中の魚である(これはいちばん古型でいちばん広い範囲でみられる象徴だ(——旧石器時代の彫刻にもみられる——訳者)。エラの中の海水、口の中の海水が海の一部か魚の一部かなどと問うのは愚問である。胎児もことは同じである。胎児、羊水、胎盤は、胎児と環界である母親との複雑に入り組み滲透し合った渾然体である。その組織学と生理学が医学部の試験の中でもっとも恐ろしい問題中に算えられるゆえんである。

最後に、われわれと、われわれをめぐる大気との関係が正確に同じパターンであることを想起してもよかろう。われわれは大気を利用する。実際、大気なしでは生きられない。われわれは大気を吸い一部を体内にとり込み、われわれの欲するものを利用する。それから、われわれが厄介払いしたい物質を入れて吐き出す。一向に注意しないでこれだけのこと全部をやる。実際、空気があってくれなくては困るのだが、質と量が十分ある間は全然気にとめない。この種の環界はただ単純に、なければならないもので、しかも存在する限り——たとえば十分な空気をわれわれが得ている限り——その存在を当然のこととし、一箇の対象とはみなさない。すなわち、われわれから分離したものとみなさない。ただ利用するだけである。環界が変われば、たとえば成人の場合、空気の供給に邪魔が入れば、状況は突然変化し、一見備給を受けていないかにみえた環界が非常に大きな重要性を持つようになる。すなわちここで、その潜在的であった真の備給が顕在化する。

水魚の関係同様、われわれと大気の関係にも鮮明な境界線などない。肺の中の空気、胃腸の中の空気がわれわれの一部かどうか、大気とわれわれとの正確な境界線はどこに引かれるか、などは愚問だ。われわれは成人になっても大気と一種のほとんど調和的な相互滲透的渾然体をつくって生存する。この種の関係を思わせる状態が精神分析技法に重要なことを第三部、第四部、第五部で述べよう。

私の理論にしたがえば個体は生物学的にもリビドー的にも環界と強く関係を結んだ状態でこの世に生まれる。出生以前には自己と環界は調和的に〝渾然一体化〟している。事実両者は相互に滲透し合った存在である。すでに述べたように、この世界にはまだ対象はない。あるのはただ、限界のない物質というか広袤というか、そのようなものである。

出生が一つの外傷であるのは、環界を根本的に変えて、この平衡状態をくつがえすからである。この外傷は、さもなくば現実に死が待っているぞと脅かしつつ、新しい適応形式を強いる。この適応から個人と環界との分離がはじまる。少なくともかなり強く速められる。自我を含む各種対象が、物質渾然体から分離する。無限界の広袤の調和が破綻して対象が分離して出現する。物質は対象より友好的だった。対象には堅固な輪廓、明確な境界線がある。これからはこの輪廓を認識してゆかねばならず境界を尊重しなければならない。リビドーは今までのように均一な流れとなってエスから流れ出て環界に至るわけに行かなくなる。成立途上の対象に影響されてリビドーの流れには濃淡が方々に発生する。

環界の一部あるいは何かの対象との関係が発生展開しつつある時、その関係が、その以前に存在した波風一つも立たぬ調和と反対で、この対照性が苦痛な場合、リビドーの自我への退却がありうるし、それをきっかけとして従前存在した最初期段階の〝一体〟感を取り戻す試みが始まることもある。その試みがすでに生起している時――おそらく新しく適応を強制された結果だろうが——は、その発達速度を加速する作用をするだろう。リビドーの、こうして自我に退却した部分は確かにナルシシズム的だろうが、しかし原初に存在した環界への備給に亜《つ》ぐもので、二次的である。したがって、幼児期初期段階に観察されるリビドー備給のありかたには、次の四種類があるといってよかろう。第一は、元来環界に備給されていたものの残渣が対象の成立にともなってその対象に移されたもの。第二は、やはり元来環界に備給されたものの残渣が二次的に欲求不満を宥和するため自我へと退却し、ナルシシズム的、自体愛的備給と化したもの。第三は、自我の二次ナルシシズム的備給がもう一度外にむかって再備給されたもの。以上の三つは、かなりよく研究された備給形式だが、それに加えて第四の形があり、これが成立してはじめて世界のオクノフィリア的構造ならびにフィロバティズム的構造（バリント、一九五九年）の発生展開がありうる。オクノフィリア的世界においては一次備給は——もっとも大量の不安と混合してであるが——成立しつつある対象に膚接している印象がある。「これらの対象なら安全で慰めになる」と感じられるわけだ。一方、対象と対象との間の空隙《スペイス》は自分を脅やかす恐ろしいものである。フィロバティズム的な世界にあっては対象を欠いた広袤（空間のひろがり）が原初の一次備給を受けつづけ、安全友好的なものと体験される。この場合は対象こそいつ裏切るかもしれない危険があるものと感じられる。

　成立しつつある対象に対するオクノフィリア的人間の反応とは、その対象にしがみつき、その対象を内に取り込もうとするものである。それは対象なしでは自分がよるべない、安全を保障されない存在だと感じるからである。外からみれば、オクノフィリア的人間は自分の対象関係にリビドーを過剰に備給する途を選んだ者となる。これと対照的に、フィロバティズム的人間は、みずからの自我機能に過剰備給して、その方向でほとんどあるいはまったく対象の援助なしで独力で自己を維持するための一種の技倆《スキル》を身につけてゆく。オクノフィリアとフィロバティズムとはいずれも基底欠損の例であるだろうが、基底欠損には他の場合もまだまだある。エディプス複合はオクノフィリアを土台として形成される。また創造領域はフィロバティズムを土台として形成されるのであるまいか（第五章参照）。創造の第一歩は、あまりにも粗暴で自らの希みの芽をつみとると思い知った対象から退却して退行方向すなわち人生初期の例の調和渾然体に向かうことと関係があるだろう。その次に、現実の対象よりもよいものを創造しようとする試みとなろう。荒々しさを思い知った現実の対象よりも当たりのおだやかな、理解しやすく美しい対象の創造であり、そして、創造される対象が現実の対象よりも整合的、調和的なことがとくに肝どころである。残念ながら、この試みはいつも成功とは限らない。創造物が、きびしい現実よりも良きものでなくかえってより悪いものであることが実にしばしば起る。

はじめは、対象の大部分がおそらく冷淡なものであろう。欲求の芽を抑えるものでさえあろう。しかし、やがて対象の一部は満足の源泉だと判ってくる。育児があまりの欠陥育児、鈍感育児でさえなければ、環界のところどころは、環界が元来持ち合わせていた一次備給をいくらかなりとも残していようし、そこが私のいう一次対象となり、幼児の一次対象に対する関係や、より長じてからの一次対象由来の対象に対する関係も、それ以外の対象すべてとは違ったより原初的関係となり、そうありつづけるだろう。このような原初対象とは、何よりもまず、自分の母親だが、また、不思議なことに、多くの人々の原初対象にはいわゆる四大すなわち地水火風——もっとも火は他の三者に比べて稀だが——も加わる。四大は古型の母性シンボルである。先まわりになるが、ここで、うまく行っている分析治療のいくつかの段階においては治療者は一箇の原初対象が持つある種の性質を帯びるようになること、いや事実、必然的に帯びざるを得ないことを言っておいても良かろう。この問題には一三章でもう一度触れるし、第四部、第五部でもまた採り上げる予定である。

話を進める前に、ここで土居健郎（一九六二年）の臨床的・言語学的観察に触れたいと思う。土居によれば日本語には「甘える」という単語がある。きわめて手軽な日常語で、自動詞であり、まさに一次愛の意味で「愛されたいと願う、あるいは期待する」ことを指すそうである。「甘える」由来の名詞が「甘え」だが、形容詞の「甘い」は sweet の意味になる。上記の単語は皆ごく普通の単語で「実際日本人はヨーロッパ諸語には『甘える』に相当する単語がないといわれても到底本当にしない。」それだけでなく、日本語には「甘えたい」気持が満たされない場合や抑圧せざるを得ぬ場合に生じるさまざまの気分や態度を叙述する語彙が豊富だという。人間がそういう場合にとる態度は西欧人も全部知っているものばかりだが、西欧では手軽な単語では表現できず、たとえば「思い切り甘えたい気持を出してはいけないと思い、自分の中に精神的苦痛（おそらく自虐的苦痛）を鬱積させたために、口をとがらせて仏頂面をしている」などといった複雑な句を用いなくてはならない。土居は付言して、自分で調べたところでは朝鮮語とアイヌ語には「甘え」に相当する語があり、中国語にもありそうだと述べている。（訳注1）

本論に戻るが、出生後初期の諸段階における排他的二人関係の、それも原始形式のものの維持は、発達途上の幼児の能力の限界ぎりぎりなのが大体ほんとうだろう。第一〇章で論じたとおり、おそらく分裂病はそこまで退行してとどまっているのだろう。私は長年、この原始的二人関係には一つの型しかないと思い込んできた。それは現在私のいうオクノフィリアである。オクノフィリア関係においては、少し前に述べた通り、対象とはそれなしには生きられないほど大切な支えである。対象から分離させられそうな気配が一寸でもあれば強烈な不安が生じる。ここで一番よく使われる防衛はしがみつきである。ところが、対象は一次物質の受けた備給を大量に引き継いでもいる。その結果、対象の重要性は途方もなく大きくなるため、対象への配慮の余裕などなくなり、自分と別個の利害関係など持ってもらっては困る、とにかくそばにいてくれなければ困る、ことになり、事実、対象の存在はいうまでもないものとされる。この型の対象関係より生じる結果には、まず、㈠対象の過大評価がある。この過大評価はナルシシズム的リビドーによる過剰備給のせいでは必ずしもない。次に、㈡本人がその対象から自立するために必要な個人的技倆の発達が多少とも抑止される。

およそ一五年以前から私は対象への原初関係、より正確を期すれば環界への原初関係に第二型があると次第に気付きはじめた。私は仮にそれを〝フィロバティズム〟と名付けた。この場合、対象は冷淡なもの、我関せず焉のもの、いや信頼できない欺される危険性のあるもので避けるに如くはない、とされる。対象回避のためにある種の個人技倆の発達が不可欠となる。これは、対象を欠いた広袤たとえば山岳、砂漠、海洋、大気等――これらはすべて潜在的に一次対象、より正しくは一次物質の部類に入るが、――と調和してその中における移動の自由を確保あるいは再獲得するための個人技倆で、とりもなおさず、それがその者の自我となるが、このことに対応してその人の対象関係は妨げられる。

以上の原始的な形の対象関係の共通項は、そこでは対象がいうまでもないものとされることである。冷淡な対象が存在するとか、対象を協力的パートナーに変えるには〝わがものにする作業〟（work of conquest）をしなければならないとかはまだ念頭に浮かびもしない。この調和的二人関係において自分の願望、関心、要求の所有をゆるされるのは一方だけである。もう一方――とは対象あるいは友好的広袤のことだが――がまったく自動的に同一願望、関心、期待を持つべきなのは論をまたず、わざわざ調べる必要などないとされる。そのため、これを万能感の状態とよくいう。万能感という表現はいくらか見当外れだ。大体この状態には力量感が存在しない。力の必要、努力の必要など感じないのが実状である。万物が現に調和して存在するのだから。

万一主体対象間に何らかの障害や不協和音が発生した時の反応は何であろうか。それは派手で激烈な症状である。

それはきわめて攻撃破壊的過程か、さもなくば深く解体的な過程の存在を推定せしめる態のものである。主体が仮借ないむき出しの攻撃破壊衝動の氾濫の中に没し去ったか、それとも自己《セルフ》を含む世界全体が粉々に砕け散ったかと怪しまれる。しかし、かりにさほど外部から乱されずに調和が維持されさえすれば、反応は結局穏和な、もの静かな、万事よしという感情に終わるので、目だたず、観察しようとしてもむつかしいくらいである。

このひどい差を成人言語で表現すればおおよそ次のようになるだろう。「私は、私にとって重要な万人万物からあらゆる点で愛され介護されなければならない。こちらからの努力や反対給付を求められることは一切抜きで、である。私自身の願望、関心、需要以外は問題にならない。私にとって重要な人物は皆、私と違った願望、関心、需要を抱いてもらっては困る。万一抱いているとしても、私の願望、関心、需要が優先する。なお、そのことが怨みやしこりのもとになるようなことは一切なしである。私の願望に合わせることを私のパートナーは自分の喜び楽しみとしてくれなければならない。そうなってはじめて、私はいい気持になる。嬉しい。しあわせだ。それが最終目的で、そこから先はない。もしこうならなければ私にも恐るべきことだが、世界全体にとっても恐ろしいことになるぞ。」

この段階における主体と対象あるいは広袤間の調和関係持続は空気供給持続と同等に重要なことを念頭に置けば、両者間の調和が乱された時に派手で激烈な攻撃症状が出現することもなるほどと思われる。この一次関係は主体にきわめて重要であるため、主体はこの関係に少しでも外から邪魔が入るのに耐えられない。何であろうと主体の欲求や願望に逆らう事態が発生する時は主体はただ自暴自棄手段に訴える以外に途はない。

この関係に憎悪が入り込むのはどんな具合にだろうか。憎悪は一次愛への無条件依存の延長上にあり、ただ符号が負《マイナス》になっただけの違いである。私がかつて論文「愛と憎しみ」（一九五一年）で指摘したとおり、内面の変化だけでは憎悪への固着からの解放には至って不十分で周囲の協力が不可欠である。外的な事件によってたまたまその人の周囲がちょうどおあつらえむきに変化することもあるにはあるが稀有な場合で、その条件は実にきびしく幅が狭く、実現の確率は実に小さい。周囲がこのきびしく狭い条件に意図的かつ組織的に合わせてくれると期待してよい対人的な場はただ一つ、精神分析の場である。特に「新規蒔き直し《ニュー・ビギニング》」段階である。分析者が患者の原始・非現実の願望に正しい反応法で巧みに対応できれば、それに助けられて患者は自分と自分の対象間の独裁者的不公平性を緩和できる。患者の一次対象依存は、分析過程における新規蒔き直し段階で再演されるが、この不公平性が影をひそめるにつれて、いちじるしく減少しうる。消失することさえある。不公平性が減り、それに応じて依存も少なくなれば、そのための防衛も不要となる。こうなれば憎悪も大方は雲散霧消し、憎悪の消失とともに攻撃破壊への促迫もなくなってゆく。

　私の理論が間違っていなければ、患者にある点以下への退行を認める分析治療では、すべて、以上三型の対象関係全部に遭遇すると覚悟していなければならない。くり返せば、最原始的＝調和的＝相互滲透的渾然体と対象へのオクノフィリア的纒綿と対象なき広袤へのフィロバティズム的選好との三者である。実際は私がこの理論に到達したのは別の径路からで、分析治療実践に際して、この三形式が私への関係においても周囲一般への関係においても観察されたからだ。私の理論構築は臨床観察所見をもとにしている。

　この理論でナルシシズムがどこに位置づけられるか問題であろう。私の見解では、ナルシシズムはすべて、上記の関係のうちもっとも原始的な、調和的＝相互滲透的渾然体に対して二次的である。ナルシシズム発生の直接原因はつねに個体環界間の擾乱にある。この擾乱が欲求不満となり、欲求不満の結果の一つとして、個体は、それまで自己と環界との調和的融合だったものに区別立てをするようになり、個体のエネルギー備給の一部を環界から撤回し、みずからの未熟な発達途上の自我に備給する。

（訳注1） 土居と話したところでは、日本語以外の東洋語の「甘え」については、それぞれの国出身の友人にたずねて知ったものので、「そういうことばがある」というだけで、日本語と同じ含蓄、あるいは活用、あるいは類義語の集団があるという意味ではない、ということである。『甘えの構造』の英訳が出るに及んで「英語でもこういうことばがある」「何語でも……」とそれぞれの国人の言を私も直接にきくが、土居の「甘え」理論は、「甘え」にあたる単語の単なる存否に拠っているのでないことは少し調べられれば自明のことであろう。事実、朝鮮語の「甘え」はほとんど病的な、というかクレイジーな状態と感得される語である（ソウル出身の詩人による）そうであり、「私たちは甘えません」とは台北大学林教授をはじめ私の接した中国人の異口同音にいわれるところである（以上の聞き書きの文責は訳者にある）。日本人の親しい仲の理想像は「居間にズカズカ入っていってその家の冷蔵庫を開けてメシを食ってもゆるされる仲」である。祇園のお茶屋での最高の待遇は「女将の部屋の長火鉢のそばにねそべってお茶漬を出してもらう」ことであった。この「甘えの文化」の精髄はまず絶対に他の東洋国民に理解されない。私の交友体験では、中国人の客もてなしのこころよさは絶妙（一般の日本人には不可能）であるが、不時に居間へ入れば以後（表面はともかく）そもそも文明人とみてもらえないだろうと思われる。しかし、中国人、韓国（朝鮮）人を「水くさい」と考えるのはわれわれが「甘え」を自覚していないからである。数年後に再会した日本人同士はお互いにその間の経歴を述べあってから友情を回復する。中国人、朝鮮人にあっては、十年あわずとも昨日別れたばかりと全く同じく、ただちに「本論」に入ることができる（そもそもお互いに根掘り葉掘り経歴をきかない）。「その後どうしてらした」にはじまる日本人の再会図は彼らにはおそらく「水くさく」映るだろう。（「水くさい」の含蓄も日本語独特だが。）

今後、東洋人とのふれ合いが多くなる（平和友好条約による中国人留学生であれ、東南アジア系亡命者であれ）が、わが国は「はじめて東洋に対して鎖国を解いたのだ」と考えた方がいいだろう。

アイヌ語については、直接のインフォーマントに接しえなかったので、訳者は責任あることを言いえない。

第一三章　成人愛

「ナルシシズムについて」の中でフロイトは「ナルシシズム的対象選択における目的は愛されることであり、満足もそこにある」と述べている（全集、一〇巻、一六五ページ、英訳標準版全集、一四巻、九八ページ）。もとよりこれそのものは非の打ちどころのない一臨床観察所見であるが、しかし、理論的には必然の帰結でない。ナルシシズム的対象選択とは、主体が自己自身あるいは自己自身を代表象する人物あるいはまた自己自身に由来する人物を愛の対象とすることを意味するけれど、このナルシシズム理論から、主体は自分以外の人間によって愛されることを欲するはずだと必然的に結論づけられるわけではない。事態は逆で、主体がみずからのリビドーを外的世界から撤回してしまい――まだ外的世界に備給していない場合でもよいが――自分以外、あるいは自分を代表象する人物以外が一切問題とならなくなれば、残る環界が程度の差はあれ主体に対して冷淡無関心となっても、これは不思議でなかろう。これまた一次ナルシシズム理論に内在する内的矛盾の一例であることは確かだ。

ナルシシズムについての臨床文献――臨床というからにはすべて二次ナルシシズムについてであるが――を通覧すれば、検証容易なすぐれた観察所見がいくつもあっていずれをとっても同じ形なのに、ぶざまに一次ナルシシズムというプロクルステス式寝台に合わせて歪められていることが判る。たとえばアニー・ライヒ Annie Reich 女史は一九五三年に、性器段階以前の性水準における対象はみずからの満足のために〝利己的に〟利用される、対象側の利害は計算に入れられない、と述べた。そして「このような行動を性器段階以前の水準への固着と定義するか、対象関係とするか、ナルシシズム的とするかは用語の問題にすぎない」と言い、さらに「これら発達初期段階の水準では受動的行為の方が、能動的に対象にむかって手をさしのべることよりも多く見られる」(二三―二四ページ)と言い添えている。

一次ナルシシズム理論と、受動的に愛されたい願いや、対象の〝利己的〟利用や、対象の利害を考慮する能力の欠如や、受動的に待ち受ける態度が満足を与えてくれるものへと積極的に手をさしのべる態度よりも優勢であること、などとの間に何かの論理的連関が果してあるのかどうかはかなり疑わしいと私は思う。一次ナルシシズム理論はリビドー一切の自我あるいはエス――あるいは自己《セルフ》――への集中というのだから。

これらの臨床観察所見を性器段階以前の水準への固着とするか対象関係とするかナルシシズムとするかが精神分析理論にとって何の重要性もなく、全部単なる用語問題とされなければならない理由も、私には判らない。「用語の問題だ」という代りに、私は、くり返しになるが、〝スーツケース式理論〟をもてあそんだための当然の帰結と言いたい。スーツケース式理論とは、たとえば一次ナルシシズム理論である。旅立つ前には旅行中に必要なものを決めて、ケースに詰めねばならぬが、ケースにない物が必要と判れば、道中でその物を買う他はない。他にやり方はない。

前述の臨床観察所見は一次愛の理論にぴたりと合う。事実、逆に一次愛の理論からそれらの臨床観察所見の存在を予言できる。これを以って駄目押しの証拠とみていただきたい。〝受身的態度〟や愛されたい欲求は一次愛に対して全体と部分の関係にある。愛の〝利己的〟形態や、対象の利害幸福への顧慮能力欠如なども同様である。何度か指摘済みのように、調和的=相互滲透的渾然体、オクノフィリア、フィロバティズムの原初関係三型においてはいずれも、主体は自己の対象――あるいは環界――をいうまでもないものとすることを認められたいと要請し、対象なり環界の独自の利害はまったく許されず、対象――あるいは環界――はいかなる犠牲を払っても例の調和の維持以外に目を奪われてはならないとされるのではなかったか。

リビドーを動因とする努力の究極目的はすべて原初調和の維持あるいは復元にある。再びアニー・ライヒ女史を引きたい。女史はオーガズムの際の脱我恍惚感《エクスタシー》を描写して「この状態に至ればすでにその女性の個体性は存在を停止したごとくであり、相手の男性と一つに融合したと感じる」（前掲書二七ページ）。女史はこの神秘的合一をフロイトが大洋感情と命名したものに似るものという。「〃自己と一次対象とがつくる世界〃と自己との合流、それは個人と個人とを分つ境界の一時消失だ」（前掲書二七ページ）。この臨床観察所見もまた、これまではバラバラにされて一次ナルシシズムなるスーツケース型理論の中へ詰め込まれていたけれど、一次愛理論の自然の帰結であるのはくり返すまでもなかろう。

この、個人と、環界における最重要部分すなわち愛の対象間の神秘的合一、調和的＝相互滲透的渾然体の復元こそ全人類の願望である。この成就のために、まず冷淡な対象あるいは潜在的・敵対的対象を、私のいう〃わがものにす《ワーク・オヴ》る作業《・コンケスト》〃（一九四八年）を通じて協力的なパートナーに変化させなければならない。それによって、対象は――パートナーとなっているが――短期間ならば一切言挙げしない存在であることを甘受してくれるようになる。すなわちまったく同一の関心だけを持ってくれるようになる。この〃わがものにする〃腕前には大きい個人差がある。そのため、誰もが定期的なオーガズム到達能力を持っているわけではないし、また、調和的パートナーシップを成就できるわけでもない。しかし、なおこれこそが、一次的調和渾然体を再建する最常道であることに変わりはない。

成人の生において、この究極目標に達する途がまだ別に二、三あるが、かなりの技倆と才能を必要とするものばかりである。宗教的脱我恍惚状態と芸術創造における至高の瞬間と、そして、分析治療における一部の退行期がそれである。もっとも分析治療の場合は患者の方が深く味わうはずであろう。以上の状態においては個人は孤立しており、ナルシシズム的撤退ではないかとの印象を与えるが、全部に共通な基本特性として、不調和はすべて払い去られ、ごく短期間ながら個人はくもりなき理解の中で、完全なる調和的＝相互滲透的渾然体において、自己と自己の世界全体との合一を現実・真実に体験しているはずである。

第二部を要約すると

一、フロイトは個体の、その環界とのもっとも原初的な関係についての理論を三つ、いずれも断言的形式で提示している。一次対象関係、一次自体愛、一次ナルシシズムがそれである。これら三理論は相互に矛盾しているが、フロイトには全然そのことをとりあげた文章がない。

二、フロイトは、代りにこれらの三理論を一次ナルシシズムを肯定する形で統一しようとした。自体愛とは一次ナルシシズム期に特徴の欲望満足と規定された。逆に、依託型であろうとナルシシズム型であろうと、対象関係はすべて二次的とされた。この理論構成にはいくつか矛盾が内在するが、フロイトの気付いた矛盾は一つもない。最近になってこの矛盾を指摘したのは、なかんづく、クリスとレーウェンスタインである。この二人はまた新語を提案したが、それらは積年の問題の一部に解を与える一方、別に新しい問題をつくり出すように思われる。

三、一次ナルシシズムの存在肯定のためにフロイトの用いた論拠やフロイト以後の精神分析文献にみられる論拠を再吟味すると、皆が皆、二次ナルシシズムの存在証明の論拠にすぎないことが分かる。ひょっとして二次ナルシシズムだけによっては解明できないかも知れない例外が二つある。分裂病における退行状態と睡眠中における退行状態である。しかしこの二つといえども退行の行き着く先は一次ナルシシズムでなくて、原始的な形だが一種の関係であるまいか。

四、臨床観察所見が一次ナルシシズム理論肯定の確固不動の基盤を提供しえないと思われたため、精神分析理論は一次ナルシシズムの時期を時間軸に沿って前へ溯らせ、ついに胎生期に至った。既存データを詳検すると一次ナルシシズム理論は胎生期の観察と矛盾しないが、必然的帰結とはいえないだろう。私が一次愛の理論を提出するのはいくつかの観察事実とより良く合うように思われるからである。

五、一次愛理論を使えば多数の臨床観察所見をより良く理解し、総合できる。そのこと自体、一次愛理論の有効妥当性を示唆する論拠である。その臨床観察所見は、たとえば分裂病者、アルコール症者、〝ナルシシズム的〟患者の治療体験の際に得られた。なお、精神分析の場において患者が有効な治療関係をつくれるようにと、何人かの専門家が編み出した修正分析技法によって得られたものもある。

六、最後に、ヒトのエロス的生活を吟味すれば一次愛理論の支柱がいっそう補強される。

第三部　深淵と分析者の反応

第一四章　退行と〈患者の中の小児〉

分析者が治療の場において言語的コミュニケーションをはじめ患者の発する各種各様のコミュニケーションに対して寛容な開かれた態度をとるとしよう。この〝寛容政策〟が生む結果はどういうものだろうか？　ありうる結果はいくつか挙げられるが、中でもおそらくもっとも重大な結果はアクティング・アウトの水門を開くことである。アクティング・アウトとはとどのつまりは退行となるものである。行動《アクション》はもちろんのこと、身振り《ジェスチャー》でさえ、言語に較べれば必ず未熟なコミュニケーション形式だから退行なのである。

一つの観方だが、成熟化と文明化の過程とは窮極のところ、同一の観念、効果、メッセージ表現に対する物質量の移動が次第に減少する過程、すなわち筋肉エネルギーが次第に少量で済むようになる過程である。表現活動に関与する筋肉の数が減じ、これに比例して運動の洗練度、精妙さが増すことである。あらゆる骨格筋の中で体積が最小なのはおそらく音声言語活動に関与する筋肉であり、しかもこれがもっとも繊細微妙な筋肉であろう。したがって音声言語活動に関与する筋肉運動はあらゆる筋肉運動中最少量のエネルギーで足りる。しかし、成熟過程とは、それだけではない。小児は（未開人でもよいが）まず行為の代理に叫び声や喚き声を用い、ついで次第に叫び声や喚き声を少なく済ませる法を身につける。すなわち、同一強度の情動をより小容積の物質塊と筋肉エネルギーの使用で表現するすべを学習する。この自己規律と自己訓練には立派な報いがある。意識的、前意識的を問わず、心的生活表現の精妙性

・豊富性増大である。利得は前意識にとどまらず無意識にまで及んでいても不思議ではなく、大いに考えられるところである。それは、フロイトが〝本能の陶冶〟と呼んだ一例である。

分析の場には、ある程度、この成熟化・文明化過程の逆過程を起させるという特性がある。患者は、微妙な陰翳や含蓄を持つ普通の表現を捨てて、自己の思考と感情をむき出しに口に出すやり方を学ぶ。それもしばしば、未開人的強烈さでの表現となる。早晩、患者は、冷静な、距離を置いた事実叙述だけでは不十分で、それに劣らず大切なのは事実にまつわっている情動をも表現せねばならぬことが分ってくる。その次には、患者が声の強さ高さを変え、また身振りを交え体も動かすという順になる。時には情動のなすがままとなり、転移の中でアクティング・アウトを行なう。転移の中で、とは精神分析の場において言うことである。

以上全体が結局、必ず治療者患者双方を巻き込む退行傾向に道を開く。その上でどうなるかは、分析者の反応次第である。むろん、分析者なら誰でも、患者がアクティング・アウトをとおしてこちらに伝達しようとする内容の理解を試みるだろう。しかしアクティング・アウトをどうにかしようとするためには、分析者は何かの方法で自分の理解したところを伝達しなければならない。これは、それを表現しなければならないということだ。しかし、分析者が患者の〝アクティング・アウト〟〝挙措《ビヘヴィング》〟〝反復〟に対して示す自分なりの理解の仕方、あるいは（私の好みの言い方では）分析者の習慣的反応の仕方には非常に個人差があって、それが整合的であろうとなかろうとすべて、分析者の診察室《オフィス》の〝雰囲気《アトモスフィア》〟を左右するのは相当程度どころではないだろう。

分析者の整合的〝反応〟の生み出す雰囲気を叙述した分析者は、いうまでもなくフロイトが第一号で、フロイトはこれを磨きぬかれた鏡への反映になぞらえた。これを、文字通りに取れば、分析者が分析作業の中に異質の材料は一切持ち込まず、ひたすら患者の発するものを歪みなく映し出すことである。そういうことが可能なのはただ、患者の提出する題材がほとんど全部もっぱら言葉から成る場合である。（これまではっきりこう言った人はなかった。）より厳格には、分析者側もまた、もっぱら言葉のみによって分析の場を創出する場合に限られる。患者の言葉であると分析者の言葉であるとを問わず、言葉はすべて通常の成人の用法で語られ理解される。果してフロイトの公刊した症例報告の中に患者の提出した非言語的素材の解釈は一箇所も発見しえなかった。すでに一八九五年の『ヒステリー研究』の中で非言語的な現象を観察・記録しているのに——。フロイトがこの制約を自らに課した理由は、自己の臨床に関するフロイトの報告が苛烈なまでに正確であることを知ればおのずと明らかになろうと思う。鏡は映像を映すが、映像の質を変えない。おなじく、言葉を映せばやはり言葉になるだろう。しかし非言語的素材を言葉に飜訳するようなことは、この鏡映的分析作業の範囲を越えた仕事であろうと思われる。

われわれは徐々に、相手とする患者の言語的素材だけでなく、私が〝雰囲気〟と呼ぶものを理解し活用するすべを学んできた。〝雰囲気〟は一部は言葉によって生まれるが、一部はまた患者の言語使用のマナー、そしてまた一部は分析の場における〝アクティング・アウト〟〝挙措〟〝反復〟全体から生まれる。最後に挙げた三つは、さきに述べたように、つねに退行という一面を持っている。

このことは臨床的には退行の存在を示唆する現象がいかなる分析治療においても隠顕するだろうことを意味する。しかし、退行を示唆する現象の頻度と意味と重要性については分析者ごとに大きく意見が分れる。退行を示唆する現象生起への患者と分析者との寄与の比率如何についても意見はまちまちである。患者側の寄与は患者の人格や病気の性質と程度如何であり、治療者側の寄与は、治療者のとる具体的技法如何である。私の見解では、退行現象を生起させる力は患者分析者双方が拋出し合うが、双方の絡み合いのためどちらがどれだけ生起させているかは明らかにし難い。もっぱら一方の拋出分だけを抜き出して叙述しようとするのは全部、始めから誤りだろう。しかしこの陥し穴が判っていても、叙述はやはり、すべて叙述者の個人的偏見、とくに叙述する者の普段の治療体験——記述者のとるあれこれの技法によって治療体験内容が（少なくとも部分的には）決まる——の色を帯びる。私の叙述もこの法則の例外ではないだろう。

むろん、どちらの拠出分も治療中には全面的には言語化されない。学問的討論の際にも言語化されないだろう。もっとも、天秤にかければ、秤ははっきりいっぽうに傾く。全体的には、患者の方が自分の非言語的寄与を、自分の退行しがちな性癖も含め、次第に言語化させられるものであり、とにかく、言語化によって患者は〝反復を想起に変える〟。しかし分析者の方は通例、言語化せよという圧力を受けない。分析者は自分の専門職的行動、すなわち自分の技法の具体的細部を非常によく標準化されていると思い、その結果、分析者は自分には〝自然な〟、まともな、そのうえ学問的に正しいものに見え、その挙句〝正常な〟（すなわち円滑に進行する）症例においては、治療の場における自分の慣習化した行動をわざわざ言語化して自分の〝反復を想起に変える〟必要を感じなくなるだろう。したがってこちらの方をくまなく調査するべきだろう。この方策は色々な観点からみて正当で現実に即している。心理エネルギーをもっとも浪費しない一事からだけでもそれは言える。分析者は動揺せずに済む。過去にも、すなわち自分の教育分析中にも自分の行動は同じようにくまなく調査され合格したことを想起すればよかろう。こうして分析者は古典的技法こそすなわち〝適切〟な技法だという考えに到達したのだった。

あと少しばかり、同じ例に即してゆきたい。まず、患者の拠出分から始めよう。退行といっても患者ごとに相当差がある。全部を眺めわたせば二つの極限型を見分けられよう。むろん間に多くの中間段階がある。一極は、エディプス水準以下には余り退行せずに治療の成功が達成される型である。他極は、ごく一時の成果だけがみられる型である。現実的な安定した成功とはとても言えず、単に短命な転移性改善というものである。真の治療成功は一時期退行してはじめて生じる。退行期間の長短はまちまちだが、エディプス期に属する周知の退行現象より必ず原始的性質の退行である。(注1)

さて分析家側の反応に戻ろう。いま言ったとおりそれは〃雰囲気〃醸成のために分析者が行なう大切な仕事である。いろいろ違う反応がありうると思うが、それをみる良い例は、患者の分析時間延長の申し出に対する分析者の反応である。伝統的には時間は五〇分で、(注2)原則として分析者は次の分析まで五分ないし一〇分休憩をとる。患者の求めに応じて時には五分から一〇分の延長を許容するのは、原理的に許されないのか、許されるのか。患者が五分から一〇分遅れたとしたらその分の延長はゆるされるのか。次の患者がすでに来て待っているかも知れず、この患者のあと、一人分の分析時間が空いているかも知れない。また患者が理由はともかくそれを知っているかも知れないし、知らないかも知れない。こういう外的事情は分析者の自由裁量性を制限するが、その事実はかりに無視して、分析者は果して分析時間の延長に同意すべきかどうか、もし同意してよいとしても、その可否決定の規準に何を用いるべきか？

同じ問題だが、もっと難題がある。患者が週末に特別の時間をとって欲しいとか、一日の仕事が終わったあとで会ってほしいとか、休日に時間をつくってほしいとか言い出す場合である。分析者がどう反応しようとも反応によって分析治療に一種の〃雰囲気〃が生まれる。この雰囲気発生の責任は患者のみならず分析者にもある。これは反論の余地のない事実と思う。アンナ・フロイトの患者でよく引用される例に、どんな時間だろうが、週末でさえ分析者の自宅のベルを鳴らすことを認められていた人がいる。この患者の存在は、ある種の退行傾向、ないし行動化の受容と是認が〃古典的〃技法と全然相容れないわけでない証明である。それは変更できないパラメーターではないわけだ。

ここまでの例は、ある患者の退行したアクティング・アウトに対する分析者の反応の例としてはあまり微妙でない例である。私の選んだ理由は構造が単純で論じやすいからである。ここに提出するのはむつかしいが、むろん、患者の微妙な退行形態に対する分析者の反応にも無数の仕方がある。極端にいえば、分析者の反応がそっけない無視だったり、不承知だという断りのこともあろう。ちょっと困ったなあというサインをみせるだけのことも多分あるだろう。分析者がアクティング・アウトを許容する一方、間髪を容れず、正確で間合いのよい解釈を与え、それによって逆に患者の分析者言語の理解がいくらかでも前進し、その結果、アクティング・アウトはこれを限りに抑止されるかも知れない。分析者が一種の安全弁と考えて同情的に認めるかも知れない。分析者は当然のように冷静に処理して、言語による別の（自由連想などの）伝達形式以上——というか以下——に特に解釈（アクティング・アウトへの干渉である）の必要を感じないかも知れない。アクティング・アウトと言語による自由連想とが治療者宛の通信として同じ受け取り方をされている場合は明らかに最後の例だけに限られる。

分析者が、自分の患者の退行欲求を、どこからみても全く非現実的だがしかし理解可能なコミュニケーション——つまり幻想——と受け取るだけのこともあるだろう。結果的に分析者の反応はそのような欲求の充足肯定は分析の場と両立しないという意味《サイン》を陰に陽に送るものとなろう。分析の場の枠内でならゆるされるとして受容するという少し違ったやり方もあるだろう。また、退行欲求の一部は、全く正当として受容するだけでなく、分析の場と両立する限り充足を肯定することもありえなくはない。さきに引いたアンナ・フロイトの症例ではそうだった。

むろん、以上の反応はすべてそれぞれ違った形で治療の雰囲気に影響する。ある反応は退行への道を大きく開くだろう。ある反応は細目にひらくだけだろう。ある反応は退行を予防しようとするだろう。つまり、分析治療中の退行は患者次第だけでなく、治療者次第でもある。第一六章から第一八章にかけて私は一部の〝標準化された〟反応とその帰結を改めて巨細に吟味するつもりである。しかしその前にエディプス水準より以下に退行した場合の必然的帰結を述べたいと思う。

いまみたとおり、分析の場の設定条件の影響をうけて、患者は例外なくすべて、ある点まで退行する。子供っぽくなり、治療者との関係がその中に登場する原始的で強烈な情動体験を味わう。これらはすべて、一般に転移と呼ばれているものの一部で、分析治療につきもののことはいうまでもない。

この強烈な情動によって分析者患者関係に奇妙な不平等が生まれる。「分析者は力にあふれた、なくてはならぬ重要人物だという感情が患者に生じる。」しかし、この感情は患者の期待、希望、欲求を肯定充足する(逆に欲求不満に終わらせる、でもよいが)能力と志向を持つという限りにおいてである。その枠外における日常人、現実人としての分析者は存在しないも同然である。むろん患者は自分の分析者についてありとあらゆる想像を逞しくするが、それは、原則として分析者の現実の生活や人格にあまり関係しない。それより患者の内的世界に関係した想像である。自らを分析者に比べてみる時、患者はふつう、自分が重要性の乏しい弱者であることを味わされる。けれども患者にとって大事なのは自分だけである。それも途方もなく大事なのだ。退行患者からすれば、重視されるべきはもっぱら患者の願望、衝動、欲求であり、二六時中注目の焦点は患者の利害のみに結ばるべきなのである。

このパターンはすべての患者にあてはまる。例外はない。もっとも強度や持続性は患者毎に違う。ある点で止まる者もいる。そういう症例は、治療過程を導入すれば、再調整をする力が充分あり、少し待てば患者は自力で原始的二人関係を脱して治癒する。しかしそれ以外の患者はこれだけの過程で済まない。

第一部で私は多少長いスペースを割いてこの過程が治療者側からはどのように見えるかを展望したので、ここではそのうちのとくに重要な場合だけを枚挙するに止めたい。まず、ことばが分析者患者間の合意にもとづくコミュニケーション手段としては信頼できないものになる。とくに解釈を、患者は敵意と攻撃のサインか愛着のサインかいずれかに体験しがちとなる。患者は自分の分析者に関する知識を過剰に持ちはじめる。患者は自分の気分よりも分析者の気分の方をより多く意識する。これと平行して、患者の関心は目に見えて、はじめ分析治療に自分を走らせた自分自身の問題と苦痛から次第に離れてゆき、段々、分析者がこういう気分になっているのはなぜか、こう言い、ああするのはなぜか、と分析者の〃真の〃動機なるものの探究に没頭しはじめる。これが全体として相当量のリビドーを吸収する。この状態の患者が軽快をあまり望まず、自分の願望をかなり失い、自己を変える力さえかなり失っているように見えるのはおそらくそのためだろう。これと平行して、患者が分析者に寄せる期待は現実に可能な範囲をこえて途方もなく膨脹する。同情されたい、理解されたい、注目されたい、ちょっとした贈物などの好意のサインが欲しい、などプラス方向の期待もあり、烈しく攻撃されないか、仮借なく報復されないか、氷のように冷酷にあしらわれないか、極端な残虐行為をされないか、などマイナス方向の予期もある。この状況を一文に要約すれば、過去は患者にとって全く意味を喪失し分析下にある現在だけが大切だ、となろう。

慣例の分析用語によればこういう事態を全部、〃転移神経症あるいは転移性恋愛が激症化して治療の場を完全に支配し、その強烈さのために通常の解釈を絶した状態〃と叙述するだろう。分析者の中には、この成行きの原因は患者の偏執症的被害的幻想が転移に侵入したためと考える者もあろう。そんな言い方では弱すぎ、真の核心をとらえていない、というのが私の意見である(一九五八年)。

周知のごとくわれわれ分析者のもっとも腕の立ち経験を積んだ者でもある種の患者に時には手こずる。失敗もないではない。不愉快でもこの法則に例外のないことを認めざるをえない。私のいいたいのは、手こずり失敗するのは、圧倒的大部分がいま述べた症状の患者の治療の際に起ることだ。そういう患者は通常「擾乱の深部に及んだ」とか「分裂《スプリッティング》の深刻な」とか「重篤な分裂病質か偏執症」「ナルシシズムに深刻な傷を受けた」とか「余りに脆弱あるいは未熟な自我の持主」等々の刻印を付される。これらの言葉はすべて、その患者の障害の根が、われわれの扱う並みの患者でふつう問題になるエディプス水準より先の深いところにあることを示唆している。
このたぐいの患者の治療上逢着する困難の一部でも、その理解をより良くしようとして、第一部で人の心《マインド》――といっても自我部分限りだろうが――をエディプス複合領域、基底欠損領域、創造領域の三領域に分けた。いずれの領域もその中で働く心的な力の形態と心的過程の水準はその領域固有のもので、その領域の特徴となる。以下に手短かにくり返す。――

エディプス複合領域特有の構造は主体と二対象より成る三角関係で、領域特有の力は葛藤に発する力であり、心的過程の水準は慣用の成人言語に対応し、これでもって適切に表現可能である。

基底欠損領域で優勢な構造は成人間よりも原始的な排他的二人関係である。心的な力の形態は葛藤によらない。力の形態については第四部、第五部で論じる予定だが、この水準で働く力はある条件下で嗜癖類似状態を生み出すため、精神分析の文献では習慣的に〝貪欲《グリード》〟といわれていることは言っておいてよかろう。心的過程の水準は――特に治療の場で顕在化する水準は――〝エディプス以前〟〝性器段階以前〟〝言語以前〟などと命名されている。第四章ではこれらの語では誤解をまねきがちなわけをくわしく論じて基底欠損水準という名称を提案する理由を述べた。

最後は創造領域で、特徴は外的対象欠如である。われわれの使う分析法は、転移にもとづくので、主体の他すくなくとも一箇の外的対象の存在がなければならず、したがって創造領域で働くものには、力の形態にも心的過程水準にも、直接到達できない。しかし、この領域で生起する過程は、たとえば沈黙患者の問題など、技法上もきわめて重要である。

したがって心《マインド》内部で働く治療過程におのおの独立の三組を考えねばならないだろう。治療者側も、心の各領域を動かす任務をもつ独立の治療手段を三組必要とすると考えねばならないだろう。さらに、分析の場は本質的に二人関係で、エディプス水準のものと比べて明白に多くの原始的性質を帯びるから、われわれの、基底水準領域に関する理論的知識も、基底水準で遭遇する問題の処理技法も、他の二領域に対するものより格段に発達し、しっかりした基礎をもつと考えられてよいはずである。

もちろん、事実は正に逆である。われわれの理論全体がエディプス水準に属する心的構造と過程に関するものである。あらゆる分析技法のうちもっとも完成された基礎を持つ〝古典的〟分析技法は何らかの葛藤を活動力とする力動構造をもち通常言語で難なく表現できる問題、すなわちエディプス領域問題をもっぱら扱う技法である。

エディプス領域に由来する技法問題と基底欠損領域に由来する技法問題との差の本質を示そう。そのために退行現象を今までと違った角度から眺めよう。分析治療中のある時点で患者が分析者に協力したがらなくなる事実は、臨床的にきわめて古くから観察されている。これは自己変化拒否の形をとることもあり、逆境受容力と緊張増大耐容力の全的欠如の形をとることもある。非協力期が短期間であれば、一過性の抵抗あるいは〝分裂《スプリッティング》〟によるとされ、持続すれば、有力な分裂病質的偏執症機制のためとされる。別の解釈法によれば、これらの状態は、母親と後年母親を代表象する者に対する解消不能の鬱憤、すなわち患者が当然与えられるべき愛情、同情、理解を貰えなかったという鬱憤にもとづくとされる。

どんな患者の心中にも治療者への協力を望まぬ箇所があることに反対する者はいなかったが、ある患者が特定の分析の場の特定時点でどの程度治療協力を行なうかを決定する因子を論じたものも今日までないに等しかった。重症退行患者は、たとえば精神分析の「基本原則」に従わねばならないことを理解できないらしく見える。そのような場合に、患者が精神分析に助けを求めた元来の苦痛が何だったかを思い出してもらおうとしても実際は無駄だ。患者はひたすら分析者と自分との関係に没頭し、その関係から肯定充足が得られるのか欲求不満しか返ってこないのか、ばかり考えているからである。分析治療続行の意義がまったくないかに見える状態だ。患者のリビドーのほとんど全部を吸収しているこの種の転移が、明確に三角関係である〝正常な〟エディプス転移とは反対に、排他的二人関係の構造を持つと判れば、それを診断上患者が基底欠損領域に達した徴候の一つと認めてよい。

ここからわれわれの主題に直接つながる。どうすれば患者の中の非協力部分を転じて協力させるか、すなわち精神分析による援助を受容させるかの問題である。私のいう意味は抵抗の解消と違う。抵抗とは葛藤であり、その解消ならばエディプス水準のことだ。〝分裂《スプリット》したもの〟の取消しとも違う。私のいわんとする意味は、患者の、現実を受容し現実の中で生きたい気持を刺激する、あるいはそういう気持を新たに創造するというに近い。これは、患者の鬱憤と生気喪失、すなわち転移神経症の中で執拗、無遠慮、無作法、あらさがし、敏感、貪欲、極端な依存などの形となって現われているものを減少させる意義がある。

私が基底欠損を仮定したのは、まったく今までと違ったこの臨床感覚の説明をつけようとしてだった。基底欠損はコンプレックスでも葛藤でも分裂でもない。人格基底構造における一欠損であって、むしろ欠陥・瘢痕に近い。もちろん患者の大部分には自分の鬱憤と生気喪失と依存性の原因が判らない。自分の中の欠損あるいは欠陥が何か判っていない。けれども、一部の患者はそれを、その反対物を述べて表現できる。自分のパートナーが完全な人物であるとか、自分が環界全体と完全な調和にあるとか、完全な波一つ立たない幸福にあるとか、自分と自分の世界に完全に満足している、という幻想を述べるのである。しかし、もっともよくみられる形は、患者が、自分は捨てられた、世界の中で何も意味がない――自分の中から取り去られあるいは元来自分に与えられなかった何かが自分に還ってくれば別だが――、などとくどくどいうが、その何かとは、普通、当面手の届かぬものである。重症例では自分の失ったものが完全に復元されぬ限り人生は生きるに値いしないなどといい、実際そのことばが真実のように行動する。

この種の雰囲気の解説のために、ある女性患者が一夜のうちにみた二つの夢を述べたい。(注3)第一の夢とは、その女性が森の中を歩いていると、突然肉色をした大きな鳥がさっと舞い降りて、彼女を乱暴につつき、額に大きなつつき傷をつくった。患者は気が遠くなり、ついに意識を失って倒れる。何よりも恐ろしいのは鳥がふり返って彼女を見たりしないことだった。鳥は自分の行為を全然気にかけていないようだった。第二の夢とは、それから患者がある部屋に移り、友だちが何人もいて、患者がいつもいっしょに遊ぶゲームをしていた。友だちは誰一人患者に気づかなかった。おそろしいのは自分がいつもひとりぼっちなことだった。鳥が首をめぐらせて自分を振り返ってくれなかったことが頭にこびりついて離れなかったからである。分析のある特定の時期にはこのパターンの夢がよく報告されると付言しよう。

また別のパターンもある。患者は自分も協力の手をさし出さなければならないのは判っているが、少しでも手を出すためには、まず病気がよくなっているか、治っていなくてはならない、と無限に繰り言を言う。しかし同時に患者は現実状況をはっきり意識している。つまり自分が協力しなければ、病気の軽快が不可能なことを知っている。しかし、この洞察は患者の絶望を深める一方である。患者の誠実な確信にもとづいて起るこの悪循環は、間違っていたものが正しいものに置き替えられるか、かつて持っていてその後喪失したものを取り戻すまで続く。

知的に悪ずれした患者——分析者もだが——は、間違ったものあるいは失って取り戻せないものを、ペニスです、乳房です、という。ふつう、魔術的性質を帯びて感じられるペニスや乳房のことだ。また、ペニス羨望です、乳房羨望です、去勢恐怖です、という。ジョウンズ(一九二七年)の性欲奪取(aphanisis)もこの部類に入る。メラニー・クライン(一九五七年)の生得的嫉妬羨望という観念も同じである。しかし、ほとんどどの症例でも、こういうことは皆、もし失ったものが復元されない限り自分は決して満足しないだろう、発狂や死の方がましだ、という消しがたく抗いがたい感情ときりはなせない。

分析の場で観察される退行現象はすべて、何とも原始的な感じで、幼児期初期の行動を思わせる。神経症・精神病はすべて必ずどこか幼児的な面を持っており、精神療法者はつねに〝自分の患者の中にいる子供〟に何らかの方法で対処しなければならない――、この命題を支持する強力な論拠である。

〝われわれの患者の中の子供〟がエディプス葛藤の年齢である時の困難も相当大きいことは知られている。しかし基底欠損の年齢にある〝われわれの患者の中の子供〟と成人とを距てる深淵はエディプス水準で遭遇するいかなるものよりもはるかに深く広い。エディプス水準では結局、双方とも合意にもとづく通常言語を用いるのに対して、基底欠損の年齢にある者は、文字通り真の〝幼児〟で全然成人言語を話せない。しかし、治療を放棄すれば別だが、困難が増大しても、なお分析者患者を距てる深淵に架橋せねばならない。けれども基底欠損年齢の〝患者の中の子供〟が自力でこの深淵に架橋できないことはわきまえていなければならない。この深淵にどうしたら架橋できるかは技法上の大問題である。この仕事のどの部分を分析者がやり、どの部分を患者にゆだねるべきだろうか？

ありうべき誤解を避けるために、基底欠損水準まで退行した患者を相手にする時直面する技法問題はまだ論じていないことを言っておきたい。基底欠損はいわゆる〝深い〟退行の一型にすぎないかも知れない。いわゆる〝分裂病質者〟でなく真の分裂病患者をもっと詳細に精神分析的に調べれば、基底欠損と〝分裂病性〟退行の区別点が現われるかも知れない。

もちろん、分析者はとうにさきの二つの技法問題、すなわちわれわれ成人と〝患者の中の子供〟とをへだてる深淵の架橋作業、および患者の現実受容力・共同治療作業力の欠如という二問題を認識し、これに対処する各種方法を開発してきた。この主題の文献において強調不足なのは、とくに退行が基底欠損水準に達した時に、退行患者と治療者とをへだてる深淵の架橋を試みる治療者を襲ういくつかの危険の存在である。危険の原因がすべて、基底欠損領域内の現象に対する治療者の反応にあることも強調されていない。

予定では第一五章で分析の場に対する言語の影響一般を論じ、第一六章から第一八章までを、退行患者に対する〝標準化された〟反応とその帰結の叙述に宛てたい。ついで第四部、第五部において退行患者を相手とした私の臨床経験を論じ、そういう治療の場に有効なことを私が知った技法を併せ論じたい。

（注1）この相違に対する理論的説明の一つに外傷の観念を用いうると思う。それに従えば、個人は程度の差はあれある時点まで正常に発達し、そこで何かの外傷をこうむる。外傷を受けた時点以後の発達はその特定の外傷、すなわちその人の基底欠損、の影響力に拮抗しようとしてその時点で発達させた方法によって根本的に影響される。もちろん外傷そのものは必ずしも単一事件でない。一般には反対で、個人とその環界との間の苦痛な誤解——〝適合《フィット》〟の欠如——が原因となって生じる、ある持続期間を持った対人的な場である。原則として個人とは小児、環界とは小児と関係する成人の世界である。

たしかに、一般に〝適合〟が欠如しているといっても、一人あるいは二人以上の成人が小児の側に立ってくれる場合もあるにはあるけれど、大概は未熟で脆弱な個体が自力で外傷的な場に対処しなければならない。まったく助けが来ないか、来ても誤解の延長線上をほとんど出ず、小児の役に立たない。

こうして、小児は外傷に対処すべく余儀なく自己流の方法を使用するが、この方法は、小児が絶望の中でつかんだものか、さもなくば、理解など抜きで大人が小児に投げてよこしたものである。善意の大人かも知れないが、無関心な大人でもありうるし、なげやりな大人、心ない大人、敵意を持った大人のこともありうる。少し前で述べたように、小児の以後の発達は、いくつかの面では助けになっても必ず高くつき、何よりもまず、自然な発達とは異質なこの方法によっていわば筋書が書かれる。いずれにせよ限界づけられる。しかもこの方法は小児の自我構造の中に基底欠損としてとり込まれ、この方法以上のものやこの方法と逆のものは小児に恐怖すべきもの、どちらかといえば不可能な提案として衝撃を起すだろう。

とすれば分析治療の仕事は、再適応への道をふさぐ、〝固着〟といわれる恐怖を処理して、患者が潜在能力を拡大し自己の困難に対処する新方法発展の方途を開くことにある。試みの成否は、もちろん、発達のどの時点で外傷が小児を襲ったか、当時選んだ方法が〃性器愛〃の発達とどこまで両立しうるか否かにもよる。一部の症例では、外傷以前の時期にまで溯ることが明らかに必要である。患者が外傷自身を再体験し〃固着〃したリビドーに動員をかけて、外傷をめぐる種々の問題に対処する新方策を発見するためである。もし外傷が発達の比較的後期に生起したものならば、治療的溯及の到達点はエディプス水準の領域内にすでに入っており、それ以上の退行は不必要だろう。また分析の場でそれ以上の退行がみられることはなお稀だろう。逆に、外傷がエディプス領域より下位の地点で患者を襲っているならば多分、相当の退行が生じねばならないし、また実際にみられるだろう。

（注2）　精神分析の患者をとりはじめた時は一九二〇年代初期で、普通五十五分だった。

（注3）　この臨床例は妻に負うものである。

第一五章　育児と分析治療とにおける言語問題

退行患者に対して分析者が反応してゆく場合の媒体にも分析者は自分の慣用言語を用いるが、それが困難のもっとも一般的な原因であるという認識はいつも明確とは限らない。これはもちろん、分析の場における言語問題の一特殊例にすぎない。英米人が英語を話す患者を英語で分析する際に患者分析者と相互が話で通じるだろうことは問題ない。分析者が用いる語彙、成句、常套句を患者毎に少しずつ変更することはあってよく、またこの〝方言〟はたいてい相互理解が可能である。反対にフランス人やドイツ人には決して理解可能でないだろう。まず翻訳の要がある。

英語、ドイツ語、フランス語のどれが高級でどれが高級でないという意味でないことはいうまでもない。ただそれらが違った言語だという意味だけだが、相違の原因は歴史的なもので、イギリス人、フランス人、ドイツ人は幼時の言語形成段階でそれぞれ親から違った言語を学んでいる。

大ざっぱにみれば、たいていの事物、対象、関係、情動などはどの言語を用いても同じ程度十分に表現できる。私は〝たいてい〟というところに力点を置きたい。というのは、一部はそうでないことを言い添えたいからである。これはとくに情動が強く荷電されたコミュニケーションの場合に該当する。好例は抒情詩であり歌詞である。こういうものの翻訳はほとんど不可能である。周知のようにオペラは原語で唱われるのがふつうだ。この困難を私好みに説明すれば、語はそれぞれ言語ごとに違う〝連想の雲〟に包まれている、いや同一言語でも人間関係が違えば違うと考える。明白な例には種々の職業や専門家の用いるほとんど余人の窺い知れない言語がある。同じ学園に学ぶ者や軍の同じ部隊員やある刑務所にいる者、そして同じ分析研究所で訓練を受けた者が用いる隠語《スラング》も同じ好例である。説得力ある例としては他に、正確な定義の発見難があり、心理学に著しい。正確な定義とは語から好ましくない連想をすべて剝ぎ取ることだが滅多に成功しない仕事である。

経験によって証明されるように、すべての子供、すべての患者、すべての分析家志願者はどんな言語でも習得できる潜在能力がある。どの言語を実際に学ぶことになるかはその両親次第、治療者次第、教育分析医次第である。もっとも学ぶ側は選べない。実際学ぶ側に選択の余地はない。自分をとりまく環界の使う言語を学ぶ他はない。

これは精神分析には実践上理論上ともに最高の重要事実である。患者は（分析家志願者も）分析者の言語を学ばねばならず、実際学ぶ。逆に分析者がたえず自分の患者すべてからも学んでいることも確かである。もっとも、この学習は、大変重要ではあっても、柔軟な親が自分の子供からことばを学ぶのに比すべく、ごく限られている。合算すれば親が子供から大量に学んでいるとしても、たとえば親がイギリス人なら、学ぶ言語も英語であり、ハンガリー語や中国語では決してない。子供がすらすら表現できるのは、親が日常体験する感情、思考、体験だけであろう。そして英語が表現をたすけてくれるものに限られる。英語には該当する表現のない感情、思考、体験でハンガリーや中国の子供がその母国語で簡単に表現しているものがあっても、イギリスの子供にはそれを表現できない。逆もまた真である。

あえていうが、この単純な事実は、われわれが理論的考察をする際、組織的に抑圧されてきた。われわれは通例、患者の連想内容を分析者の考えの正しい証明として列挙する。しかしいつも見落してならないのは患者の第一の願いが理解されることにあることで、そのため患者は分析者に理解できる言語すなわち分析者個人の言語の方言のどれか一つを話さざるを得ない。さらに、イギリスの親は自分の子供に英語で話すのが賢明なことは決してとりたてて問題にされないように、どの分析者も患者と話す時自動的に自分個人の——あるいは集団の——言語を用いている。分析者にとってはごくごく自然なことだ。

こうしてどの分析者も一種の分析言語を発達させている。この言語は、基本構造は同一だが、豊富さ、正確さ、表現性、表現効率の増大をめざし、とくに、すでにそのことばを学んだ人なら誰にもやさしく判ることをめざして変化成長する。一方、別の人には耳馴れぬ苛々することばである。しかし人々が話し理解してもそれだけでは普遍言語の地位に就けないことを忘れてはならない。いかに使用者たちがそう望んでも、である。

これを不可避の事実と受諾するならば、われわれにできることは何だろうか。われわれの理論からすれば、厄介なプログラムとなるというのが答だ。第一に、われわれは精神分析言語ごとに一箇の辞典と一箇の文法を使わねばならない。これは単語と、単語相互の結合可能性の種々相をできるだけ完全に収集するものとする。第二にこれらの辞典、文法を比較してみよう。どの言語にも翻訳不能の語句が多数存在し、文法構造もその言語固有と判るだろう。第三に、種々の分析言語を比較してどの言語がどの表現態様により適するかを調べることが可能である。もっとも、きわめて重要な研究とはいえ、第一と第二の事業がある段階に達しないと着手できない。

さらに、単語はすべて、おのおの固有の連想の雲を持っている。あるものは瀰漫的、あるものは凝縮的、あるものは漠然とし拡散し流動的な雲である。またあるものはかなり固く、固体といってよいほどだ。しかしすべてきわめて個性的である。二ヵ国語間において全く相同の単語対の発見はまず不可能である。対応欠如性はいくらでも例がある。私のいわんとすることを示すために精神分析用語をいくつかとりあげよう。ドイツ語の Besetzung（日本語は〝備給〟ふつうの意味では派兵駐屯）は英語では occupation, charge, cathexis となる。ドイツ語の Lust, Unlust（いちおう〝快〟〝不快〟）は英語に全く翻訳不能である。pleasure では意味が全然違い、unpleasure はぶざまな新造語である。pleasurable, unpleasurable という形容詞もぶざまである。ドイツ語の Angst（いちおう〝不安〟）は fear をも anxiety をも panic をも意味する。以上の英単語はまたおのおの独自の連想の雲を持ち、おのおのドイツ語 Angst と大幅に違う。逆に英語の sentiment は同義語のドイツ語がなく、英語の depressed はドイツ語の depri-miert と明らかに相当違う意味をもつ。英語の skill と thrill は私の知るヨーロッパ語のどれにも真の対応語を欠く。(訳注1) 重要なのはドイツ人が mind（いちおう〝心〟）なることばを持たないことである。イギリス人は、牧師なら格別「君は〝soul〟（霊魂）を持っている」といわれると落着かない気持になる。英語では精神病を diseaes of the mind すなわち〝mind〟の病気というが、ドイツ語でこれに当たる Geisteskrankheiten は spirit（いちおう精神、精霊）の病気を意味する。

Selbstgefühl（自己感情）、Selbstbewußt（自意識的）はドイツ語ならまったく単純な概念だが、英語に対応語がない。両国語の連想の雲が大幅に違うからである。selbstbewußt とは、自己の個人的特質を意識して現実主義的におのれの能力を恃む人を指すことばである。文字上はこれに対応する英語 self-conscious の意味は正反対である。Selbstgefühl は文字通りには feeling of oneself だが、連想の雲にプラスの意味を帯びさせる力があるために、pride（自恃）、manliness（男らしさ）、dignity（威信）、confidence（自信）の意味を持つ。分析理論ではこれを self-esteem（自己評価）と訳すが、esteem ということばを包む連想の雲が感情を意味する Gefühl を包む連想の雲と全然違うために意味がかなりずれる。

以上は英独両語の対応例ばかりだが、むろんどの二カ国語間にも同一の問題がある。いかなる二学派の分析言語間も同じである。

幸か不幸か自由連想では裸の単語だけが重要ではない。とくに重要なのは単語のもつ連想の雲全体である。よい例が上述の技法用語である。フロイトも英語を使っては Besetzung（備給）の理論を決して展開しえなかっただろう。フロイトの言いたいことを表現する語がないからである。周知のごとく、この空白を埋める手段に〝cathexis〟なる語がもち出されたが、この語が生きたことばとなるかどうかは心もとない。Lust, Unlust についても同様、いやそれ以上である。他方現代の〝depression〟理論は英語だからこそ発展できたのであろう。英語の depression は漠然たる広い意味領域を持つ。ドイツ語の Besetzung や Abwehr 同様である。ドイツ語の deprimiert では連想の雲が幅せまく固体のように固いので、はじめから使う気がしなかっただろう。

してみると、おのおのの分析言語に必要なのは語彙集と文法だけでなく、各用語を包む連想の雲の収集である。これほどの難事業はまたとあるまい。言語学においてもこれに対応する意味論はまだ発生段階にあり、特に奇妙なものの収集の段階をあまり出ない。いやその仕事にも仕残しが随分ある。

ところで、分析言語はすべて対等とみなすべきことになっているのかも知れないが、実際には優秀なものも、原始的欠陥状態にあってそれ以上発達ののぞめないものもある。もっとも、どれも分析体験の重要な具体的事態の表現であり、一分析言語による表現を他分析言語に忠実確実に翻訳できない。この現状では分析言語を全部受容しなければならないだろう。

ここで一つの主張があろう。フロイトがわれわれにかなり良質良能の言語をさずけてくれたではないか。分析者なら誰でもたやすく理解できる言語だ。これを標準〝古典的〟精神分析言語として受け容れようではないか。以後改革をもくろむものには、フロイトの言語と自分の言語とがどこでどうちがうかを明白にする辞典と文法の編纂を要請しようではないか。――この提案は実にもっともに思えるが、受諾不能であろう。第一章から第三章にかけて示したように、フロイトの古典的研究はエディプス複合をあまり離れないのに対して〝現代的〟用語はすべて基底欠損領域に関する発見の叙述の試みばかりだからである。したがって、〝現代〟分析言語による臨床所見の叙述とフロイトの〝古典的〟叙述との比較は不可能である。〝大将〟はなくて〝同階級の者〟ばかりである。いかに不愉快でも、この事実をお互いに認め合う外はない。

　治療実践にとってはこういった結論のほうも重要である。たしかにいつでも相互理解可能と限らぬにしても、異なる分析言語の存在は、治療がエディプス水準に留まっている限りは無視できる。翻訳不能語としてあげた Angst、Besetzung、Lust、depressed の例のように若干の困難は出てくるにしても、それが真の技法上の問題になることはない。しかし真の技法問題は患者の治療という事業が通常成人言語領域の彼方に出て基底欠損領域に入ると直ちに出現する。基底欠損領域では患者の非言語コミュニケーションが言語的連想と同等の重要性を持ってくる。非言語的コミュニケーションが〝挙措〟〝アクティング・アウト〟〝反復〟〝雰囲気醸成〟のいずれであろうとも変わらない。これらの〝コミュニケーション〟は非言語的であるから、患者の意識的成人的自己と患者の無意識の促しとの間の通訳を演じる役がわれわれ分析者にまわってくる。換言すれば患者のために患者の原始的行動を通常の成人言語に翻訳(注1)して患者が意義を評価できるようにせねばならないのはわれわれである。さらにわれわれが通訳を演じるだけではふつうは不足で、調査者でもなければならない。エディプス水準においてさえ、分析の場でしたことを患者が意識しているとは限らない。全面的に意識していることはまずないだろう。とくに自分の行動が〝アクティング・アウト〟なのか〝反復〟なのかいずれでもないのかは、まず判っていないと思って差支えない。基底欠損水準においては患者の意識はいっそう信頼できず、ぼんやりとカスミがかかっている。

　基底欠損領域でのわれわれの立場は未開部族を訪問中の旅行者の立場に似ている。その言語はまだ判っていず、風習もまだ直接の目撃者がいない。客観的なことばでの報告はさらに乏しい。調査者の仕事とはこの部族の行動の重要部分に注意を向け、その重要性に応じて人にわかる言語で叙述することである。通訳と調査者という二重の仕事を避けるわけにゆかない。学問の進歩に貢献したかろうと単に自分の患者の役に立とうと思うだけであろうと、事は変わらない。

治療を目的としても学問を目的としても、観察した現象の意味を成人言語に訳す仕事は成人の語彙と文法があってはじめて可能だが、そういうものはエディプス水準以外には存在しない。現在知る限りでは無意識はわれわれが普通言う意味での語彙を持っていない。無意識の中にも単語はあるけれど、どんな対象の代表象にもなりうるものにすぎず、成人言語になってはじめて獲得する象徴機能をまだ荷っていない。画像、イメージ、音響に近く、やすやすとその意味が変わり、相互に融合する。夢の中で起るのと同じである。無意識では、語が、輪廓と色彩の曖昧さを持ち、夢中のイメージにひとしい。灰色の中にある灰色である。はかない情動や感情を多量に備給されていても、成人の言語と違って、明確に定義された簡潔な用法には適さない。

次の問題は、これらの患者の治療のために今なされているのはどんなことか、である。全体としてみれば分析者は先述の母親類似の行動をとっている。言語選択にはあまり気をつかっていないようにみえる。自分のことばで話しているというが、自分のことばとは真実は自分の〝母親〟のことばである。〝分析者としての小児期〟に習ったことばだからである。分析者は調査者と通訳の上に、教師役をも引き受けているから、患者はどうしても分析言語の数ある方言のどれか一つを身につけてしまう。すでに述べたとおり、分析言語には数箇ある。どの精神分析学派も自分の分析言語を発達させたからである。

次章以下で私は分析言語をいくつか叙述してみよう。私がそうするのは主に分析言語が退行患者への分析者の反応をどう助け、また逆に反応の選択の幅をどう限定するか、知りたいからである。そして終わりに、どの反応にも危険性が内在することを示したいと思う。

（注1） 以下はくり返しになるが、拙著『スリルと退行』（一九五九年）とくにその第八章と一一章に展開した考えを要約したものである。

（訳注1） バリント自身の校閲し序文を記した『スリルと退行』の独訳（Angstlust und Regression, コンラート・ヴォルフ Konrad Wolff 訳、アレグザンダー・ミッチャーリヒ Alexander Mitscherlich およびマイクル・バリント協力、Ernst Klett, Stuttgart, 1959）では、Thrill は Angstlust の他 Reize, Erregung, Wagnis, Wagnisreize, Nervenkitzel, nervenkitzelnde Erregung などと訳し分けられている。英語のままのことも多い。おなじく Skill は（persönliche）（seelische und körperliche） Fertigkeit, Geschicklichkeit, Kunst, Talent, Können, Kenntnis（単数および複数）である。

第一六章　古典技法とその諸限界

精神分析者の一部は〝古典的〟分析言語を用いている。これはフロイトに由来し、元来エディプス水準に属する治療経験に立脚するものである。この種類の治療体験は、以来通常の成人言語をわずかばかり修正したもので表現されてきた。こういう分析者が〝性器段階以前の〟体験を軽視無視しているわけではないが、性器段階以前の体験をも等しく成人言語で表現している。つまり性器段階以前の体験もエディプス水準にまで引きあげている。

換言すれば、この種の分析者は退行への分析者の反応（なかんずく解釈）を、エディプス水準の葛藤への対処の際に信頼性証明済みの反応のみに限定しようとする。そして、この慎重な技法をもってすれば、患者を退行から引き上げ、患者が過去には所有していた関心の残存部分を動員させ、患者を現実生活における三角関係に、また性の口唇的、肛門的、性器的などの各種形式に惹きつけるようにできる、と考える。こういう慎重な分析者が見落しているのは、この技法によると強いて患者を治療の全経過中エディプス水準におしとどめるか、あるいは短期間だけ心の他の領域に退行しても速やかにエディプス水準に戻るように強制するのではないか、という問題である。この方法にしたがえば基底欠損水準領域に属する現象の大部分はおそらく去勢コンプレックスかペニス羨望と解釈されるだろう。この解釈が当っても二次的因子を一つ暴き出すのがせいぜいだ。この解釈は基底欠損自体に発する因子をすべて無視するので、一部症例では治療上無益な解釈であることが暴露されてしまう。たしかに、こういう治療者も望みどおりの結果を得ることはできるが、しかし、慎重に患者を選択した上でのことだ。

〝古典的〟精神分析技法の枠内に収まるすぐれた修正技法を述べた者に、レーウェンスタイン R. Loewenstein があり、彼はパリの第二〇回精神分析会議（一九五八年）でこれを発表している。〝古典技法〟の大義に忠実なレーウェンスタインは、古典技法が大きな柔軟性を有し治療の場の大幅な相違に適応する能力を持つことを巧みに証明した。

レーウェンスタインや、彼と親密な提携関係にある治療者たちは、古典技法の限界はほとんど語らず、部分的にせよ全体としてにせよ古典技法では到達しえない病いを持つ患者には何をしなければならないかを論じない。ただ、レーウェンスタインはこの問題を扱った二つの重要論文を引用し、賛意を表している。論文の一つはエドワード・ビブリング Edward Bibring（一九五四年）が書いたもので、ビブリングは一部患者の欲求が古典技法と両立しない彼岸に達している事実を認める。ビブリングの場合はそういう欲求に一種の精神療法で対処したらしいし、また成功したらしいが、この精神療法を精神分析と呼ぶことを許されないという。それはフェアな言い分である。もう一つの論文はアイスラー Eissler（一九五三年）のものである。アイスラーは〝古典技法〟はいくつかの〝パラメーター〟によって決定されると考えられることを示す。（もっともこの事実は、いかなる精神療法技法にもあてはまることである。）パラメーターとは面接の頻度、面接時間、フロイトが禁欲と呼んだ条件、治療の場の物理条件すなわち患者は仰臥し分析者は患者から見えぬところに坐ること、そして分析者の行動が全体としてフロイトの「よく磨かれた鏡」の比喩に似ること、等々である。アイスラーはこれらのパラメーターは分析者によって意図的にも知らず知らずの裡にも変改されうるという正しい指摘を行ない、同時に変改の一部は不可逆的である、すなわちひとたび変改を認めれば、〝古典的〟精神分析の場を取り戻せなくなるかも知れないと警告する。レーウェンスタインもそれに賛同している。

私のレーウェンスタイン理解が正しければ、分析者の探索の手の許容限界あるいは安全限界の標識をつけてまわるのがレーウェンスタインのパリ講演の目的である。私は発想を逆にして、レーウェンスタイン、ビブリング、アイスラーらの弁護するこの治療態度がどんな結果に行き着くかを問題にしようと提案する。これは大問題であるから、これに関連した三つの問題に触れるにとどめたいと思う。

第一は、むろん、患者選択という問題である。いかなる治療技法の限界づけにも必要な条項だ。治療技法に限界が設定されれば、患者の一部はその恩恵にあずかりえないとして排除される。レーウェンスタインとその一派は、賢明にも、この不愉快な事実への言及を周到に避け、この、切れば血の出る、患者選択を行なう基準の研究を逃げている。

ある患者を治療対象に選ぶとき、精神分析者でさえ、意識的な、明言しうる概念と基準だけでなく、ある種の無意識的期待にひかれることは当然であろう。したがってまず問われるべき主問題は、患者の〝治癒可能性〟でなく、患者の〝精神分析可能性〟であるまいか。換言すれば、この分析の得るところのあるなし、である。多少意地悪だが、ここで問うている問題は、患者が分析者に満足を与えてくれる見込みがあるかどうかだ、とさえ言えまいか。他の分野ではいざ知らず、教育分析における被分析者選択にはこの種のことが大いにありそうである。むろん〝古典〟技法派だけでなく、どんな思想の学派にもあるだろうことは付言せねばなるまい。

むろん、そういうこと全部があったからと言って、患者選択が本来的に悪であることを意味しない。その逆こそ正しい。私が強調したいのは、技法の種類と選択基準との相互依存関係である。両者は相互規定的である。この基本点を無視したために、とくにアメリカで(一九六〇年、一九六三年)〝精神分析可能性〟についてのシンポジウムが開かれながら結局不毛に終わったのである。このシンポジウムが再三行なわれた原因は多分もう一つあって、それは一部の分析者が予後不確定な患者を受けたくない気持を正当化する必要を感じたためらしい。もう一度言うが、もし患者選択さえ慎重になされたならば古典的分析言語を用いて得られる成果はすばらしいものだ。

これと密接に関連した問題として、〃古典的分析〃に不適だと宣告された症例に使用できそうな、非古典的だがやはり力動的な別の精神療法を案出するという作業をしなければならないことがある。この任務は〃乱暴〃な分析者や折衷派や一般精神科医や信仰治療者にゆだねざるをえないのだろうか？　過去においてわれわれが全然ためらいなく〃古典的〃技法の範囲を越えて視野を拡大させたことがあるのを思い出そう。それは小児分析である。新しい治療の場に適合する新技法が編み出されねばならなかった。小児分析のパラメーターの一部は根本的に〃古典技法〃のパラメーターと違っている。ちょっとどぎつい例を出そう。三、四歳の小児の治療では、どんな分析者も、小児の排泄機能の手助けに呼ばれることは避けられない。成人患者相手ではほとんど考えられない状況で、アイスラー流にいえば、確かに不可逆的パラメーターになってしまう。この基本的相違があってもわれわれは、小児分析をたとえば教育心理学者にゆだねないで自分の背に荷っているではないか。これは教育学、児童心理学、児童精神医学の役にも大いに立っているし、何よりも精神分析それ自体の利益《ため》である。当時から小児分析は特殊分野とされたが、しかし精神分析という全体の欠かせぬ一部であることに変わりはない。

集団療法の場合には児童の場合と正反対の態度をとったが、精神分析者たちの意見をそうさせたものは何かは、歴史的にも心理的にも調べるのに厄介な問題である。フロイト自身も集団精神療法に適合させるためには精神分析という純金に多少不純物を混ぜて合金にするのも止むを得ないと考えていたし、また集団療法の開拓者たちはほとんど全員が教育分析を受けた精神分析者であったが、われわれ分析者は全体として集団療法の今後の発展を責任をもって荷うのを拒んで来た。これは私見では関係者全員の損失であり、とくにわれわれ自身の学問的損失だったと思う。この重要な分野で豊かな収獲を得つつあるのはわれわれ以外の人たちである。われわれ精神分析者はおそらく、集団の精神力動を直接臨床的に観察し得るまたとない機会を逸してしまった。

さて、レーウェンスタインとその弟子のような、種々の体験を豊富に持つ分析者が多数、自分が確信を以て明確に限界標識を置いた領域外に出ることは危険ですすめられないと考えた理由は何かを知りたい。むろん唯一の答えではないが私は一つ答を用意している。古典的技法とその許容する範囲の変法のことごとくがエディプス水準に属するという特徴を持つ治療者患者関係を前提とすることである。治療者患者関係をこの水準にとどめる変法はすべて安全とされる。レーウェンスタインの安全範囲をこえる変法はいずれも、いままで適切な研究が行き届いていなくて治療者患者双方をある種の危険に巻き込む治療関係の展開を許す、いや誘発さえする。しかしとにかくエディプス水準の治療関係とは違った治療関係が存在することだけは確かだ。その一部は一定条件下では治療目的に利用できないだろうか。誤解を避けるために付言するが、一般に小児分析中に観察研究された治療関係を私が考えているわけではない。小児分析の治療関係は、私がエディプス関係と呼ぶものの単純化された変種である。のちにこのことにもう一度立ち戻る。

たしかに、非エディプス的治療関係は患者治療者双方をある種の危険《リスク》に巻き込むであろう。その危険性は、十分ではないが、多少は判っている。カタルシス的催眠法を捨てて、精神分析学を誕生させた技法に乗り出した時、フロイトは、自分には性質も範囲もほとんど全く未知の危険——今のわれわれには非常にきびしい危険だったと判っている——を引き受けたのだとわざわざ言わなければならないだろうか。たしかにフロイトはこの道に乗り出さなかった方が安全だった。しかし賢明だったろうか。

むろん一度の成功は以後さらに危険な冒険を企てる正当な理由とならないのは承知している。そのうえ確率の法則からしても、フロイトのような人はまたとなかろうし、いるとしてもわれわれの中にはいそうにない。しかし、それでは、この確かに危険な仕事を他の治療者グループに委ねるべきだろうか。立派なご忠告はたくさんあるけれども、それにもかかわらず私の意見ではそうすべきでない。

この危険な仕事を何のためにするのか？ できるだけ多数の原始的非エディプス的関係を研究して、その発達を許容し煽動する因子を発見するためである。その必然的付随条件をつきとめて危険な域にまで発達しないよう制御するためである。それからとくに大切なのは、それを治療的関与の手段と転化することである。教育分析を受けた者である以上われわれ分析者こそがこの仕事に乗り出しうる唯一の研究治療者集団であると自負している。もし、尻込みするならばわれわれ自身の精神的貧困化は目に見えている。

一部の人々は言うであろう。この地図なき土地に踏み入る冒険を敢ておかしても何も発見できないだろう。たとえ何かが発見できるとしてもそれは、われわれの精神分析の命運を賭けるだけの価値があるか否かははなはだ疑わしい、と。私はそれほど悲観しない。純金はいかなる火にも耐え、火によってさらに純化される驚くべき性質をもつ。われわれの学問の本質が危うくされるなどと恐れる理由がなぜあるのか私には判らない。もしそのさほど価値のない縁かざりが燃え尽きても純金でなかったためであり、かえって将来の世代のためになるのではあるまいか。

第一七章　整合的解釈に内在する危険

メラニー・クラインの思想に影響された精神分析者は理論的にまったく別の態度でこの問題に対してきた。クライン派の人たちは〝患者の中にいる子供〟と成人とを距てる巨大な深淵を十分意識しつつも、この相違を通常言語の到達範囲外と考えなかった。たしかに成人心理と児童心理との相違は根本的相違だが、クライン派の学問的な構えからすれば、既存の意味を正しく用い、少しだけ新造語を創れば、われわれの成人言語は小児心性の最原初的過程にも対処しうる能力を示すとされる。この派はさらに㈠心理発達の初期諸段階では仮設的な例の死の本能に由来する衝動が成人の生よりも格段に大きく、しかも㈡成人にみられる現象は実際上すべて何らかの形で幼児期最初期、おそらくは誕生後一、二週間以内にも存在すると想定するべきである、という二仮定を置き、幼児の直接観察で立証しうる、とする。

クライン派はきわめて精妙な理論と独自の解釈技法、それに伴う一つの言語を発展させた。この新言語は慣用の成人言語とはかなり違う。しかし、フロイトの元来の言語がすでに多くの点で通常使用される言語と違うことも言うべきだろう。もっとも今はフロイトの革新の大部分は高等教育を受けた人の言語にとりいれられてその一部となっている。クライン派の新言語もそうならないとは限らない。それはよいとしても、フロイトの言語とクライン派の言語とにはまだ大きな相違がある。フロイトの言語が主としてエディプス水準の体験を語るのに対して、クライン派は、エディプス水準の体験よりも原始的な体験叙述のために規格化した表現を意識的に案出する事業を自己の課題とした。

クライン派の人たちは、退行患者とは現実の全体的対象に関係をむすぶことを断念し部分対象に関係する能力だけを残しているという仮定に立つにもかかわらず、そういう患者とのコミュニケーションのために通常言語を用い、ただむやみに乳房、母乳、身体内部、身体内容、部分対象などの名詞や、…の代りをする、きり離す、とり入れる、一体化する、投影する、迫害する、打撃を与える、などの動詞を混ぜる。こうすると、乳房、母乳、身体内部、などははじめは正常な単語で合意された通常の意味を持っているが、時の経過とともに不思議な変化が起り、意味は拡大し何でも包み込むものとなる。基底欠損に属する現象の叙述に応用された結果この変化が起ったと私は考えている。

このようにたえず意味論的拡大を生起させることによってクライン派分析者は、これまで無名称の、そのため言語で表現できなかった事物や体験に命名を試みて、しばしば成功する。たとえば幼児期に欲しかったものが成人言語でいえば乳房であり母乳であったとする。しかし、幼児だった当時にはその名は知らなかったはずで、その子の情動体験は乳房、母乳、打撃、などの通常成人言語で意味されるほど明確ではありえなかったろう。

クライン派はこういう単語使用法をもってどことなく奇妙できわめて独自な一種の〝気のふれた《マッド》〟言語をつくりあげた。クライン派の患者の多くは実際にクライン派の分析用語を mad language と呼んでいる。クライン派の文献をみると、たとえばこういう言葉に出会う。「分析者はマッドな考えを患者の中にむりに押し込もうとした。患者は分析を受けるまで心をかきみだす〝マッドな〟考えを抱いたことはなかった」とか分析者が〝深い〟解釈を行なった後で患者は「解釈をきくと分析者がマッドにみえ精神分析は危険なものだという気がした。というのは分析者は自分の持っているマッドな考えを私の中にむりに押し込もうとしたからだ。私の幼児期が分析者が組み立て直してみせてくれたとおりだとしよう。とすると、私の母親は自分の破壊された乳房から湧く悪い母乳を私の口に無理に押しこもうとしたらしいが、まったくそれと同じだ」と答えた、とか書いてある。

こういう記事はそれだけをきり離して出すと極端に見えるからフェアでないだろうが、公刊物の中に私の引用どおりの形で載っているのにしばしば出合う。しかし、つけ加えておかねばならないが、いま述べた患者の態度がある場合の子供の態度を彷彿とさせることは事実である。子供が、成人の会話を自分には理解できないためにマッドなものだと思うが、しかも、成人は子供の方では願い下げにしたいような考えを子供に叩き込もうとして、どういうわけか成人の言語を自分にいやおうなく教え込もうとすると子供が感じる場合である。

しかし、かりに分析者（そして成人）がくじけずに自分たちの言語を絶対に整合的に使用しつづければ、まず患者（そして子供）の方が折れて、教わったことを身につけ、自分より年長の人、自分よりすぐれた人の言語を借用する。この、整合的な分析者とそれに合わせる患者との相互作用の結果創り出される〃雰囲気〃には、それ特有の事態がその中で発生する。この学習過程によって患者は確実に成熟へと向かい、早晩これまで困難の原因だったある種の状況に前よりも良く対処できるようになるかも知れない。

しかし、患者は分ってもらいたいという欲求に急《せ》かされて矢も楯もたまらず自分の分析者の慣用言語を学んで自分の連想をその言語で表現するようになり、またそれだけでなく、精神分析はある限界水準を越えるようなはげしい困難ぬきで言語化できる体験だけにしか適切に対処できない、という考えを暗黙裡に受容する。残る、言語世界を絶した体験は大変ぼやけた不的確な表現になる。患者には全然表現できないことさえある。（強烈な体験は十分言語化されえないという事実が、オーガズム過程の細部が判らない理由の一つかも知れない。）

さて以上のようなことが結果することからみれば、クライン派の教育法は実践可能範囲内でもっとも優れた方法であるとか、一時期〃マッド〃にみえた成人言語の普遍性が証明されたとか、いえるだろうか？　こういう問題の立て語はコミュニケーションに役立つ一方言で普遍的ではない。それだけでなく子供と患者がこの言語習得中に似た行動を示す事実は、その学習過程が大部分とり込みと同一視によることを示唆する。そして患者の場合も子供の場合も、どこか無批判的なとり込み、同一視でなかろうか、と疑問をさしはさんでも失礼でないだろう。いずれにせよ、クライン派以外の者がクライン派の教育分析を受けている者を（学習過程中および過程終了後）観察すればその印象を抱く。

この印象を強化するのは、クライン派の者ならかなり画一的に行なう奇異な行動である。クライン派は皆、自分たちは〝エディプス段階以前〟さらに〝言語以前〟の現象を叙述するのに全体として適切な一言語を所有しており、さらにこの言語の確実な使用基準すなわちいつどこでどのような解釈を下すかの基準をも持っている、と信じて疑わないようである。クライン派の解釈を学会で聞いても文献でみても、自信にみち、知識豊かで、多分堂々たる分析者が出した解釈だろうな、という感銘を受ける。この感銘はどうやらクライン派の患者も抱くようだ。とすれば、分析者のこの態度がクライン派の患者の連想内容には実に多量の攻撃性と羨望と憎悪が出てくる理由の一つになっていないだろうか。また、患者がとりこみと理想化に専念する理由の一つではあるまいか。とり込みと理想化はどんなパートナー関係においても、頭を押えられた弱いパートナーが圧倒的に強力なパートナーに対抗しようとして用いる、もっとも頻度の高い二つの防衛機制である。

さらに面くらうことは、クライン派の人たちが他派に比して治療失敗を認めたがらぬことである。クライン派に属する人も他派の人と同程度に困難例や失敗例をかかえていることは明らかなはずなのに、クライン派から出る論文にはふしぎにそういう事実に触れたものがない。それどころか逆に、クライン派の言うこと、言わんとすることを聞いていると、エディプス段階以前の過程を理解する鍵となる新言語が得られたからには、もし精神分析者全員がクライン派の技法と言語を習得しさえすれば困難例や失敗例はアッサリ消えてなくなるだろうという印象を持たされてしまう。

クライン派を特徴づける特別な治療者患者関係の含む意味の全貌は第五部に進まないと論じ切れない。ここでは、片方が、絶対に整合的に言語を用い解釈を下す、自信と知識にあふれ、おそらく堂々としているであろう分析者で、もう一方が、分析者の一見〝マッド〟な言語を学ぶか援助を受ける希望を捨てるかの二者択一しかない患者であるのは奇妙な不平等で、この奇異な不平等こそ分析治療がすでに基底欠損領域に達している重要な徴候だと指摘するにとどめよう。クライン派技法は基底欠損という現実を認めつつも、それをいわば患者自身の誤謬のせいにする。患者は自分が内面化した対象に対して幻想の中で誤謬をおかしたというのである。

いま論じたクライン派的解釈法に内在する危険を表わすもっともよいことばはフェレンツィの造語（一九三二年、二七九ページ）、〝超自我圧入〟(super-ego-intropression) だろう。クライン派技法を用いる分析者は整合的に、患者の眼に知識ゆたかな、微動だに揺がない、断乎とした姿と映るようにする。その結果、患者は〝分析者は万事を理解し、さらに体験、幻想、効果、情動などありとあらゆる事象を表象する、絶対に正確かつ無謬の手段を意のままにあやつる〟という印象から片時も逃れえないと思われる。大量の憎悪と両義的感情が生まれるのは、私の意見では、大体がクライン派技法を整合的に使用したためで、患者はそういう感情を制圧してからようやく分析者の言語習得にかかり、それとともに分析者の理想化された幻影をとり込む。成功例においては、絶対とはまだまだいえないが相当画一的な心的構造が獲得される。効率は大変よいが、どこかよそよそしい人工的な心的構造である。おそらく永久によそよそしく人工的なままだろう。

どんな型の整合的解釈にも内在する危険にはもう一つある。患者の訴えや非難や告発が漠然として個別的事物に明確に定着できない場合でも、患者が訴えをしていること自体の〝分析〟はたいてい可能である。現実に何を訴えているかにお構いなしに〝分析〟を行なって、ある期間患者が訴えないようにすることとさえできないわけでない。しかし、早晩患者は必ず同一種の訴えを持って帰ってくる。基底欠損水準に退行している患者に対してこの技法をとろうとすれば、治療者は患者の非難告発を〝それはどうでもよいことだ〟と却下する感じか、今から賢明深遠な解釈によって効率的に解消させようとしている感じかどちらかの感じを与えつづけなくてはならない。

このやり方に予期せぬ副作用があり、われわれが一般開業医と一緒に勉強した時にも、最近、専門家と一緒に勉強した時にも、絶好の例に際会した(M・バリント、一九五七年、一九六一年)。副作用の大部分は、患者の訴えを〝組み立て〟て歴とした病名を持ち分類表中に位置付けうる一箇の疾患に仕立て上げたい抗し難い衝動に駆られることである。それを手早くやってのけられない場合は、医師ばかりか患者も落胆し途方に暮れる。逆に訴えを一箇の対処可能な〝疾患〟に〝組み立て〟られない場合は、患者は〝君にはわるいところはない〟と言われる。こう言ってしまうと、片方は、自分に具合がわるいところがあると感じている患者で、もう片方は、患者の訴えから文句なしの病気を組み立てるに十分なものを発見できないが善意あふれる医者となり、二人の間には無際限に摩擦と焦慮が生じるようになる。現在の医学思想に押し流されて、医者は〝患者には訴える能力があるという事実〟の大切さが分らなくなっている。また、(何についての訴えであるかに関係なく)患者に訴える能力を賦与するような医師患者関係が持つかけがえのない貴重な治療力の値打ちが分らなくなっている。

大部分の分析者の心中には〝組み立て〟て疾患を作りたい凡そ同一の衝動がうごめいていると思う。これは、何としてでも自分の患者の訴えを分りたい、そして患者に訴えを止めさせたい強迫である。たしかにわれわれは程度の差はあっても次第に〝疾患〟なる概念を捨てて来ている。しかし、われわれは訴えや症状を〝組み立て〟てわれわれの時間序列上できるだけ〝発達初期〟〝できるだけ深部〟に存在し、歴とした名称と位置づけを持つような〝葛藤〟や（クラインの意味での）〝position〟に仕立てたいという類似の衝動に駆られないであろうか。たしかにわれわれは、一般医師のようには、鎮静剤、精神安定剤、抗うつ剤などを患者に出さない。しかし、多分そのために、われわれはいっこうに弱まらない訴えにはいっそう耐えにくい。それについて何かを行ない、訴えを止める何かを患者に与えたいためにわれわれは解釈という手段に訴える。そして、解釈が訴えを止めなければ、われわれは非難をどこかにぶつける。自分の技法がよくないと自分にぶつける。患者の病気は不治だ、患者は破壊的だ、退行が深い、自我が分裂している、などと患者にぶつける。周囲の人たちにぶつける。とくに、理解がない、育児が共感的でなかった、と患者の両親にぶつける。この目的で昔の犠牲の山羊が最近復活したらしい。遺伝のことである。

こうして螺旋が無限に延びる。患者が訴える。分析者がエディプス水準あるいは〝エディプス段階以前の〟水準の治療に有効と思う方法で解釈する。しかし現実に変化が起らない。分析者の内部で罪責感と挫折感が強まる。患者の内部でも強まる。そこでまた患者は訴えをつづける。治療者は頭に来て解釈を下す。解釈は一つ前の解釈より賢明で深遠な解釈となる。これが果てしなくつづく。

第一八章　退行の管理に内在する危険

前二章であげたグループほどはっきりした組織を作らないが、分析界にひろく分布する第三のグループがある。このグループもわれわれ正常な成人を〝患者の中の子供〟から距てる深淵を出発点にとるが、しかし、種々な点で私に似た考えをして、この深淵は子供が人格形成段階の初期に成人とくに母親からまちがった扱いを受けたため生じたと考える。誤った扱いとは、母子間の〝適合性《フィット》〟欠如によるもので子供の心にいつまでも残る構造変化をつくり出しうる。たとえば、ウィニコットによれば、いちばんよくみられる結果は、自我における一種の分裂である。誤った扱いへの反応の際、おそらくよそよそしく圧倒的な、あるいは無力な周囲をとり込むことによってであろうが、一種のニセ自我、ニセ自己が出現して非同情的な世界への対抗を試みる。このニセ自我はきわめて能率よく作動しうるもので、人生の多くの面で成功することもある。しかし、真の、というか現実の自己に至る道を閉すので、真の自己は現実と接触しえず、未成熟のまま残る。その結果、人生は儚なく空虚で不幸だという感情が生涯つづく。

この派は、いま述べたように、自らの脆さを感じている個人と、自分にとって強きにすぎるとその個人が感じている環界間の正しい〝適合性《フィット》〟に重点を置く。真の自我は普通、きわめて未熟で現実問題の取り扱いがきわめて不馴れなので、しばらくは真の自我を世界の側からの要請に襲撃されないように庇護し、同時にこの要請とその人の実際能力との媒介手段を模索しなければならない。この意味で、いかなる〝適合性〟の欠如も、かつて〝職務代行者〟として効率よく機能していたニセ自己の復権に終わるかも知れず、そうなれば真の自己に有害である。看護、防衛、媒介、後見などより成る、非常にきめ細かなこの仕事は通常管理《マネージメント》と呼ばれ、基底欠損水準の分析治療において、共感的傾聴、理解、解釈ほど周知でないけれども、後者に加える必要のある、いやおそらく後者よりもさらに基礎的な作業である。

〝退行〟を許容されることは患者にとって自分のニセ自我の行なう〝職務代行〟にたよる安全保障をあきらめることになる。しかし、分析者が退行を承認し、〝退行の管理〟によってニセ自我の〝職務代行〟を引き継ぐことさえできれば、解釈が真の自己に到達し理解され受容される雰囲気を創造できるように思われる。明らかに、分析者による〝管理〟と患者による退行とは相互に対応している。換言すれば、退行患者、すなわち管理が不可欠なのは一時自分の成人的な、おそらくはニセの、自己の、保護を捨てた者のみである。

しかし退行患者はしつこく要求を展開するのが慣わしで、しばしば嗜癖類似状態の域に達する。この問題は第二〇章から第二二章にかけて再びとりあげる。退行患者の管理は、したがって、パートナー次第の微妙な仕事となる。完全にやりとげるのはむつかしい仕事だ。

困難の一つの面は、退行患者の涯しない苦悩に負けて、ついに分析者が、余分な苦悩が患者に降りかからない状態を創出する責任を引き受けてしまうことだろう。これは一見実に立派な名分に思えるが、経験の教えるところでは、治療実践上稔りあることはめったにない。

このようにがっかりする結末となってしまう、その理由には多数ある。退行へのこの種の反応をみるとどうしても患者に「自分の基底欠損の原因は〝良くない〟環界であり、自分の治療者は世界を、悪意のこもった有害な影響力がぐっと少ない構造にかえようと考えており、治療者はそれができると自認している」といった印象を与えてしまう。

いま採り上げているのは基底欠損領域に属する体験だから「分析者の行動がそういう含みを持っている」という患者の解釈を黙認するのは分析者が同じ事をみずから百万言を費して述べるのに等しい。結果として患者の抱く期待はまったく同一内容だろう。そういう事態が起ることは、ひとたび退行が基底欠損領域に達すれば、ことばが真の意味で混同され、悲劇的誤解の発生の予防が至難なわけを一部説明するものである。

かりに、ひとたびこの雰囲気の発生を許容すれば、患者は自分の基底欠損を生ぜしめた〝外傷〟の生起する前にいた調和世界が戻ってくるという期待を持つだろう。これは不可避的である。私が一二章で一次愛と名付けたこの世界では主体環界間の衝突はあってはならず、またありえない。一次愛が可能なのは、ただ、母子関係のように主体の本能的欲求とその一次対象の本能的欲求とがともにまったく同一の事態によって充足する場合に限られる。授乳することと授乳されること、懐に抱くことと、懐に抱かれること、は同一事態で、ただわれわれの叙述の際の使用語の違いだけである。

分析者と患者間でもある範囲内ではこれがあてはまるだろう。治療の高揚期には分析されることと分析することとはほとんど同一事態であり、治療関係でむすばれた双方をある点まで充足させうる。しかし、この相互性がある限界を越えうるものか、また治療関係の中で退行患者に外傷以前の発達初期体験を反復させ、患者が今後原外傷の反復を避けつつ基底欠損の完全治癒に至る新発達路線を発見するまでこの雰囲気維持が可能なほどみごとに、治療者が一次対象の働きをなしうるか、現実に一次対象と化しうるかとなると、これははなはだ疑わしい。この種の事柄は計画を樹てる方が計画をやりとおすよりもやさしいのは明らかで、何を求めての患者の欲動かを全部的確につきとめることは、きわめて感度の鋭敏な共感的分析者の能力をも越えた課題だが、それは、いくら退行がはなはだしいといっても成人の欲動の求めるものが幼児より複雑なためであろう。しかも基底欠損水準では、自分の本能的欲求が少しでも問違って受けとられると患者はこれを大悲劇だと感じ、かつて基底欠損を生起せしめた手ひどい幻滅が全部心に甦ってくる。

私には、この問題の、まことに壮大な一種の実験を目のあたりに見る得難い機会があった。精神分析学史の中でもこの種の実験の最初のものだろう。実験者はフェレンツィ。精神分析者としての晩年に、自分の女性患者の一人と申し合わせて、自分は全力を尽して以下の役割を果たすと決めた。たとえば、患者は自分の欲しいだけフェレンツィの時間を奪うことがゆるされ、一日に七、八回も面接を受けた。フェレンツィは必要ならば深夜の面接をもいとわなかった。中断は望ましくないと判断したため、週末にも患者はフェレンツィに会ってもらえたし、休日にもフェレンツィと行動を共にしてよいことにされた。もっとすごいことが実際には行なわれた。この実験は数年間もつづいた。ついにフェレンツィは病んだ。フェレンツィは分析治療を死の二、三週間前にようやくあきらめたが、その時点でもこの実験治療の結果は成否不明だった。患者は、才能のある女性で、深い障害を持ち、フェレンツィの死の時にはかなり改善はしていたが治癒という判定が到底下せる状態でなかった。今も覚えているが、フェレンツィと私はフェレンツィのしているいくつかの実験を論じていた――いくつかというのはいま述べた実験が最も壮大だったがそれ一つだけではなかったからである。その時、フェレンツィは、ある意味では自分は失敗したと認めたが、いい足して、自分は実に多くを学んだから、自分の失敗も他《ほか》の人のためになるのではないか、つまりこの問題は、自分が解こうとした解き方では解けない問題だと判ってくれればよいのだ、と語った。

以後、私自身もこの問題を実験したし、他の人たちが一所懸命やるのも見た。感想をまとめるならば、どうもある型の精神分析者は、この種の誘惑に逆えないらしい。特に〝それだけやる価値のある〟患者から誘惑が放射される時はそのようだ。そういう分析者と、その〝やる価値のある〟患者、それから実験中実験後の両者の相互関係の特徴は、他に例がないくらいはっきりしている（メイン Main、一九五七年）。その一部は第四部で再説しよう。ここでは〝大実験〟という雰囲気の発達を許した症例で真の治療成功は一例も私はみなかったとだけ述べておきたい。一部の症例の結果は悲惨だった。いちばん良く行ってせいぜいフェレンツィのなしえたことだった。患者は相当改善したが治癒とみるわけにはゆかない程度だった。

〝大実験〟を行なう原動力となる観念が心の中で肥大してゆくのは次のような具合にだろうか。分析者が、自分の、伝統に即した、共感的ながら受動的客観的な行動を一部の患者が不当な耐えがたい欲求不満と感じていることを自覚する。また、この欲求不満の起した苦悩は、ここで生起しつつある転移神経症の他の症状並みの治療ではびくともしないようだ。治療者も、あらゆる犠牲を払っても客観的、共感的受動性を保つという治療的英知にすでに疑問を抱きはじめるようになっている。いずれにせよ患者の苦悩と喪失感は一向に軽快しないので、治療者は早晩耐えがたくなり、ひとりで決断するか、患者と相談の上で、伝統的な受動性以上のことを実行して新体制を樹立せねばならないと決意する。

伝統的受動性の上に出つづければ必ず、患者の退行的な衝動を少なくとも一部は肯定充足し、患者のアクティング・アウトに積極的に応答するようになる。一般にこの方針変更直後から患者は若干よくなる。新体制に切り替える決断の時期が治療終結期で、患者の基底欠損もさほど重症でなければ、この修正が、それまで釣り合って微動もしなかった天秤をわずかばかり傾けてやることとなって治療が成功裡に終結することも、ないではない。実験治療が一、二回成功すると分析者は勢い込んで、この治療策《ポリシー》を、〝やる価値はある〟が重症の患者にとにかくやるだけはやってみようとする。しかも治療の終結期などでなく、治療第一日から実行する。治療の場の概念をごく柔軟に考え、この考えと両立する限り患者の欲求をできるだけ充足させようと第一日から決意しても、臨床データが揃うとともに、その内容の圧力を受けて次第に同じ決意に辿り着いても、大して差はない。いずれにせよ〝大実験〟に身を乗り出したのである。

この種の実験中に分析者の内面に生起するもの、患者の行動として現われるもの、治療者患者関係の中に生起するものの記述を試みた分析者もなくはない。その報告を読むのは、いつもかわらず興奮させられる感動的体験である。しかし、憂愁の思いも湧かなくはない。たしかに視野は大きく開ける。人間心性の思いがけぬ深みと人間関係の思いがけぬ可能性に立ち入ることをゆるされる。しかし、——しかし、である。いざという段になって何かがわれわれの指の間をすり抜けてしまう。われわれは当て外れに困惑し、落胆する。これまでに書かれたものの中で教えられるところのもっとも多いものはフェレンツィの『覚書と断片』(Notes and Fragments, 一九三二年)中にある。これはフェレンツィが〝大実験〟中に記した一種の学術日誌である。覚書《ノート》は自家用のつもりで、あとからの補筆修正は全然ない。フェレンツィのノートは、幸先きのよい展開に思わぬ邪魔が入る物語である。多数の予期しえなかった二次因子が治療過程に加わってその形を変えてゆくのを透徹した眼で描写した記録である。何よりもこれは天才治療者の治療の実態をみせてくれる。彼の与える不意打ちを、彼の抱いた見通しを、彼がさっとかわすのを、彼が困難な問題をねじ伏せようとするのを。一つ、この領域での実験をしてみようか、と思う人には実験を始める前に是非とにかく急いでフェレンツィのノートを読まれよ、とおすすめする。

むろん、この領域で研究を行なった者は、それぞれ好みの考えがあるから、治療体験の公平無私な叙述にはならず、結果的に、分析者同士の言語の混乱がまたしても生じてしまった。私にはとてもそんな資格はないが、良心的な読者なら稔り豊かな研究分野にすることができるだろう。つまり各種の分析用語を比較対照して比較精神分析意味論なる分野を創設できるだろう。実験報告の一部は、結果が稔りなかったのを隠そうとしている。もっともらしい説明で片づけようとしているものもある。また別の一部は、失敗の原因を何らかの偶発事のせいにしている。他にもまだまだある。ところで私にも好みの考えがある。治療結果は治療場面の展開の仕方で直接決まるという考えである。治療の場とはこの場合もちろん完全な二人関係、それも奇妙な原始的二人関係であり、基底欠損領域に属する過程の研究に絶好の機会をさずけてくれる場である。

すでに述べたように、どの場合でも患者は〃治療者の時間を使っても惜しくない〃患者とされている。救いの手をどうしようもなく必要としていて、救うだけの価値のある患者とされている。この感じ方をしていること自体が陽性逆転移の明々白々たる徴候だ。分析者は、自分の陽性逆転移すなわち〃自分が情緒的に巻き込まれていること〃を認知し、それが患者の病気の一症状であることを見据えるべき（第四章参照）なのに、それを現実と知覚し、それに働きかける決断をする。この決断の背後には一つの先入観がある。〃正規の〃分析の場の基本条件は欲求不充足と限界づけであり、患者はそれに耐える力がないのだが、この耐性のなさを過去の何らかの外傷状況への強力な固着の一徴候としての〃反復〃と解することとである。この根拠薄弱な仮定にもとづいて治療者が企てることには二つある。一つは患者の自由連想内容と患者の転移神経症（この反復は実は転移神経症である）の症状から架空の外傷状況を再構成しようとする。いま一つは、治療の場の可逆的パラメーターを動かして、無際限の反復を誘発する刺激の働きを決していしないいような、治療の場の雰囲気を患者のために創り出そうとする。

一部の分析者は、私もその一人だが、むしろ、こういう考え方もあることを患者に話し、それを討論し合って、その上で患者の協力をきちんととりつけようと試みるが、残念ながらこうしてみても大差はない。理由は単純で、正常成人の通常言語すなわちエディプス葛藤水準で討論しなければならないのに反復が生起しているのは基底欠損領域に属する原始的二人関係においてだからだ。エディプス水準ならば患者は分析者が普通以上の努力をしていることを認めて感謝し、全面的協力を約するだろう。ところが基底欠損水準では、患者は自分が押しつける要求を全面的に治療者が肯定充足してくれると期待するばかりだ。それ以外の自由性は患者にない。自分抜きでは感謝も関心も事態にまったく影響を与えない。この水準においてはどんな欲求不満も激烈な症状を発生するが、その欲求さえ満足すればたちどころに症状は消失する。困ったことに、個別的な欲求がもしたちどころに是認され何の面倒も起らないと、それは全然無価値とされ、患者の〃あくなき欲求〃は別の不足に転導される。どんな充足欲求になるかは、たしかに患者の過去に規定されるが、たったいま円滑に充足された要求が何であるかにも規定されるらしい。

こうなれば一つの悪循環が生まれても不思議ではない。アイスラーの考えをかりれば、分析の場のパラメーターにはひとりでに逆向きの変化を起し前の変化を打ち消すパラメーターがあるものだが、あるパラメーターの変化の上に第二のパラメーターの変化、第三、第四のパラメーターの変化が重なって変化が大幅となれば、その結果がもはや可逆的でありえなくても不思議でない。治療関係にある者は双方とも各々道理にかなった正当な根拠のある行動をしているのに、何がよくないのだろう。それは二人の間で展開しつつある例の二人関係である。信じられないかも知れないがこれははげしい憎悪を生む。この憎悪を双方は転移の中で感じとる。また一部の、自己に誠実な分析者が認めるとおり（ウィニコット、一九四九年）、逆転移の中においても感じとる。この実験治療の重要な構成要素の中には法外な誠実さが数えられるが、そのせいで、分析者には一種の奇妙な態度が生れる。文献でも学会の報告でも、たえず失策とへま、敗北と欠点を告白しつづけることである。この弁解の洪水は聞く者を驚かせる。これはクライン派の用いる解釈法の生む雰囲気と対極的だが、〃管理〃法によってもほぼ同量の憎悪と攻撃性を患者に誘発するとは衝撃的である。しかし理想化された分析者のとり込み、分析者との同一視はどうやらクライン派程でないように思われる。

用いる〃言語〃も両派に差がある。違い方も似ている。〃管理〃派は一派と言うほどの態をなさず、前二派と正反対に組織も団体精神もなく、そのため、自派固有の言語も発達しなかった。もっともウィニコットの思想の影響下に自派固有の言語が生じる兆候はある。

第一六章から第一八章まで相異なる技法を三種類叙述したが、技法の治療効率が肝腎の問題である。しかし答えは主観的にも客観的にも実にむつかしい。三派のどれに属しても、属する人に偏見のあるのは確かだし、さりとて私のような部外者も偏見は避けがたい。それだけでなく部外者は自分以外の分析者の治療実践の価値判定法を持たない。理由は単純で、いろいろな事実を知らないからである。こうして、価値判定の基盤は主観的印象だけになってしまう。そして主観的印象の出所は、一部は印刷配布される論文、一部は学会報告、それからこれが結構大きいのだが、各派が生み出す新人分析者の質の如何である。以上の点で大きな差があることは確かだ。しかし公衆の面前で各派の優劣を論じる勇気はまだない。それを印刷に付するのはなおさらである。

ここまでは批判論だったが、次の第四部では、私が分析開業医として観察しえた退行についての自己の臨床体験をとりあげて論じ、最後の第五部では私が基底欠損患者治療の場で有用と認めた技法を語りたいと思う。

第四部　良性の退行と悪性の退行

第一九章　フロイトの退行概念

退行概念の始まりは、少なくとも精神分析の始まりと同じほど古い。その証拠は簡単に発見できる。〝退行〟なる単語が初めて活字となったのは『夢判断』（一九〇〇年）の理論的な最終章だと聞かされて驚く人もあろう。初陣としては見栄えのしない登場だった。フロイトは夢の本性が幻覚で、回想ではないことを説明するために退行という概念を必要とした。フロイトは、成人の心的過程の〝前向きの〟正常方向を、まず刺激を知覚し、それから思考、次いで行動に至る過程という仮定を置いた。行動は刺激に起因する緊張の低下を目的としてなされる。行動しえなかったり、行動が不適当だったことが判ると、逆の〝後向きの〟つまり〝退行性の〟動きが生じる。これは正常覚醒時においては追想可能性の範囲に止まる。この点を越えて退行し体験の知覚要素の再生をめざせば幻覚に行きつく途に入る。これが夢の心理学的特性の一つである。

くり返すが、初出はあまりぱっとしなかった。退行は抑圧よりずっと軽視される二次的防衛機制として導入された。両者の懸隔を説明すれば、退行はたった一度『夢判断』の末尾近くで論じられただけであり、その役割は抑圧された衝動あるいは願望に対する一時しのぎの防衛手段を出ないとされる。つまり、夢作業に対して、第二級の寄与しかしないというわけである。しかし、当時すでに退行概念は全く新しいわけではなく、また先を約束された概念だった。少し先廻りして、アンナ・フロイトが一九三六年論文で防衛機制を枚挙し、そのうちで退行を第一に置いたことを例に引きたい。抑圧は二番目だった。

さかのぼって、退行概念がいつ最初にはらまれたか正確に言うのはむつかしい。フロイトは多分ブリュッケかブロイアーに刺激されたのだろう。ブロイアーは『ヒステリー研究』(一八九五年)の理論的な章(一八九ページ)の中で形容詞 rückläufig(後退的)を、幻覚の心理的諸過程の叙述に用いている。五年後にフロイトが『夢判断』で用いたのと正確に同じ意味である。他方フロイトは一八九四年発表の論文『防衛精神神経症』においても遺稿『手稿H』(一八九五年一月)においても、幻覚を、両立しえぬ観念に対する防衛法と述べている。こうみれば防衛機制の一つとしての退行概念は大昔からのものであることは疑いない。しかし、成立日時を正確に述べるのは不可能であり、発見者がブロイアーかフロイトかも確定できない。

防衛機制としての退行概念と関係はあるが、さらに一般的な概念となっている、神経症・精神病・倒錯症などの疾病形成の要因としての退行は、全くフロイトの概念である。これは防衛機制としての退行概念におくれて展開されたものである。もっとも病因としての退行概念の最初の萌芽はフロイトが一八七七年および一八七八年に刊行した発生学研究にある。『精神分析入門』(一九一六—七年)第二二講でフロイトは発生学におけるおのれの発見を退行のもつ病因作用の解説に用いている。しかし、一九〇〇年から一九一六年までの期間、フロイトの初期著作には〝退行〟なる語は一度も現われない。「症例ドーラ分析」(一九〇五年)にも『グラディーヴァ』(一九〇七年)にも「少年ハンス」(一九〇九年)にもみられない。『性学説三論』(一九〇五年)初版には病因としての退行という概念を最初におずおずと示唆したものとみてもよい箇所が何行かあるが、フロイトが退行を重要な病因と明言したのはやっとその第三版(一九一五年)においてである。この転回が生じた実際の日付はどうやら一九〇九年から一九一〇年であるらしく、『精神分析五講』(一九〇九年)と鼠男の論文(一九〇九年)を一方に、レオナルド・ダ・ヴィンチ論(一九一〇年)とシュレーバー症例（一九一一年）を他方にして、その間に線が引けそうだ。フロイトがナルシシズムの問題と格闘していた時期にあたる。ナルシシズムと病因としての退行の二概念の結合は、精神分析史研究上非常に興味深い主題だろう。

フロイトは退行が二機能すなわち防衛機制と病因とを持つという事実の理論的側面を『夢判断』第三版（一九一四年、五八四ページ）に要約している。それによると退行は局在論的、時間的、形式的の三局面に区別される。心的過程の〃逆行〃運動、すなわち「思考の表象への変換」（五四四ページ）は、空間的のみならず時間的にも生じる。空間的とは心的装置の審級《インスタンツ》を上下することであり、時間的とは現在から幼時体験に向かうことである。最後に、もっとも重要な特徴は、退行時にはあたかも心的体験が分解してその過去の構成要素の集合となるかの観を呈し、より単純な体験形式が心的装置に再出現する、という臨床的観察である。

この退行の三形式というか三局面の区別は一見明確で説得力があり、決定版のように思われる。しかし、その一年後に書かれた論文「夢理論へのメタ心理学的補足」（一九一七年、二二七ページ）の中でフロイトが退行を二形式のみに分け(注1)、今日では疑いもなく最重要とみなされるであろう形式的局面を全く度外視しているのに気付く。これは、ことはみかけほど簡単に済まないという最初の警報である。

とすれば、この喰いちがいを重要性の全くないことにすぎないとみるか、それとも、フロイト自身のひそみに倣って、これはフロイトが退行の形式面を嫌っていたことを示唆する、意味ある忘却の一例と扱うべきか、が問題である。退行概念が全体としてゆっくりとしか展開しなかったのも、フロイトの嫌悪が一役買ってのことかも知れない。防衛機制としての退行さえ陽の目を見るのに少なくとも五年を要した。病因としての退行にはつづく一〇年から一五年を要した。

それだけでない。退行には機能がもう一つある。これも陽の目を見るまでに長い歴史があって、病因性退行概念が明らかになったその次の時期、おおよそ一九一二年から一九二〇年ごろにフロイトは時々、この問題に立ち戻っている。それは転移の一部としての退行機能であり、これはとくに抵抗に奉仕する機能である。転移、アクティング・アウト、反復強迫、退行など、相互に重複する部分をもつことばで叙述されるこの複雑な現象に対するフロイトの態度特徴は、極端な慎重さである。

この慎重さは『ヒステリー研究』（一八九五年）の技法の章（三〇一—三〇四ページ）にもすでに全面的にみられる。〝退行〟という用語こそ用いていないが、フロイトは転移の退行形態が〝障害物〟となることを手にとるように叙述している。いま論じている期間中のフロイトは転移問題に立ち戻るたびに必ず、転移の退行形態が抵抗の最強力な形であると力説している。転移はたしかに分析治療の同盟軍ではあるが、それは、感情はこもりつつも転移それ自体のもつ目的の達成は抑止される成人形式の転移の場合のみである。(注2) 転移は分析治療をもっとも深刻な危機に陥らせるものでありうる。もっとも、分析者が（a）陰性転移であるとか（b）幼時のイマーゴーすなわち退行的要素に対する関係の復活によって、これまで抑圧されていた性衝動が陽性転移となるとかいう解釈ができて、転移から距離を置く場合に限り、この危険から逃れられるとフロイトはいっている（「転移の力動」一九一二年）。

古典的論文「想起、反復、徹底操作」（一九一四年）におけるフロイトは一部の患者がその過去の情動の一部を想起しえず、その部分は患者の分析者に対する関係の中でアクティング・アウトされる他ないこと、すなわち、転移とは患者が忘却して他の方法では到達しえない過去の反復であること、をはっきり認識していた。この反復が部分的には分析治療によって誘発されたものであり、自由連想という〝新〟技法の一結果であることをも認めていた。しかし、分析者はこういう現象に解釈以外の反応をしてはならない、という周到な勧告をフロイトは繰り返して述べている。この勧告はまず、〝禁欲〟なる語の中にこめられている。それはたとえば「転移性恋愛」（一九一五年、一六五ページ）

にみられ、三年後ブダペシュト国際精神分析学会の発表（一九一八年、一六二ページ）ではいっそう強い〟享受権剝奪〟が使われている。

禁欲と享受権剝奪を分析者が患者に課すべきであるというのはいささか苛酷な基準のようにひびくが、転移の退行形態を扱うのにフロイトが必要と思ったもののフェアな表現であることは疑えない。

しかし、フロイトは退行概念の発展をここで終らせなかった。次の一歩でフロイトは転移の退行型を強烈な反復強迫の一症状と認識し、この考え方を生物学にまで拡張して、この概念を基盤とする死の本能を措定するに至った。死の本能は退行を絶えざるその目的とする。すなわち現状から過去の存在状態へ回帰すること、詮じつめて分析すれば生から死に至ることである（『快楽原則の彼岸』一九二〇年）。

この点と関連して、〟反復強迫〟の持つ力の例に用いられたのが、遊戯中の児童と転移とくに退行性転移中の患者との二現象だったことは考えてみる必要があろう。

ここでわれわれは二律背反にぶつかる。かりに転移中の退行が反復強迫の一症状であり、従って死の本能の力によって促進されるものであるなら、禁欲あるいは享受権剝奪を患者に押しつけようとしても成功の見込みはあるだろうか？　たしかに退行症例の分析治療は成功裡に終結可能であるが、この事実からひょっとすると死の本能は結局それほど圧倒的なものでないと結論してよいのだろうか？　こういう疑問はそれまで全然口にされもしなかった。すくなくともフロイトが述べていないのは確かだ。

退行の機能はまだあって、それは分析治療の同盟者という機能である。私の知る限りでは、フロイトがこれに触れたのは一回切りだが、その時フロイトは口をきわめて積極的にこの機能を肯定している。それは他でもない『精神分析運動史』（一九一四年、一〇―一一ページ）にある。すでに述べたとおり、ドーラ分析の中では〟退行〟ということばは一度も出てこない。しかし、その一〇年後、フロイトはこの回顧的エッセイの中で、ドーラの最近受けた心的外傷の病理作用を直接分析によって解消しようと手を尽したがすべて失敗し、ドーラに〝長い廻り道をさせ小児期最初期以前にまで溯らせて〟はじめて現下の葛藤が解消可能となったのだと、まことに嘆賞に値いする正確な指摘を行なっている。フロイトは〝分析技法における退行の無視〟を肯定する立場をとったのは実に誤りだったと指摘してこの論のしめくくりとしている。こういう文章があるのに、防衛的でも病因的でもない、他ならぬ治療的退行という問題にある程度まとまって触れたフロイトの論文は見当たらない。また、上に引いた一行のまさに直前で、フロイトは、治療中の退行はブロイアーと協同しての浄化法《カタルシス》使用時代にすでに観察していた——。すなわち「われわれは神経症の特徴である心的過程で後に私が〝退行〟と命名したものを発見していた」と明言してから、話を一気にドーラ分析例につなげている。とすれば退行が重要な治療因子であることは、すくなくとも精神分析のそもそものはじめから観察されていたわけである。

話が大分ややこしくなった。治療中の退行が治療の重要因子であるとの認識は浄化法による初期の症例からあった。この観察所見がドーラ分析で再確認された。間違いなく他症例でも再確認されただろう。これと並んで、理論概念としての退行が精神分析最古の概念の一つだったことは歴とした活字の証拠がある。それでは、何故、一九〇〇年まで待たねば退行ということばが印刷されなかったのか。病因としての退行の意義の全貌が認識されるにはさらに一〇年以上待たなければならなかったのか。たしかにその時以来、退行現象は脚光を浴びつづけてきたが、マイナスの面ばかりに光があてられ、まず恐るべき抵抗の形態とされ、次に反復強迫の一症状とされ、最後に死の本能の最重要な臨床的例証とされた。一方、治療同盟の役割は一回ごく大雑把に触れられただけで、以後表面から姿を消した。退行の恐るべき面の影に隠れてしまったのかも知れない。とにかく退行についての首尾一貫性欠如は一目瞭然だが、それは第二二章と第二三章まで棚上げしておこう。

結果的には、分析治療中の退行をどう扱えばよいかのフロイトの勧告は全く首尾一貫している。おそらく、ただ一回、一時的な例外があっただけだ。それも例外と言ってよいかどうかが問題となる程度である。フロイトの勧告はこうであった。患者がいかに深く退行しようが分析者は必ず正規の好意的受動的客観性を維持しなければならず、患者が希んでもねだっても解釈以外の反応をしてはならない。フロイトは論文「転移性恋愛の観察」(一九一五年、一六ページ)において、この治療政策で失敗する症例は通例精神分析に不向きなことが証明されるだろう、だからこの線をこえてはよくない、とまで述べている。「治療は禁欲あるいは享受権剝奪の状態で遂行されねばならぬ」と断言しているのが、この不応答策に当たる。

さて、さきに述べた、例外かどうかあやしい場合をとりあげよう。第一次大戦末期、フロイトによる教育分析終結後、フェレンツィは、技法的実験を発足させその第一段階を〃積極法〃(aktive Technik) と命名した。フロイトはこの実験を全面的に支持した。第一段階を貫く中心原則はこうである。時機を選んで分析者は患者に、自己の内的緊張がはなはだしく増大するおそれのある状況にあえて身をさらすこと、さらに意図してそういう状況をつくりだすことを提案する。この提案は二つの結果を狙っている。第一は、その結果、その時まで抑圧されていた本能衝動あるいは欲動が抑圧を破って意識面に躍り出し、不快な症状が快い満足に変わりはしないかという狙いである。第二の狙いは、患者の枯渇していた連想の流れがもう一度淀みなく流れるようになりはしないか、という期待である。先に挙げたブダペシュト学会における発表論文(一九一八年)においてフロイトは、この技術革新の端緒を開いた発想は元来自分のものだと主張しているが、それは正当な権利の主張だった。フロイトは自分の行なった二つの実験をここで引用している。一つは、重症の広場恐怖症患者たちを治療中時機を選んで患者の恐れる場面に身をさらさせてみたことである。第二の実験はたとえば狼男などの一部症例で分析者は治療終結の日付けをあらかじめ定めておいたことである。フェレンツィは介入が正しい時期と方法によって行なわれれば、治療を大幅に前進させる結果となることを発見したわけだが、フロイトもこの発見を承認している。

この技法を一般原則の例外といってよいかどうかあやしいと述べた理由はこれでお判りかと思う。これは禁欲、享受権剝奪原則を論理的に延長しただけとも考えられる。患者は求めやねだりを満足されず、かえっていっそう強烈な緊張を押しつけられる。しかしまた、これは明らかに、患者の転移——退行性非退行性を問わず——の単なる解釈を越えた行為である。好意的受動的客観性を捨てて患者の内面のものに特異的な一方法で反応しているからだ。さらに、フェレンツィの実験とそれ以後にわれわれが学んだ体験に照せば、患者内面の緊張を増大させればほんとうに狙い通りの享受権剝奪という目的が達成できるかは疑問で、全く別物が出てくるかも知れない。

さらにいえば、この方法によって得られる正面突破的意識化が分析治療の終結まで持ちこたえる大きな運動量を持つのは一部の症例で、困ったことに、他の大部分の患者では運動量は減少の一途を辿り治療は元の黙阿弥となる。フロイトはその可能性を予見していたし、自験例に照して、成功ははかなくしかも見通しが立たぬものにすぎないと判定して、この発想を放棄した。フロイトは一九一八年以後の論文ではこれに全く言及しなくなる。

フェレンツィもフロイトと同じ経験をしながら、自らの介入に対する患者の反応がきわめて原初的性質をもつことにいたく心を唆られ、研究の続行を決意した。分析治療はそのままだが介入法が変わった。フェレンツィはこうして、分析治療による再活性化の際、幼児の病因性外傷は、現代風に言えば、二相的構造を持っているらしいことを発見した。

第一相では幼小児はその環界すなわち一人あるいは二人以上の最重要成人という対象による過度の外傷的刺激にさ

らされるらしい。逆に、外傷的刺激の少なすぎる場合もあるようだ。第二相に入って、その小児が同一人物の成人から外傷の修復、慰藉を希み、せめて分かってだけはもらおうとする時、成人側は、意識的・無意識的罪責感に影響されて、自分は第一相に関与していないと否認し、またそんな大げさなことだったとはちっとも知らなかったという言動をする。われわれの用語を使えば、成人たちは大いに好意的かつ客観的にではあるが、はっきりと、自分たちは手を汚していないことを証明してみせる。フェレンツィは、自らの能動的介入によって外傷状況の反復を生じさせながら通常の好意的中立性をもって事態を見守る治療者のありかたが、構造的に、実にもとの外傷に酷似している、と患者に対して認めざるを得なかった。フェレンツィはさらに理論を進めて、古典技法は患者に元来の外傷を想起あるいは反復させせつつ分析者には客観的好意的受動性を守らせるが、症例によっては能動的介入によって生じるのと似た事態を生み出すのではあるまいかという結論に達した（『覚書と断片』一九三二年四月一一日の項、『最終論文集』一九五五年所収）。

ここまで来てしまえば、次の一歩はフェレンツィには目に見えていた。元の外傷が周囲による過大あるいは逆に過少の刺激とそれに続く同一人物による無理解無関心であるならば、治療の目的はおのずと定まる。すなわち、第一に患者を外傷状況まで退行させ、第二にこの状態において患者がどれほどの緊張にまで耐えられるかを慎重に見守り、第三に退行中の患者の求め、ねだり、欲求への能動的応答によって緊張を患者のほぼ耐容限度に維持するよう配慮することである。この研究には副産物があった。それは医師患者関係について深く突っ込んだ最初の研究が生まれたことである。また、今日では逆転移解釈技法といわれるものも発見された（フェレンツィ、一九三〇年、一九三一年、一九三二年）。

ここに至ってフロイトとフェレンツィとの不一致が爆発点に達した。フロイトは言った。退行した患者のいかなる欲求をも無条件に満足させるのは不可能事であることが証明されるだろうし、この種の試みが患者の状態を好転させるのは、分析者がすべて患者の言いなりになることができ、また分析者が進んで患者の頤使に甘んじている限りで、それでもなお、患者の大部分は、たとえ好転はしても決して真に治療者から独立しないだろう。これがフロイトの予言だった。

フロイトとフェレンツィとの論争は決着がつかなかった。フェレンツィは最後の実験途上で倒れた。分析者の死はどんな患者にもきわめて外傷的な事件であるが、深く退行した患者にはとくに外傷的である。だからといって、私は、フェレンツィが長命していたらすべて好結果を得たというつもりはさらさらない。ただ私のどうしても言いたいのは、こういった条件下ではフェレンツィの最後の患者たちに関する臨床観察からフェレンツィの実験の価値如何を単純にイエス・ノウで答えるのは不可能なことである。この問題は第二三章で再びとりあげよう。

（注1）　この喰いちがいを私に注意してくれ、初期の退行観念発展に関する具体的事実をいくつか教示されたジェイムズ・ストレイチ氏に感謝する。

（注2）　この考えはビブリングが発展させて〝治療同盟〟の概念をつくった。（国際精神分析学会報、一九三六年）

第二〇章　症状と診断

フロイトの教えを要約すれば、退行には臨床的機能《はたらき》が四つあるだろうということで、㈠防衛機制、㈡病原因子、㈢強力な抵抗形式、㈣分析治療の本質に含まれる因子、がその四つである。

退行の複雑な世界のうち、第四部内では分析治療中に観察可能な現象というごく一部分に限ってとりあげることにしよう。こう限定すると一防衛機制としての退行は事実上範囲外となる。重症の幻覚症例は私の外来患者にはそう多くないからだ。さらに、この限界設定は病原因子としての退行の検討をも、一面的な限られたものとするだろう。なぜなら、分析中の退行は患者のとる糊塗的手段にすぎないとされるからである。かりに退行を認容しても、患者が退行の中に居据わったり、一つの解決法として退行を肯定することは思いもよらない。この方法による検討によれば、退行が病因としての機能《はたらき》を現わすのは、過去の事件によるものでなく現下の力動過程としてである。退行が出現し、状況を占拠し、一時支配し、占領地を別の勢力たとえば現実にゆずってやがて消え去るのを知ることができる。分析者が治療中もっとも頻繁に観察する退行の機能は明らかに抵抗の一形としての退行と治療同盟者としての退行の二つである。

退行論という分野を三つに分けて論じようと思う。第一は退行の症状と診断である。ここで次のような質問は欠かせないだろう。分析中の退行とはそもそも何だろうか？　すなわち、その鑑別診断基準は何々であろうか？　生じる退行形態は一箇だけなのか。もし数箇ならば何々だろうか？——。第二の質問は退行の力動に関したものである。退行のある段階《フェイス》の本質をなす事象は何々だろうか？　また、それら本質的事象の一つ一つの個別的意味は何だろうか？——。第三の、最後の質問はこの第四部ではわずかに触れるにとどめ、第五部で詳しくとりあげたい。その問題とは、退行が病原性を発揮するか治療力となるかの分かれ目を何が規定しているのか、である。この問題に決着がつき、さらに外的事象によって外から左右できるようになれば、ここで問題は展開して、患者の退行が病因的退行と化する危険をすべて回避しつつ必ず治療的退行とするために治療者には何ができるか、となる。

私が若かった頃のこの領域における自分の臨床体験からはじめたい。退行についての臨床体験の共通面は以下のとおりである。分析治療のある時点、一見正しい解釈を行なった後のある時点、において急変が生じ、これまでは患者が思いつくどころか嫌悪排斥していたような、単純な対象関係形式あるいは原始的充足形態を患者がためらいがちにそっと差し出してくる。これを同情的客観的という通例の技法で解釈し去れば、それ以上発展はない。しかし、もし分析者が患者の差し出すものを受け取り、それに応答すれば、直ちに一種の治療的突破が起り、治療が画期的に進展する。

この相違は、後者においては治療者も患者もともに、〝古典的〟分析治療中に生じることに置き換えてではないが、それに付加して、ある一歩を踏み出したところにある。

具体例に移ろう。一九二〇年代後半のことだった。私が分析治療を開始した相手は、二〇歳代後半の女性だが、元気で魅力的なむしろ蓮っ葉な少女という感じだった。この女性の主訴は「何をやっても最後までやりとおせない」であった。この女性はある学位取得のために大学の課程を何年か前に完了していた。しかし最終試験を受けることだけはできなかった。また、この女性は男性を遠ざける人でなく、相当数の男性が彼女を求めていた。結婚したい男もいたし、情事だけで終らせたい男もいたが、とにかく、この女性は男性の求めに返答ができなかった。単純に、返事できなかったことである。次第に、返事できないことが、何かの危険を冒さねばならない時、つまり何か決断しなければならない時になると必ず起る、どうしたらよいか分らないという恐怖感と結びついて、彼女は段々萎縮してきた。彼女には、どちらかといえば強迫的だが十分信頼できる力強い父親がいて、二人のきずなはきわめて固かった。二人は相互に理解し、相手に高い評価を与えていた。母親は何となくいじけた人で、患者は信頼できない母親と思っており、母親と患者のと関係は明白に両義的だった。

以上の関係がこの女性に見えてくるまでに二年間の治療を要した。二年たって、この女性に解釈を与えた。「どうやらあなたにもっとも大切なことは、安心して頭をもたげ両脚でしっかり大地を踏みしめつづけることですね」という解釈だった。女性はこれに応えて、「私は小さい時から一度もとんぼ返りをしたことがないのです」と答えた。「いろんな機会をとらえてやってみたのですが駄目でした」私は言った。「今はどうだね」これを聞くとこの女性は寝椅子から起き、やすやすとみごとにとんぼ返りを打って、自分でも大変びっくりした。

これが真の正面突破だったことがやがて判る。この後から種々の変化が起った。この女性の情動生活も社会生活も職業生活も変った。すべて、自由と柔軟性増大へむかう変化だった。それだけでなく、学卒者が研究者になるためのきわめて難関とされる試験の受験許可を何とか取り付け、そして合格してしまった。婚約し、結婚した。

当時の精神分析開業医による治療は、結婚したら治療を打ち切るのが慣例だった。二年後この女性は私の処へ再びやって来た。第二回の分析は約一年二ヵ月続いた。この症例の追跡期間はもうおおよそ三〇年間になるが、この女性が正常な生活をやりおおせたことを証明するものである。その間にはさまざまの社会的変動があり、外面生活のひどく困難な時期があった。彼女は耐えとおさねばならなかった。ドイツによる占領、戦争、ロシア軍の包囲、ロシア軍による占領、共産党支配への移行、革命などである。あの正面突破の結果は時間の試錬にみごとに耐えた立派なものだった。

この症例における決定的事件は例のとんぼ返りだが、これに正確な診断名を記するとすれば何になるだろうか？まず、曖昧さを残さない記載形式を提出したい。これならあまりくだくだしく根拠を挙げなくても承認してもらえそうに思う。三〇歳の女性のとんぼ返りは「高度に成人的な行動形式確立後における小児的原始的行動形式出現」を意味することは確かだろう。もっとも、正しくても迂遠冗長な名称ではある。代って分析理論は互いに大きく重複する部分のある四語を提出する。転移、アクティング・アウト、反復、退行、である。四つが四つともこの症例には、ある部分はあてはまりある部分はあてはまらない。

とんぼ返りがちょっとしたアクティング・アウトであることは論を待たないが、では実際に何をアクティング・アウトしたか、となるとはっきりしない。同様、とんぼ返りが転移の中で生じたとは言えるが、転移ということばに分析状況全体という意味を持たせてしまうことになる。もし転移を厳密な意味で使い、元来の対象から分析者に転移されたものの意味に限れば、転移の語をこの症例に使えるかどうかも怪しい。反復と退行についても類似の異論があろう。誰であろうと、昔少なくとも一回やったことをやるならば、繰り返しという以外はない。退行も同じだろう。退行できるのはかつてすくなくとも一度は存在したものにむかってである。しかし、症例報告の示すとおり、この患者はとんぼ返りが一度もできなかった。人生初のとんぼ返りを反復、退行というのは論理の矛盾でなかろうか。たしかに矛盾だが、私はこれからも退行をどちらかといえばおおまかな語として用い、成熟度の進んだ体験行動形式の確立後に分析治療への反応中に原始形態の体験行動が出現することを退行と呼びたい。

ところで、適切な鑑別診断用語がなかったばかりに、分析の場で患者の生み出すもの、たとえば転移とか退行とか転移プラス退行とかを、おおざっぱに何でも〝原始的〟という形容詞をつけて呼ぶ習慣は、無数の概念誤用が生じる種になって、研究の進歩を妨げている。本書のあちこちで具体的にその辺を明らかにしたいと思っているが、私の提案の将来性は覚束ないと思っている。古い習慣の改革よりも好ましくない新しい習慣を発足させるほうがずっと楽だからだ。

その他にも、多くの面で退行とまぎらわしい臨床的諸状態が多数あり、その力動構造が根本から違うのにしばしば退行といっしょくたにされている。それらのうち、一番目に触れるものは引きこもり (withdrawal) だろう。これは周囲の人々あるいは分析者との接触を断念することである。引きこもりの一特殊型にウィニコットが「他者の存在下に孤独でいる能力」と述べたものがある（一九五八年）。また、誰でもみずからの創造領域にほぼ完全に没頭するならば、引きこもりの印象を生み出すだろう。これらの状態は短期間のことも、結構長期のこともある。病的なことも完全に正常なこともある。付言すればそれらの状態中に些少の退行が混ってもよく、相当量の退行さえ存在しうる。それでもなお、私は以上と退行自体とは区別さるべきものと考える。

解体 (disintegration) とも言うべき臨床的状態も退行に酷似するが、同じく退行と区別される。解体とは高級複雑な構造が作動しなくなり、その結果、より原始的な機能形態や体験形式が出現することである。再出現といってもよかろう。その病的形態には進行中の分裂病があり、ほとんど正常な形態には老人における性器性の消失がある。いずれにも真の退行的側面が多数あり、〝病原因子としての退行〟の例にしてよいとさえ思う。しかし、以上の解体状態に退行性のあることが承認されても、これらの状態はやはり分析治療中にみられる退行と区別されるべきである。

さて、私の症例に戻る。あのエピソードは一九三〇年前後のことだった。私は当時精神分析の二大流行理論だった本能理論と自我心理学とを藉りて、この症例に私の果した役割を考えた。それは㈠即座にとんぼ返りを打つ機会を提供し、患者を内心恐れていた状況に入れて患者内面の緊張を増大させたこと、㈡それによって患者のある本能の正面突破を助け、その結果患者がそれまで抑圧していた衝動を心地よく満足させたこと、㈢この体験と平行してかこの体験によってかはともかく、患者の自我を強化したこと、ではなかろうかと私は考えた。

当時のわれわれの理論的思考は次第に、古いリビドー理論や本能理論にも新しい自我心理学にも眩惑されず、対象関係の重要性の認識に目をむけつつあった。特にブダペシュトではそうであった。この変化の正確な日付を言えといわれても難しい。この変化を公式に表明したのはフェレンツィで、それは『タラッサ（海）』(Thalassa 一九二四年、『アナバシス』の故事を引いて、待望のもの、あるいは〝故郷〟につながるものを望見しえた意味で命名したのであろう。とにかくクセノポンの率いる一万のギリシャ敗兵は彷徨のすえ彼方に青く平らかなものをかいまみて『海《タラッタ》！ 海《タラッタ》！』（タラッサに同じ）と叫んだ――訳者）の第三章「エロス的現実感覚発展の諸段階」にある。成果のあまり香しくないフェレンツィの能動法も、フェレンツィの患者治療者関係の徹底研究も、対象関係重視をさらに促進したが、一九二八年フェレンツィの二論文『精神分析の終結問題』『精神分析技法の柔軟性』が刊行されてはじめてようやく十分大きな運動量を持つに至った。

この方向転換に影響されて、私は患者の対象関係の変化を記録して行った。たしかに正面突破の結果はめぐりめぐって退行の除去となった。その象徴的意味のために抑止され、自我非親和的だった一つの自我機能が今や解放された。そして、その自我機能は、二次的に生じていた性的《エロス》な意味の備給から離れ、享受しうるよきものとして自我に統合された。しかし、見落してならないのは、正面突破が分析の場の内部、すなわち一箇の対象関係内で生起したこと、患者に新しい愛憎の方途を打開したことである。その結果が一つの新発見となり、以来、自己の愛憎対象に対する患者の関係は前よりも自由で現実本位となった。

私が新規蒔き直し（new beginning）の概念をつくり出したのはここに報告したたぐいの多数の臨床体験の叙述の

ためだったが、その底にはいま述べたより大きな基盤があってのことだった。私は新規蒔き直しの特徴と考えたものを列挙した（M・バリント、一九三二年および一九三四年）。この枚挙は分析治療における有益な退行の臨床症状記述の最初の試みだった。以下の各章においてこの枚挙表が以後三〇年の私の臨床体験に照らしてどう変って行ったかを論じようと思う。

以下は当初の枚挙表である。

一、衝動満足以前の緊張増大期間には忘れえぬほど強烈な印象のかまびすしい症状が出現する。次いで突然、変化が生じて、静かな、平和な、万事よしの感情が生じる。この感情はよほど注意して観察しないと見逃がされやすい。

二、活動が新しく開始されるが、この活動による満足の強度は決して極大快楽水準に達しない。

三、新規蒔き直しは必ず転移、すなわち一種の対象関係の中で生じ、患者の愛憎対象関係への変化に及ぶ。結果として不安が格段に減少する。

四、新規蒔き直しはまた性格変化をも生起させる。今日の言い廻しでは自我内部の変化となるだろうか。

五、これは最も重要なことだが、新規蒔き直しの意味は（一）例の欠損発生以前の時点の原始的なものに回帰することだから退行と言ってもよかろう。（二）しかし、同時に新しい、前よりも身に合った生き方を発見する、前進開始に至る道である。自著『スリルと退行』（一九五九年）では、この基本的二現象を一つに合せて〝前進のための退行〟と命名した。

さて私の症例に戻ろう。正面突破が好ましい治療結果に至るための重要因子であることを認めたならば、この力動をどう理解すべきかという問題が生じる。あの好結果を生ぜしめたものは果して何であったか。おそらく、まず、意識――というか自我――を強いて、抑圧の蓋を一部分ながら上げさせ、ある一箇の本能衝動を自我親和的なもの、楽しく充足させてよいものとして受容させたためという言い方もできよう。また、イドの領域を削って自我の境界をひろげ、結果的に自我を強化したためとも言えよう。しかしまた、患者を助けて新規蒔き直しに到達させたためという言い方もありうるだろう。新規蒔き直しでいけなければ一種の退行といってもよい。

むろん、異論はあろう。たとえば、あの好結果は例の事件以前の分析治療の良さと事件後の徹底操作の適切さとが決め手で、事件そのものは、なるほど強烈な印象のものだが、分析者患者双方の苦渋な努力に害のない一息をつかせただけで、それ以上の意味はない、といわれるかも知れない。成功例の場合、こういう異論に対しては返答に窮する。成功はどの因子のせいにもできる。複数因子のどういう組み合せでもよい。したがって成功例は、新技法提唱の際、有効妥当性証明に使えない。さしあたり、判断を保留して次へ進もう。

第二一章　欲求充足と対象関係

私がその考えに達したのは、フェレンツィの死に溯る。あれは一九三三年五月だった。三〇年前のことだ。当時、一般に、フェレンツィの実験は退行患者の飽くなき要求に応えることの誤りを証明するとみられていた。そんなやり方は分析者患者双方にとって無用の厄介事が際限なくもち上がる原因となる。何よりもフロイトが「いけない」といっていたことだ——。ある期間私はこの問題をもう一度皆に再検討してもらおうと思い、まるごと駄目だとしてしまうのは不当かつ不毛であると指摘した（M・バリント、一九三四年、一九三五年、一九三七年、一九四九年、一九五一年）。フェレンツィの指導下にブダペシュトで発展した思想のうち価値あるものの批判的再評価を求めたのであって、決して無批判に受け入れて欲しかったのではない。いずれにせよ反響はなかった。私に残された途は、自分の臨床治療を続行し、さらに経験を積むことによってその思想の有効妥当性を検証することであった。まちがっているかもしれないが、このごろになって一般の空気が変った徴候があるように私は思う。もう一度私がかつて試みたことを繰り返そうとするのはそのためである。

第二〇章末尾の枚挙表の中で、新規蒔き直し期に起ると述べておいた事態のうち三つは活用の見込みがある、つまりさらに研究吟味の価値がある、と当時の私は思った。いちばん最初に注目したのは、原始的欲求充足そのものである。第二は分析的雰囲気の強烈な突然変化である。衝動が満たされないうちはきわめて熱烈に充足を要求するけれど、ひとたび充足されればこの熱烈さはたちどころに跡形もなく消えさることだ。第三は以上すべてが分析の場、すなわち対象関係の中で起らねばならないのが絶対の前提条件だということである。

充足という面から手をつけよう。何かが充足されねばならないことは確かだが、この何かがどの個別的本能に由来するものかを特定するのは存外難しい。場合によっては少し枠をひろげると判明する。たとえば、とんぼ返りを打った例の患者の場合がそうであった。これも約二五年間追跡調査した治療成功例であるが、別の女性患者は、分析のある特定の時期に、私の指を一本かなり長時間手にとっていたいと言い出した。私もそれを認めざるを得なかった。この女性の場合に満足させられたのはぶらさがっていたい本能だ、という説明を見つける――というか作る――ことはそうむつかしくない。しかし、また別の患者があって、この場合は男性だが、新規蒔き直し期に数週間病気休暇をとらねばならなくなった。この男性が果して病気だったかどうかはよく判らない。とにかく働けなくなり、一日の大部分をベッドですごし、介護が必要となった。しかし面接には定期的に来て、一度も休まなかった。ほぼ同じころ、患者は規定外の面接を求めた。特に週末毎を希んだ。さもなければ私の方からその男の家を訪問して欲しいというのだ。それをして得られる満足をどの個別本能と結びつければよいか、これは判りにくいと思う。確かなのは三人の患者が三人とも周囲の人物、すなわち当時もっとも彼らに重要な対象だった分析者とある種の単純な、相手にまけてもらうような（gewährend な）関係が欲しかったことだ。

鑑別診断問題に戻ろう。以上三例とも、原始形式の体験行動が成熟の進んだ体験行動形式の確立後に発生している。これが私が退行と呼びたいものである。この退行の結果、これが、何としても手に入れようとする行動となったが、三例とも分析者は肯定的反応を行ない、欲求を充足させている。言っておきたいのは充足を解釈の代用にしたいわけではないことだ。満足を解釈の上に重ねたのである。解釈が先行する場合も満足が先行する場合もあった。それは状況次第だった。

一九三〇年代になって判りはじめたことは、新規蒔き直し期において、患者は充足を求めてそれを受けるが、充足ということは顕著な現象ではあっても一番重要ではないことである。充足はある目的のための手段にすぎないようだ。真に重要なのは患者が愛憎の対象との複雑で硬直的強圧的な関係——当時は性格特徴と言われていたもの——から解放されて、より単純な、強圧性の少ない形の対象関係をつくり始めるよう手助けすることである。たとえば、第一例の場合、治療のヤマ場で患者は分析者を患者を刺激、興奮、抑止させる成人的対象だとは感じていない。でなければ、分析者の前で、育ちのよいうら若いお嬢さんがとんぼ返りを打とうなど思いもよらないことだろう。分析者は、その面前で子供っぽい楽しみに没入してもかまわない、安心できる対象と感じられていたわけである。ところで、このことを三人関係的なエディプス葛藤の言語で表現しても、エディプス期以前的な（口唇的、肛門的、男根的な）言語で表現しても大差ないだろう。それだけでなく、どの表現形式をとるにしても、この現象の多数の二次因子のどれか一つを叙述はしているはずで、その点で間違いとはいえないだろう。

新規蒔き直しの特異な雰囲気の特徴を一言でいえば何だろうか。私はドイツ語の arglos（ほぼ〝気のおけない〟に当る）を借りてこれを表わしてみた。このことばは Lust（一応〝欲望・快楽〟）や Besetzung（〝配備、駐屯、備給〟）と同じく、英語には対応語がない。辞書には guileless, innocent, simple, harmless, inoffensive, unsophisticated, unsuspecting（ずるさがなくて、単純で、無邪気で、人をきずつけず、攻撃的でなくて、知的な気取りがなくて、気を廻したりしなくて……）といったことばの雲で訳してあるが、どの一つをとっても本来の意味を適切に表わさない。だから、周囲から有害なものがおそらく一つも自分に向けられておらず、同時に自分の中から有害なものが一つも周囲にむかっていない、という事態の構造を叙述することばが英語でも欲しいところである。分析用語集のたすけをかりれば、

〝両義性以前〟(pre-ambivalent)、〝被害念慮以前〟(pre-persecutory)、〝妄想症以前〟(pre-paranoid) などのことばをつくることはできるだろう。しかし、難点は、これらのことばは、その時期の、単純な、信頼性にみちた、気を廻すことのない雰囲気を表現するのにふさわしくない知的な気取りのあることばである。転移の枠内においてではあるが、患者は遂に一切の性格の鎧と防衛の鎧とを脱ぎ捨て、生きることはこれよりも単純で真実なものになったと感じるようになる。これは真の開眼である。

以上が新規蒔き直しを全体としてフロイトの言う意味での退行と区別するものである。フロイトの言う退行が全く一個人の心中のみにおいて生起する過程なのに反して、私が分析治療中に観察した、新規蒔き直しという退行は、今日の言い方では、二人関係の心理世界に属する。当時は対象関係発展論など流行の題目でなかったので、私は何度も(M・バリント、一九三二年以来)報告を書いたけれども私の発見にほとんど誰も全く目も呉れなかった。

当初、私はこの原始的関係の記述に、フェレンツィの理論的概念「受動的対象愛」(passive object love、一九二四年)を採用していた。フェレンツィは、性生活における真の目標は愛されることで、他にいろいろな動きが見られても、それらはすべて、この終着点に至る迂回路であり間接的接近路であると考えた。この概念はゆたかかな展開可能性を持つようにみえた。実際、成人幼児を問わず、彼らが愛の対象に対して示す原初的態度の一部を説明しうるものであった。しかし、この発想は時間の風雪に耐えなかった。新規蒔き直し期にある患者をよくよく観察すると、たしかに周囲の人々から愛され充足されることを期待しそれで満足するという静かな静止期も非常に重要なことがわかるけれども、周囲の人々との接触を探し求める積極的な動きもまたみられるところである。この能動的な動きにかんがみ〝受動的対象愛〟なる語は棄てざるを得なかった。それ以来私は〝原初的あるいは一次対象愛〟(primitive, or primary, object-love)〝一次対象関係〟(primary object relationship) なる語を用いてきた(M・バリント、一九三七年)。

しかし、これらの語も不適切さが証明されたことは認めざるを得ない。私の観察力が増大し、患者のいわんとすることを聴く耳がとぎ澄まされるにつれて、第一二章に要約したとおり、一次対象の成立に先行する段階にはもう一つあることが、臨床を通じて判明した（M・バリント、一九五七年、一九五九年）。この段階は、環界非分化段階、一次物質段階、あるいは少しごたごたしたことばだが、調和的相互滲透的渾然体段階、ともいうべきものである（M・バリント、一九五九年）。第一二章で詳述したことのくり返しになるが、この状態の絶好例はわれわれと、われわれを取り巻く空気との関係である。肺や腸にある空気がわれわれのものか否かは難しいところだが、そもそも、どちらでもよいのである。われわれは空気を吸い込み必要物質を取り、不要物質を加えて吐き出す。空気がわれわれの行為を喜んでいるかどうか、われわれは気にかけない。われわれにとって、空気とは適切な質のものが適量あるべきものだ。また、ある間は空気とわれわれとの関係は観察対象にならない。しようとしてもたいそうやりにくい。しかし、もし、何かがわれわれへの空気供給を邪魔すれば、事態は一変して目に余るけたたましい症状が発現することは小児が充足を得ない場合と変らない。新規蒔き直しの第一段階で充足が得られない患者とも変らない。

空気は対象でなく物質である。水も母乳も物質である。すでに述べたとおり、この意味での物質は、そう多くはないが、まだいくつかある。ソクラテス以前の哲学者たちのいう元素——地、水、火——はこの意味の物質である（風はすでに挙げた空気である）。さらに今日児童心理相談などで用いられる砂、水、粘土もその種の物質である。これらの物質の主要特徴は何だろうか。それは破壊不能性である。砂を濡らして城を作るとしよう。城は壊せるが砂は存在しつづける。蛇口を押えて水道を止めることはできる。しかし指を離せばたちまち水はまた噴き出る。そういうことである。

新規蒔き直し段階のいくつかの時期における分析者の役割は、多くの点で一次物質あるいは一次対象の役割に似ている。分析者は存在していなければならない。分析者は高度に可塑的でなければならない。あまり抵抗してはならない。破壊不能性を示さねばならない。これは確かなことだ。また一種の相互滲透的調和渾然体の中で分析者とともに生きることを患者に許容しなければならない。最後の言い廻しはいささか滑稽にきこえることは判るし、この新技法をあてこする巧いジョークが沢山でてくるだろうと覚悟している。しかし、私がたしかに言語の発見以前の——いや言語発見の彼岸にあるといおうか——一時期に属する体験を何とか言語化しようと腐心していることはいいたい。いや、言語の発見以前どころか、おおよそ、友好的物質という、一点の曇りもない調和体だけがあり、その中から対象が成立する以前の体験である。

私の臨床体験によれば、分析治療中の退行、すなわち新規蒔き直しの第一相は、一次対象類似の構造を持つ対象関係樹立を目ざすものである。この樹立を可能とするには、分析者がまず、目下生起しつつあるのがそういうことだと分ることが必要だし、それが今必要なものだと認めて、この希いを、治療過程の一部として受容することが肝要である。分析者の行動や解釈をもってこの願望の開花を抑えようとしてはならない。

以上は状況の肯定面である。残念ながら否定面もいくつかある。次章でそれを論じることとしよう。

第二二章　治療的退行の種々相

ここまでは、治療的退行に成功し、そこをくぐりぬけた患者だけに限った報告だった。そこで、誤った印象が生じたかもしれない。たとえば、困難な分析治療において退行だけが大切で他はどうでもよいと考えているとか、あるいは、転移の退行型に対処するには慎重であれというフロイトの繰り返しの警告には大して臨床的根拠がなく、逆にフェレンツィの技法的アイデアは全部正しい方向をさし示すもので、ただフェレンツィは早世したためにその証明ができずじまいだったのだ、とか。この印象を拭うため臨床観察所見に戻ろう。

もう何年も前になるが、私は退行はできても例の arglos な気を廻さない状態には達しえない患者の問題についてかなり長い論文を書いた（M・バリント、一九五二年）。そういう患者は新規蒔き直しの絶対に不可欠な前提条件を欠いており、したがって治療は一部成功で幕を閉じざるを得ない。その程度の成功でもまあ悪くはないが、適切な新規蒔き直しの成立を経た治療に比べれば達成度の低いものであるという内容である。くわしくは原論文をみていただきたい。

新規蒔き直しの領域に到達しえない治療者患者チームでも部分的成功は得ているが、それとは別に私は自己の臨床経験から患者を二群にわけたいと考える。第一群は、その治療において、退行あるいは新規蒔き直しの時期が一回、せいぜい二、三回、で、患者はその後その原始的世界から自然に脱出して、自分でもよくなった、いや治ったとさえ感じるようになる。これがフェレンツィの予見どおりの場合である。しかし、第二群はいくら貰っても満足できなさそうな人たちである。その人たちには、原初的な願望や欲求が満されるや否や、また新たな願望やねだりが出現し、その求めの烈しさ、待てなさは少しも減らない。一部の症例では、そこから嗜癖類似状態にまで行き着く。扱いが大変厄介となり、そのまた一部の症例では、フロイトの予見どおり、にっちもさっちもゆかなくなる。

この重大な違いは、第二〇章に枚挙した新規蒔き直し期の諸症状のうち第三群の違いとして説明できることに私は気付いた。はじめの二症状群は、充足の原始形態と対象関係の変化のことで、今問題にしている第三症状群は、分析の雰囲気ないし転移の強さの突然変化のことである。深く切らない限り、臨床症状はほぼ単純なものと見える。予期した満足をまだ手にしていないため患者の内的緊張は増大しており、一度見れば忘れられないようなけたたましい症状が出現し発展し、持続する。予期どおりの充足を味えば、このかまびすしい症状は消え、患者の中にはただ、よくよくみれば平和で静かな万事よしの徴候が見えるだけになる。ここまではすでに一九三〇年代中期に判っていたことだ。そして、むろん、この観察所見が空腹から満腹した小児への変化に酷似していることに私は気付いていた。

しかし、すぐに私はさとった。この類比性は、一見首肯できそうにみえるが、一人心理学の枠内で妥当するだけだ、と。私の論点を敷衍するために、分析治療全部の先駆である、ブロイアーによるアンナ・O嬢の治療に立ち戻りたい。

退行の際に反復出現するその特徴のいくつかは、すでにアンナ・O嬢の症例報告に明確に描写されている。もっとも、ブロイアーもフロイトもその本質を認識してはいなかったようだ。少なくとも、認識していた証拠は文面にはない。アンナ・O嬢は正常状態では、自己の抑圧されている記憶の想起が不可能である。それが可能なのは催眠的トランス状態においてのみで、これは、より原始的（すなわち退行）状態である。そして例の最終場面になる。治療終結の直前、彼女は自室を父の病室に似せて模様替えした。今日ならばアクティング・アウトの一例とみなされることだろう。

アンナ・O嬢と治療者とは、この時期までに、二人の正常成人の関係でなくなって、より原始的な関係になっていた。この関係変化の顕著な特徴として、患者には治療者が何にもまして大切な存在であるにもかかわらず、患者の方は治療者にさほどの関心を示せない、あるいは治療者への配慮を感じえない。治療者はひたすら患者の期待を満さねばならない存在と化している。これはまさしく一次対象との関係で起ることだ。たとえば、ブロイアーは、いたって多忙な医師なのに、成行上やむを得ず、一日二回相当長時間患者宅に往診しなければならなかったし、それをかなりの期間続けねばならなかった。

この分析状況にはもう一つの面があった。治療者が大いに報われることだった。患者の要請に応えることができた期間は、治療者が人間心性の内奥を実に多く物語る秘密を観察し了解することを許され、また、自分の助力には法外に大きな意義があると感じることができた。そればかりか、忘れてならないのは、アンナ・O嬢がブロイアーに無償で〝話すことによる治療〟という方法を贈り物としてくれたことだ。無償の贈与には転移の発見もあったといってほぼ間違いなかろう。貰ったほうのブロイアーがその値打を全部はつかめなかったからといって、それはアンナ・O嬢の責任でない。

この型の患者を相手にするとそういうことがかなり頻繁に起る。患者の期待と欲求が充足されている間は、治療者のほうはきわめて興味ある、教えられるところの多い事象の観察をゆるされ、また、それに応じて、患者の方も好転を自覚し、治療を評価し、感謝してくれる。しかし、これは事の一面にすぎない。裏があるのだ。期待に応じない、あるいは応じえないと、その後には、患者がはてしなく苦しむか治療者がはてしない非難を浴びるかになる。両者が同時に襲来することもある。一旦この状況が生じると、分析者は状況の力に抗し得ず、患者と自分とを容易に状況から引き離せない。さりとて関係を打ち切ることはいっそう困難である。その涯が悲劇や自己犠牲に終わることも少なくない。

この悲劇的な状況の決定因は一つではない。まず退行の性質であり、これは患者の性格、自我構造、病気の如何によって決る。第二は、退行途上あるいは退行し切った自己の患者に対する分析者側の反応である。患者の退行は分析技法によってむしろ促進される。この場合、技法とはいうが実は分析者の逆転移と化しているものだ。すでに第一六章で論じたように、かりに分析者がフロイトの古典的指示を良心的に遵守すれば、このような危険な状況に曝される心配はまずない。しかしその代価として、分析治療はむやみに中絶されることだろう。しかも、より弾力的な技法によれば救えたかも知れない患者たちの治療を捨てることになる。退行がすべて悲劇に終わるわけではないから、われわれの側の反応の幅が狭い程、われわれが治療を終結まで持ちこたえて成功例と失敗例とを比較し、そこから学ぶ可能性も狭くなる。

この技法の語る結論はそれだけではない。われわれの理論に限界のあることをも告げてくれる。前章でも指摘したとおりフロイトも、フロイト派の精神分析のほとんど全文献も、退行を心的装置内に起る事態として、すなわち一人心理学の領域の現象として扱っている。この単純化が許容されるのは、分析者が、周囲の人物からの反応を無視しうるような退行症例に限って研究する場合か、フロイトの指示に全面的に従っている場合に限る。フロイトの指示による拘束を絶対の束縛とみないならば、退行とは、二人心理学の領域に属し、主体と対象、すなわち患者と治療者、の相互作用を決定因とする現象であることが見えて来る。

臨床観察に戻れば、一部の患者においては退行がさきに述べた危うい状況、悲劇的状況の端緒となるが、そうとは限らず、別の一部の患者の治療の場の雰囲気は打って変ったもので本章の冒頭付近で触れたように、退行は一回切りで、しかもそれがほんとうの新規蒔き直しと変じる。この時期を二、三回くり返す患者もいる。アンナ・O嬢の場合はまた違って、この時期の体験に際限がない。一種の悪循環が生じた場合で、患者の〝ねだり〟の一部が満足されると、新しいねだり、〝欲求〟、が出現し、充足を求め、時には嗜癖類似状態に発展する（M・バリント、一九三四年、一九三七年、一九五二年）。この二つの臨床型の区別のために一方を良性、他方を悪性退行と呼ぶことがゆるされよう。

むろん、はじめ私は悪性退行患者とは、本能と自我との強さの不均衡な患者であると考えた。自我は普通だが本能が強すぎる場合もあり、本能は普通の装備であるが、自我が弱体すぎて対応できない場合もあると思った。私の理論が正しければ——私は正しいと考えたが——悪性退行は限度を越えたけたたましい症状を起すことでそれと知れるだろう。それは甘やかされた子供や重い精神病質成人に予期されるものと同一症状である。しかしこの予想はある限界内でしか正しくないと分り、私は他の診断基準を模索しなければならなかった。

基本的相違点はもう一つある。退行——あるいは新規蒔き直し——の一部の型における患者の目的は明らかに充足の獲得にあり、充足を求める願望が強力なあまり、分析の場全体にこの願望が立ち込め、他に何も見えなくなる。フロイトの頭に、〝強請〟（Verlangen）ということばが閃いたのは、この型の患者の診察のときだろうと私は思う。この型の患者の要求する充足形式は、ふつう、性器以前の形式ではあるが、要求の強烈さのあまり、ある疑念が頭に浮かんだ。全部が全部ではないけれども、一部の症例では、さらに分析を進めると、この疑念が大体正しいことが証明された。疑念とは、その強烈さそれだけですでに、この強請が性的オーガズム的なものである徴候ではないかという疑いである。これは重要なことで、本章の末尾でも再び論じなければならない。

さらに、すでに述べたとおり、これらの退行は必ず、分析の場の枠内で生じる。すなわち一種の対象関係内で生起する。そのため患者の期待する満足、要求する充足は決して自体愛的充足ではない。充足は必ず周囲の人々に由来するものでなければならない。すなわち、外的事態を契機とするものでなければならない。分析者はこの事態に好むと好まざるとにかかわらず大きくまきこまれる。実際、この外的事態が生起するか否か、ひいては患者の期待すなわち〝欲求〟が充足されるか欲求不満に終わるかは分析者が受動的に肯定するだけか、能動的に関与するか如何にある。さて、退行にはまだ別型がある。それが真の新規蒔き直しで、これも、分析者の深い関わり次第である。しかしこの型においては力点はあまり外界変化への期待にはない。外界の関与、分析者の関与はなるほど不可欠ではあるが重要な出来事は患者自身の内面で生起している。

新規蒔き直し型とはいかなるものかを示すために、前に別の論文（M・バリント、一九六〇年）に用いた症例だが、一つ引用したい。「患者は、当時までにすでに約二年間精神分析を受けていたが、面接時間の始まりからたっぷり三〇分以上押しだまったままであった。分析者はそのことを受容した。そして、患者の中で何が起っているかがおおよそ分ったので、全然、沈黙に干渉しようとせずに待った。実際、分析者はイヤな感じがしなかったし、何かしなければならない強迫感も覚えなかった。付言しなければならないが、沈黙はこの患者の治療中、前にも何回か起っていたので、患者も分析者も耐える訓練はある程度済ませていたわけである。沈黙を突然破ったのは患者のほうだった。患者はすすり泣きはじめた。沈黙はこれで終わり、まもなく患者は口がきけるようになった。患者は分析者に話した、とうとう私は自分自身になれたのだ、と。患者は幼年時代この方ひとりで放って置かれたことがなく、いつも誰かがそばにいて、何々をしなさいと言ってきたのだった。何回か後の面接で患者は、『沈黙している間中、ありとあらゆる連想が湧いてきたが、どうでもよいもの、ただ邪魔するだけの表面的な有害物だ、と全部斥けていました』とうちあけてくれた」。

誤解ないように、この複雑な領域に関するわれわれの用語集を明確なものにしなければならないと考えるわけをもう一度述べておこう。いま報告した出来事が転移というものに属し、ちょっとしたアクティング・アウトであることには誰しも合意してくれよう。同じく、ある実際の事件を端緒に、一旦、成立していたより成熟した行動形式の後で原始的行動形式が生起したことも、いまさら論ずるまでもなく了解してもらえると思う。用いた技法が患者からその抑制から抑圧の一部までを除去し、患者の人格の統合を進めたことも、不承不承にせよ認めてもらえるだろう。しかし、この一時的な事態を退行とか反復とか言ってよいだろうか？　私の考えでは、さきのとんぼ返りの症例と同じく〝論理的にはそうは言えない〟。前に少なくとも一度あったものしか反復できないではないか。退行といっても、大体同じいい方ができる。退行、反復という誤解を生じやすい二語の代りに、私はこの一時的事態に〝新規蒔き直し〟あるいは開眼と命名したい。この事態は、その人に重要な対象と、退行や反復と別の形の、もっと満足のゆく関係を結ぶいとぐちである。この点からすれば、この一時的事態はとんぼ返りの例と酷似している。ただ、外面に現れる行為が全然なく、したがって、とんぼ返りの症例には明確に存在した本能満足を欠く点が大きな違いである。

この重要な相違は、換言すれば、外的世界では何ひとつ生じず、外界はひっそりと静かなばかりで、患者の心の平和を乱さないことにある。このため患者は内面生活を前進させ、慣習的、自動的と化していた外的世界や外界と関連する体験様式を——すくなくとも分析の場においては——無用で無根拠で、的外れなものだったことに気づく。この開眼が新規蒔き直しのいとぐちである。古い自動的な関係形式はなくなり、代って別の新しいものが始まる。それは患者に重要な対象との、より満足な関係を樹立させるだろう。

その反面、かりに行動が存在すれば理解と解釈が可能であるが、この症例では、行動を欠くために、分析者は、とんぼ返りの症例よりも高度な技法を要求される。ことば抜きで、患者が分析者に何を期待し、どう実行に移しつつあるかが分らなければならない。すなわち、ことばを用いず、しかも的確迅速に患者に必要な対象関係を与えてやらねばならない。これ以外の点ではこの患者が全く基本型どおりの患者だったことを付言したい。分ってもらい充足を味わった時は、患者は非常に感謝し、好転し、きわめて興味の深い資料を分析者に与えてくれた。かりに理解されず満足を味わえなかったとすれば患者は〝鈍〟痛を起しただろう。多分絶望しただろう。さらに、もし分析者が患者の現状を抵抗の症状だとか、アクティング・アウトの一つだとかの解釈――たまたま正しい解釈ではあるが――を与えたならば、分析者は患者に何をすべきかを教えようという誘惑に駆られただろう。そうなれば、患者と共謀して一種のアクティング・アウトをしているにすぎなかったろう。しかもそれに気付く見込みもあまりなかっただろう。

むろん、私の、良性退行ないしは新規蒔き直しの二症例と、アンナ・O嬢なる悪性症例とは多くの点で類似してはいるけれど、重要な相違点が一つある。それを症例に即して解説しよう。悪性型では本能の求めるところを充足させることを目的とする。患者の模索するのは一つの外的事件である。つまり患者の対象が行なう一つの行動である。良性形では、患者はさほど外的行動による満足を求めず、それよりも外的世界を活用して自己の内面の問題に前進の途がひらけること、私の患者のことばを借りれば〝自分自身に到達できるようになること〟をそっと認めていてほしいと希う。むろん、外的世界と対象の関与は必要だが、関与の仕方が根本的に違う。患者の期待する関与が、患者の内面生活に干渉せず、無用の擾乱を起さない（重要な二点だ）ことはもちろんだが、患者の期待する関与とは主に、患者が内面生活を持っていること、患者が患者独自の個性を持っていることを認識することである。両形を対置して私は第一型を〝充足を目的とする退行〟と呼び、第二型を〝認識されることを目的とする退行〟と呼びたい。たしかにこの名はいずれも不正確ですっきりしないが、もっとよい名が思い浮ばなかった。

以上の臨床観察は、真の一次物質あるいは一次対象についての臨床観察（より正確にはそれらについての推定）と不思議に酷似したところがある（第一二章参照）。外的世界の事態、あるいは外的世界の中における行動によって充足を得るためには、すでに全貌を現わした対象か、、少なくとも十分発達した部分対象か、いずれかより成る世界の存在が前提となる。これは、患者が、ナルシシズム的、男根的、エディプス以前的水準以下にそれ程深く退行していないことを意味している。精神分析の文献には、この時期に属する小児の願望、幻想、本能行動などがいかに激烈であるかを示す立派な報告が沢山ある。とくに、それは、あらかじめ外傷体験をこうむって、その直後あるいは若干の時をおいて重症神経症を発病した小児にいちじるしい。そういう小児の烈しい欲望や〝欲求〟に根ざした要請を満すのはきわめて困難である。またそういう小児は、たとえば強迫的自慰のような、嗜癖類似状態を起しやすく、性的誘惑に弱く、また容易に無視しえないこととして、アクティング・アウト型のヒステリーになりやすい素質を獲得する。さきに述べたとおり、一部の患者では、その要求が激烈すぎるため、その新規蒔き直しが真正なものかどうか私は疑わしくなった。こういう患者はすべてたったいま述べた類いの患者だとここに言い添えておこう。

認識されるための退行という、もう一型では、あたかも大地や水が己れの体重を安んじてあずける者を支え返してくれるように、患者を受容し支え荷うことを引き受ける周囲の人々のいることが前提である。ありきたりの対象、とくにごく普通の人間という対象とはちがって、これらの一次対象あるいは一次物質は具体的能動的な働きかけをするとは期待されない。しかも、なおそれらは不可欠なもので、また陰に陽に、利用される役を引き受けてくれなければならない。さもなくば、患者はどんな自己変化にも失敗する。水がなければ泳げず、大地がなければその上を動けないように――。物質としての分析者は抵抗してはならない。引き受けねばならない。あまり摩擦を起してはならない。患者をある期間受容し荷い、しかも、自分は潰れないことを示さねばならぬ。境界線は越えないぞとつれなく言いとおしてはならない。患者と自分との一種の渾然体の発生展開をゆるさねばならない。

以上はすべて、患者に同意し、関与し、巻き込まれることを意味するが、必ずしも具体的な働きかけをする意味ではない。ただ理解と寛容だけでよい。ほんとうに大事なのは患者の内面つまりその心の中でさまざまの出来事が生じうる条件を創造し維持することだ。

分析の場においてこの原始的な arglos な関係を象徴的に表現するものは、分析者との身体的接触である。いちばん多いのは、分析者の手をとること、分析者の指一本を握ること、分析者の椅子に手を触れることである。この接触はまちがいなくリビドー性がある。時にはきわめてリビドー性が高いとさえ言ってよいだろう。しかもこれは治療の進展に不可欠である。そういう重要性が必ずある。これあってはじめて患者は前進できる。これなしでは、患者は、放り出され、見捨てられ、変化の可能性を奪われ、身動きならない感じを持つ。もっとも、すべてがそうなっても、〝認識されるための退行〟の際の体験は、実際には、充足のための退行患者や重症ヒステリー患者の体験に特徴的な絶望と熱情の混合物の性質は決して持たない。後者の治療においてしばしば出会う絶望的にまといつく形では、患者はただ部分対象だけがある段階に退行していて、その一方、大きな不安が新規蒔き直しに不可欠な相互信頼的な arglos な雰囲気の成長を抑止している、と私は思う。部分対象への関係は、明らかに被害念慮的不安とその起源が近いところにあり、またおそらく本質も類似しているだろう。絶望的かつ熱情的なまといつきとは、この関係の表現であり、同時にそれが伴う不安への防衛でもある。これは真の新規蒔き直しの時期にみられる身体接触欲求にある寛ぎとは実に対蹠的だ。

むろん、人生にあるものはすべて複雑で、明確に定義できない。治療的退行の大部分には、分析者からみれば、認識されるための退行と充足のための退行の両者の性質がどちらも全部認められる。ただ、全体としてどちらに属する性質が多いかである。とは言え、私の体験では、いくつかの特徴は相伴って生じる傾向が明瞭に認められるので、境界線はあまり鮮明でないかも知れないが二つの連合領域というか臨床的症候群がある感じがする。私はそれをA群およびB群と命名しよう。

A群は退行の良性型で、次の臨床特徴がある。

一、相互信頼的な、arglos な、気を廻さない関係樹立がさほどむつかしくない。この関係は一次物質との一次関係を思わせる。

二、退行は真の新規蒔き直しに至る退行である。そして現実への開眼とともに退行は終わる。

三、退行は認識されるためのもの、それも特に患者の内的な問題を認識してもらうためのものである。

四、要求、期待、欲求の強度は中程度を出ない。

五、臨床症状中に重症ヒステリー徴候はなく、退行状態の転移に性器的オーガズムの要素がない。

これに対してB群、すなわち悪性型退行に属する症例の大部分には次の病像がみられる。

一、相互信頼関係の平衡はきわめて危うく、arglos な、気を廻さない雰囲気は何度もこわれ、しばしば、またもやこわれはしないかと恐れるあまり、それに対する予防線、保障として絶望的に相手にまといつくという症状が現れる。

二、悪性型の退行は新規蒔き直しに到達しようとして何度も失敗する。要求や欲求が無限の悪循環に陥る危険と嗜癖類似状態発生の危険がたえずある。

三、退行は外面的行動をしてもらうことによる欲求充足を目的としている。

四、要求、期待、〝欲求《ニード》〟が猛烈にはげしいだろう。

五、臨床像に重症ヒステリー徴候が存在し、平常状態の転移にも退行状態の転移にも性器的オーガズムの要素が加わる。

以上抽象的に述べたが、かなり確固たる臨床体験が根拠である。例外はただ一つで、今後の体験を持っていずれ証明されると私は思うが、目下は他ほど基礎が定かではない。それは、悪性型の退行、外面的行動をしてもらうことによって満足を得るのが目的の退行は、原則として、相当重症なヒステリー患者、あるいはヒステリー性性格障害患者に現れるのではないか、という私の印象である。こういう患者が何とかしてかなりの二次利得を疾病——および治療行為——からせしめよう、とつとめて来たのではあるまいか。なぜそうでなければならないか、よく分っていないが、私の臨床経験例の中にこの組合せが数例あることはここに記す必要があると思う。第五部でこの問題にまた戻ろう。

しかし、先に進む前に、退行に関する理論の知識を簡潔に要約しておきたい。フロイトに倣えば退行とは心的装置内の事象が正常の〝前向き〟から方向を逆転した過程である。原因は正常方向への途を塞ぐものなら何でもよい。原則的には、エディプス水準では葛藤が原因である。退行の効果ないし結果は、〝原始的〟というか〝単純〟な何かの成立である。たしかに患者の全部でないとしても、その一部においてはこの〝何か〟は基底欠損領域に属するものである。臨床的表現形態は、㈠、幻覚や夢のような、特殊な型の本能満足となるか、㈡、抵抗に奉仕する退行的転移のような特殊な型の行動となるか、㈢、反復となる。反復には、その最重要例として転移一般がある。

フロイトから学んだように、退行には四つの機能というか役目がある。㈠防衛機制の一つ、㈡病因の一つ、㈢抵抗の特殊型、㈣治療の重要な同盟者、である。フロイトとフロイト以後の精神分析理論家のほとんど全員が退行の一面である対象関係における退行の役割に目をくれなかったとは驚くべきことだ。この除外の原因は退行研究をただ一人心理学の枠内に限定して行なったことにある。この原則には重要な例外が二つある。一つは、治療者同盟としての退行で、フロイトはただ一回、それもごく簡略に触れただけだった。第二は抵抗に奉仕する、転移の特殊型としての退行であり、これもその危険な面のみが、重大な障害で重視すべき危険信号だ、と言及されただけだった。

第三部および第四部で明らかにしたかったのは、退行とは単なる心内現象でなく対人関係現象でもあることだった。退行を治療に活用するためには、退行の対人関係面が決定的に重要である。退行の意味を全面的に理解し分析の場で退行に対処するには、退行の表現形態は一部は、患者、その人格、その病い次第で決るが、それだけでなく対象次第で決る部分もあるのを念頭に置くことが大切である。とすれば、退行は、患者分析者間の相互作用の症状の一つと解されるべきである。両者の相互作用には少なくとも三つの面がある。まず、対象がどのように退行を認識するか。第二に、対象がどのように退行を受容するか。第三に、対象がどのように退行に応答するか、である。第二〇章から二二章にかけてみたとおり、対象すなわち分析者は、一次物質を思わせるように応答すると期待される。すなわち患者に、分析者とともに一種の形の一次関係あるいは一次対象愛の中に入るのをゆるすことである。第五部では精神分析技法に直せばこれがどうなるかを見てみたい。

第二三章　フロイト＝フェレンツィ間の不一致とその後遺症

さて第一九章の終わりで筆を一旦擱いたが、歴史的なフロイトとフェレンツィとの相違に戻ろう。強烈に転移を起している退行患者にどう応じるべきか、の技法問題がこの二人の悲劇的な分裂の主要原因だったらしい。この事件の衝撃が余りにも痛いものだったため、精神分析運動側の最初の反応は否認と沈黙となった。沈黙は近年になるまで破られなかった。沈黙を破るきっかけはフロイトとフェレンツィとの関係についてありとあらゆる虚構の物語が刊行されはじめたことである。たとえばフロイトは血も涙もない専制者、独裁者だった（フロム、一九六三年）とか、フェレンツィは小人で臆病者で計画倒れだ（ジョウンズ、一九五七年）という言い草である。むろん、こういう、人を怪物に仕立て上げるのは根も葉もない非難だ。そんな非難はただ、非難の対象の偉大さと非難する者の矮小さとの落差を際立たせるだけである。

第四部で論じた臨床体験は、二人の分裂の構造を理解する手掛りをある程度与えてくれはしまいか。フロイトは精神療法家としての草分け時代、ほとんどすべて、悪性退行例ばかりに遭遇し、それが心に深い刻印として残ったのではないか、と私は思う。逆にフェレンツィは、良性退行例数例を相手にみごとに成功したため、悪性退行例で多少失敗しても、この人持ち前の熱中性で、基礎不十分のまま前者の一般化にのめり込んで行ったのではなかろうか。このちょっと思い切った推定には文献的裏付けがとれるだろうか？　私にいわせれば、それを肯定する字句がフロイトの著作にもフェレンツィの著作にも沢山ある。

　フロイトが最初に悪性退行例を体験したのは、ブロイアーによるアンナ・O嬢の治療であり、当時すでにブロイアーとフロイトは友人となっていた。ジョウンズ（一九五三年）の引用する、婚約者へのフロイトの手紙によれば、ブロイアーは自分の患者が示す重症の退行に手を焼いていることを若きフロイトに語っている。フロイトは当時二七歳だった。フロイトはブロイアーの接近法《やりかた》にどちらかといえば不賛成だった、とも書いてある。また、フロイトの『自伝の試み』（一九二五年、二七ページ）には、それ以後もフロイトは、催眠トランス状態から脱したばかりの患者があからさまに性的な症状を示したために不愉快な体験をしたたか味わったと書いてある。さらに、これが一番大きいことだと思うが、フロイトが自分のヒステリー患者にたぶらかされたこともわれわれの知るとおりである。患者たちは、事実自分たちが幼年時代に性的誘惑の犠牲者になっている、つまり、〝受動的性的外傷〟を受けている、とフロイトに信じ込ませている。フロイトが『ヒステリーの病因』（一八九六年）の中でこの理論はいまや完全に精神分析を行なった症例一八例の基礎の上に立っているとしきりに強調したことをここで思い合わせてもよかろう。一八例全員がヒステリー患者だったことは明白だ。この呪縛が解けたのはようやくフロイトの自己分析によってであった。(注1) フロイトがこの患者たちが寄せた期待を Verlangen (craving 強請) と呼んだのももっともで、これからみると、フロイトが当時すでに嗜癖類似状態成立の危険を認識していたのはどうやら確実と思われる。

　第一九章で私は多少紙幅を割いて、退行概念の発達が遅々としていた事情を論じ、その間に退行の危険面がフロイトの文章の中で次第に強調されるようになり、フロイトの極度に用心深い態度を生む結果となったことを述べた。退行概念の発達と歩を同じくして退行の治療的機能は背景に押しやられてしまった。忘却されてしまったとさえ言えるかも知れない。

こうなれば、フェレンツィを非常に鍾愛し、高く買っていただけ、そのフェレンツィがかって自分がギリギリの力をふりしぼってようやく抜け出した同じ泥沼に足を滑らし落ち込みつつあるのを見たフロイトが、愕然として、口をさしはさみたくなり、——フロイトにはたいへん珍らしいことに——相手の気持を汲めなくなってしまったとしても不思議はない。フロイトは、フェレンツィがきわどい誘惑に負けつつあるのを正しく明瞭に見抜いていた。フロイトはしかしそこに精神分析の技術と理論の重要な新発展の可能性が潜むことを認識できず、もちろん肯定的な評価をなしえなかった。

フェレンツィは、私が折に触れて述べたように（バリント、一九三三年、一九四八年）血気に逸る、楽天主義と新発想にならなにでも飛びつく熱中性の人だったので、またしても、自分の失敗が示す警報をいっさい無視し自分の成功を過大評価する誤ちを犯してしまった。フェレンツィは自分の新技法が示す結果に自分で感心して、患者が規則的に分析者のところへ来ようとする限り、分析者の方は患者を助ける技法を発見する義務があると結論してしまった。この原理を文字通りに忠実に実行し、フェレンツィは患者の期待に応えるために、まったく考えられないほど長期間の面接を行なっている（第一八章参照）。フェレンツィは、自分の新しい実験を一言に要約して「弛緩の原理」と名付けた（一九三〇年）。この名はよく体を現わしている。新技法は、現行技法とは逆に、不必要な緊張増大を一切回避しようとするからである。患者の期待なり要請なり欲求なりに積極的肯定的に応答してゆけば、それらの真の意義がすでに把握されている限り、延々とつづく分析の活気を失った場を一変させ、治療は不毛性を脱して稔り豊かなものとなり、一気に終結までゆくのではないか、とフェレンツィは考えた。しかし、それは禁欲原則の放棄を意味していた。

この技法による接近《アプローチ》の直接結果は有望だった。フェレンツィの患者の大部分は、それ以前一〇年以上も他の分析者の治療を経ていたが、この技法で蘇えり、状態は改善した。そしてフェレンツィはこの患者たちから二つの大きな発見を贈られた。第一の発見は、分析者が分析者として治療活動を行なう際の〝慣例の〟、〝通例の〟、〝古典的な〟態度が、転移関係の発生展開と分析治療の歩みに絶大な効果を及ぼしていることである。第二は逆転移解釈という技法を発見したことである（フェレンツィ、一九三二年、および遺稿）。

もっとも、だからといってフェレンツィが自己の技術革新によって新たに生じた問題に盲目だったわけではない。フェレンツィに問題が見えていた証拠は、遺稿となった論文や覚書の類に明らかである。しかし、フェレンツィは自分の発見が分析技法に大幅の進歩をもたらすだろうと純粋に信じ切っていた。フェレンツィのもっとも辛い心残りは、これらの新しい発想の重要性をどうしてフロイトには分かってもらえないのだろうか、だった。それをフェレンツィは何かにつけて洩らしている。フェレンツィの患者の一部はたしかに改善したが、良い状態はフェレンツィが患者のしつこい要求を満足してやれる間のみ続くにすぎなかった。フェレンツィがこのことを見抜くのはずっと遅れたが、それは、フロイトに分かってもらっていないという気持のせいでフェレンツィが捉われない眼差を失くしたために違いないと私は思う。事情がどうなれ、フロイトがかつてフェレンツィの教育分析者だったことにやはり変りなかった。フェレンツィが真相を理解したのは徐々で、一九三二年も終わりに近づいていた。そして一九三三年の始めにはフェレンツィは、身体の衰弱がつのって、分析治療実践から身を引かざるを得なくなる。フェレンツィが治療から身を引いたことに対する患者の多くの反応は途方に暮れた絶望かやり場のない烈しい鬱憤だった。彼らの状態は悪化した。それはフェレンツィの科学者としての誇りに対する手ひどい打撃だったが、フェレンツィは避けたりせずに受けとめ、〝この頃いろいろな誤ちを犯したかもしれない〟としきりに人に話し、〝もし自分が回復するようなことがあれば、第一歩からやり直さねばならないだろうな〟と語った。しかしまた、フェレンツィは〝自分の実験と誤りは将来の世代が重要な標識または警報として活用してくれるだろう〟という希望をも語っていた。

そうはいっても、フェレンツィが当時、本書第二二章に記した退行類型を分けて別箇に考えていたかどうかははなはだ疑わしい。私も、この鑑別診断に達したのは最近一五年かそこらである。しかし私はここに書き残しておきたい。私が鑑別診断への刺激を最初に受けたのはフェレンツィの最後の患者たちの多くと接触し、彼らのその後を追跡したためである。フェレンツィの治療下にあった時の体験とフェレンツィの死後味わった体験を語ってくれた、その語り口がとくに刺激的だった。

フロイトとフェレンツィの不和は悲劇だった。二人ながら非常な苦痛を味わった。そして精神分析技法の発達はそのためにかなり停滞した。二人の不和の理由は今日かなり明瞭となったと私は思う。フェレンツィは、みずからの内面にひそむ自己不確実性のために、フロイトの、根拠の確実な、善意の批判を活用しえなかった。フェレンツィはフロイトの批判を理解の欠如と見ただけだった。フロイトも一八九〇年代の苦い体験の傷がなお癒えてなかった。フロイトの眼にはフェレンツィの実験が自分の用心の正しさをさらに確証するものとしか映らなかった。二人の性格は表面こそ大いに異なれ、根底には共通性が少なくなかった。歴史上悲劇に終わった友情は少なくないが、それらと同様、根底の共通性は、初期には強力な相互牽引力として働き、長年月隙間風の入らない幸福な友情の土台となったけれども、悲劇的な結末へとどうしようもなく二人を導いたのである。けっきょく勝者はなかった。どちらも敗者だった。われわれ精神分析者全員が敗者だった。

フロイトとフェレンツィの不和という歴史的事件は精神分析界に大きな傷跡を残した。精神分析技術の最高を極めた巨匠であり、あれほど多数の古典とされる精神分析論文を著わしたフェレンツィでさえも、フロイトの再三の警告にもかかわらず自分の誤謬を認めえないほど、ものが見えなくなったのか。あるいは、フロイトとフェレンツィという、精神分析の二巨人が相互に理解し合えず、臨床所見や観察、理論的発想を正当に評価し合えなかったのか。どちらにせよ衝撃は極めて痛烈であり、大きな擾乱を起した。まず現われた反応は、怖じ気づいて引っ込むことだった。治療中の退行は危険な症状だと暗黙の合意による宣告を受け、治療の一同盟者としての退行の価値は完全に、すくなくともほとんど完全に、抑圧されて意識にのぼらなくなった。これはとくに〝古典的〟精神分析の本流ともいうべきものが示した態度だった。

このグループに属する分析者の大部分にとって、退行とは、本書の第一九章でとりあげた、脅威的な、負の価値しかない面のみを残すものとなった。それは打破困難な一防衛機制であり、重大な病因形成因子であり恐るべき抵抗形式であるとされた。治療同盟者としての機能は念頭から全く消えた。その結果、退行的性質の現象が治療中に出現しようものなら、技法がまずいために起った好ましからざる症状か、予後不良を思わせる深部の障害が患者の内に存在することの示唆か、のどちらかとみなされた。この種の症例に対してもっとも頻用された治療方式は患者を可及的速やかに退行から脱せしめ、それから程々の部分的成功で宜しとして治療を終結に持ってゆくことだった。とにかく、一九五七年、アメリカ精神分析学会の冬期学会における「精神分析中にみられる退行の技法的側面」というパネル・ディスカッションに徴すればそうである。たまたまこのパネル・ディスカッションと並んで「転移の技法的側面」というパネル・ディスカッションが行なわれた。この二つのパネル・ディスカッションの討論者のリストを比較すると、〝古典的〟本流に属する分析家が誰で、かろうじてその縁辺にとどまっている分析家が誰か、一目で分かる。

後者のグループから一つだけだが新しい発想が生まれた。きわめて内容豊かな発想だった。出したのはエルンスト・クリス Ernst Kris で、芸術創造過程を研究しているうちに、退行の二形式の区別に逢着した。第一形においては「自我は退行によって圧倒されてしまう」が、第二形においては「退行が自我に奉仕する」。クリスによれば、統合性の高い自我は一次過程の一部を制御統制する、もっと一般的な能力を有しており、自我に奉仕する退行は一特殊例にすぎない。この発想が最初に明確に表現されたのは一九三五年であるが、クリスはその後の論文でもこの発想に繰り返し立ち戻っている。この二分法が私のAB二群と大いに共通性のあることは疑問の余地がない。悪性退行や充足のための退行は自我を圧倒する退行にきわめて近い。同様、少し考えれば、自我に奉仕する退行と認識されるための退行との類似も判るだろう。それが難しいとすれば、その理由は主におそらく二人の傾向の違いと私が述べた（M・バリント、一九四九年）もののためだろう。クリスは芸術創造過程に関心があった。これは昇華であり、一人心理学の分野に属している。この差異はピーター・ナップ Peter Knapp が「精神分析可能か否かの基準」のパネルで実にみごとに言い表わしている。ナップはまず〝自我に奉仕する退行〟が芸術創造過程において個人の内面に生起するものを説明しうる概念であるが分析治療中に生起するものの叙述・説明はできないことを指摘したのち言葉をつづけて、「精神分析可能となるためには、ある能力がもう一つ付加されて〝自我に奉仕する退行〟を補完しなければならない。それは〝ある対象に服従する退行〟 regression at the behest of an object である」（ナップ、一九五九年）と述べた。

これはたしかに革命的な指摘だった。しかし、おそらく、抑圧された。とにかく、私が探した限りでは、文献中に反響は全然見当らない。ベルトラム・レヴィーン Bertram Lewin のような独創的思索者さえも、フロイト記念講演『夢と退行の活用と』（一九五八年）で語られたクリスの発想の限界に、ある程度拘束されている。ジルとブレンマンのような非正統的治療者さえも同じだった（ジルおよびブレンマン、一九五九年）。

このグループの代表的人物でも、他の者はさらに慎重だった。彼らは、フロイトがとうに『精神分析入門』で述べた退行と固着との永久不変の関係を、忠実に単調なおうむ返しで繰り返し唱えつづけた。私の言葉を疑うものはなかんづく私の挙げる下記の論文をみられたい。フィリス・グリネッカー『退行と固着』（一九六〇年）、ジェイコブ・アーロウ Jacob Arlow『葛藤、退行、症状形成』（一九六三年）、ジャンヌ・ランプル＝デ＝グロート Jeanne Lample-de Groot『症状形成と性格形成』（一九六三年）。

全般的に感想を言わせてもらえば、不毛と停滞である。もっとも最近二、三の分析者が、ほんの二、三人だが、治療的退行の問題に関心を持つようになった。中でもアリグザンダー（一九五六年）は、退行を、心的外傷地点への退行（regression to the trauma）と、心的外傷以前の充足状況への退行（regression to the pretraumatic satisfactory situation）とに二分すべきことを提唱した。アリグザンダーの二型と私の二型間の類似点は多数存在するだろう。また、チェストナット＝ロッジ病院で行なわれた、重症退行患者についてのすぐれた研究がある。そのもっとも重要な結実はサールズの論文（たとえば一九六一年、一九六三年）である。そして最後にロンドンにはわがウィニコットがいて、多年、分析の場における退行を研究していた。ウィニコットの独創的な論文はあちこちの雑誌に散在していたが最近著作集二巻に収められた（一九五八年および一九六五年）。ウィニコットの影響下に何人かの分析者がこの領域に関心を抱きはじめた。たとえばリトル Little（一九五七年）、カーン Khan（一九六〇年、一九六二年）。

以上で大体を尽くしたと思う。以上の分析者は私も含めて〝古典的〟本流でなく、縁辺群に属している。われわれは名ぐらいは知られ、そうひどく排斥はされず、論文も多分読まれているのだろうが、引用されないことだけは確かである。その好例としてジル、ブレンマンの共著（一九五九年）がある。この本の主題の一つは治療への退行の応用であり、文献欄は網羅的であるのに、われわれのうちただ一人として言及すらされていない。しかし、こういう時代も終わりつつある兆しがある。例の悲劇的事件が起ったのは一九三〇年代初期だった。三〇年以上も前になる。ということは以来、分析者の新しい一世代が成熟期を迎えているわけで、これまで多年律儀な分析者にはタブーだった原理信条をこの世代が再検討できるようになってもらいたい。あるいはすでに着手しかけているかも知れない。好ましい徴候としては最近のロッホ W. Loch の論文「退行」（一九六三—四年）がある。

同年アンナ・フロイト女史は「心的発達の一因子としての退行」（一九六三年）なる一論文を発表した。お定まりの退行の脅威的側面の強調でなく、退行の良性面を強調しているものである。そのすぐあとに、一九六五年秋のアメリカ精神分析学会で「分析中の重篤な退行状態」のパネル・ディスカッションが行なわれた。その前のパネルは一九五七年だったが、以来、状況はかなり変化した。討論者の中には一九五七年と同一人物も大勢いたが、〃古典的〃本流に属する人も同じ位見えた。明らかに、まだ、昔ながらのためらいは見られたけれど、空気は一変していた。感銘的な症例報告がいくつか具体的詳細にわたって行なわれ、重症退行状態も分析の場の中に包容可能であり、そればかりか、一部は分析治療過程の進展のために活用できることが証明された。このすぐれた討論会において偏見予断のたぐいは大体影を潜めた。討論する者は表裏のない関心を示し、難問の解明に参画しようと真剣になっていた。

しかし、ここで一言しなければならない。座長のジョン・フロッシュ John Frosch をはじめマーティン・キャン Martin Cang など、二、三の発言者は何回か機会を捉えて、分析者が部分的に退行を深化させ、時には誘発させる事実と退行に対して分析者はいかに応答すべきかという技法上の問題とに議論を持って行こうとしたが、それは成功しなかった。討論は一人心理学の限界内を出ないままで終わった。退行に圧倒される自我、とか、治療中に圧倒的な退行が起る患者の自我のもつ性質、とか、退行を起させる心的な力は何か、とか、患者は退行によってどのような変化をこうむるか、が論じられるばかりだった。

退行を、その構造、成因、治療的意義にわたって、特定の患者治療者間の相互作用、すなわち、二人心理学の分野に属する現象として、とくに私が基底欠損領域として叙述した心的領域に属する現象と捉えて考察することはほとんど完全に避けて通られたのだった。

（注1） もちろん、われわれには、この二事件が何らかの因果関係でむすばれているものかどうか分らないが、時間的に接近した二事件ではある。フロイトは、自己分析以前は誘惑の場面の現実性を確信していたが、自己分析後には、誘惑とはその子の幻想の中で起ったにすぎない、と確信するようになっている。さらに、こういうことも判っている。フロイトが自己分析を開始した——軌道にのせたといったほうがよかろうが——のは一八九七年夏であり、その九月にはフリース宛ての手紙で、幼児の性的外傷が現実にあったという考えを捨てざるを得ないだろうとしてその理由を述べているが、フロイトの全著作中でももっとも感銘すべき名論である。

第五部　退行患者とその分析者

第二四章　治療的退行、一次愛、基底欠損

第四部において明らかになったのは、分析の場において観察される退行のめざす目的には少なくとも二種あることだった。一つは何らかの本能あるいは欲動を充足することで、いま一つはある対象に認識されることであった。また、退行状態の分析治療にとっては退行の対人関係的側面の方が重要ではあろうことも気づいた。

こうしてわれわれは「関係の持つ治癒力」ともいうべき問題に逢着した。普通は明言こそされないが、分析治療における二大因子は解釈と対象関係である。これは嫌応なく認めざるを得ないところだ。しかし、精神分析理論が対象関係に比較的暗いために、対象関係を論ずる時はわれわれの土台がかなり危かしくなることは念頭におくべきことであろう。

本能や欲動とその有為転変、心的構造とその中で作動する防衛機制群、心の病理において葛藤の果たす役割——これらについては、われわれにも何ほどかの体系的知識がある。フロイトのいろいろな技法上の勧告は、本能論と心的構造論と葛藤病因論の三本柱に立脚しての上であった。フロイトの技法の目標は無意識を意識化することにあった。後年の表現では「エスありしところ、自我をあらしむべし」である。そして目標達成の手段はほとんどもっぱら解釈だった。一九一二年および一九一五年という早期に転移を論じた二論文の中で、転移とは対象関係の一種で、無視できぬ治癒力がありうると言葉を費して述べておきながら、フロイトは退行の持つ治癒力に信頼を措かず、とりたてて

研究する価値があると一度も考えなかった。その結果、解釈だけがとびぬけて最重要な技法手段となった。

第四部で私が示したかったのは、分析者による解釈という作業に一切が賭けられたために、過度の単純化が起きたことであった。解釈が有効なのは、精神分析治療を求めて来る人たちの中から、患者をえらび、フロイトの初期技法論（一九一一―一五年）に倣った分析の場の構造にすんなりと適応できる患者だけを相手にすることがゆるされる場合に限られる。分析作業をほとんどもっぱら解釈のみから成る仕事とみなせたのはそのような治療の場の構造をつくり出すことがわれわれ分析者全員の義務であった時代だけだった。

しかし、フロイト流の治療の場の構造が、さまざまにありうる構造のうちの一箇にすぎぬと知れば、それがかりにも「類似物の中の第一等」であっても、われわれには別にやらねばならぬことができてくる。さほど厳格に患者を選ばずとも治療を有利に進展できる場の構造を発見することである。この仕事は退行中の患者にとってとりわけ重要となる。先の章で述べたように、治療のある時期には、有効に機能する関係を創り出し維持する方が正しい解釈を告げるよりもおそらく大切である。これはとくに退行中の患者にあてはまる。多分、転移の治療効果について述べた時フロイトの頭をかすめたのはこれに似たことだったのかも知れない。しかし、さきほども触れたように、フロイトの関心は主に、治療効果のありそうな心内過程に集中していた。フロイトは対人関係的な現象や、それが示しうる治療効果にはあまり目を向けなかった。

けれども、どんな場合でも解釈は必然的に言語を介する。解釈の主目的の一つは患者をたすけて、これまで持てなかった感情や情動や体験を持てるようにすることだが、やはり解釈は知的理解（intellectual understanding）や思考（thinking）、あるいは新しい〝洞察〟（insight）を要求するものである。こういう言い方は皆、見る（seeing）、立っている（standing）ということばと密接につながっている。つまり単独で実行できるフィロバティズム的活動に親近的である。反対に対象関係は必ず最小限二人の間の相互作用である。また、非言語的方法もまたその創出と維持に有力なことが少なくない。何が創出されたのかをことばで叙述するのはむつかしい。われわれは一応立居振舞《ビヘイヴィア》、空気《クライメート》、雰囲気《アトモスフェア》などのことばを使うが、これらは皆、漠然としてカスミのかかったような、画然たる境界を欠くものを指すことばで、一次物質を表現することばとその点で相通じる。事実、対象関係の種々相は簡潔明確な単語で記述しえない。すなわち各種の対象関係を言語化しようとすると必ず、主観的で恣意的で不正確な単語を用いざるを得ない。にもかかわらず〝雰囲気〟、〝空気〟というものは存在し、感じとられ、しばしばことばでの表現を要しない。もっとも、ことばも対象関係の創出と維持に寄与する重要因子となることはある。〝洞察〟とは的を射た解釈の結果生まれるものだが、洞察が生まれるにふさわしい対象関係が創出されたならば、その結果は一種の〝感じ〟である。〝洞察《インサイト》〟が視覚と対応するとすれば〝感じ《フィーリング》〟は触覚と対応する。すなわち一次関係かさもなくばオクノフィリアである。

われわれの主題、退行、に戻ろう。生涯フロイトが関心を払いつづけたのはもっぱら退行の心内過程的側面ばかりだった。このように対象関係的側面が相対的に無視された理由は、おそらくフロイトが転移の退行した諸形態を叙述していた当時、すでに本能論を完成してしまっていたからではなかろうか。『性学説三論』の第三版は一九一五年に出たが、論文「転移性恋愛」の刊行と同年である。一方、対象関係の発達理論は当時まだゆりかご時代だった。

分析者は退行した患者の〝しつこい要求〟に肯定的に応答するべきでない、ましてや要求を充足してやるべきではない、というフロイトのよく引かれる治療勧告は彼の本能論にもとづくものである。分析治療は〝禁欲〟〝欲求不満〟〝享受権剝奪〟の状態で行なわれねばならない、という勧告には正しい点が多々ある。分析者の行為が退行患者のしつこい要求を充足してやることばかりであるならば、分析者の行為は一時しか稔らない。しつこい要求の出てくる源には指の先も届かないから、間をおいては、また別のしつこい要求がくり出され、同じ強さで新たな充足を求めるだろう。もし分析者が、おのれの能動的応答直後に出現する患者のうるわしい平穏状態に感動して、さらに満足を与えてゆくという実験にひきずりこまれたならば、果てしない悪循環が生じる。そもそも無際限の悪循環は退行状態では珍らしくもない。

したがって、退行患者の希望や要求に肯定的に応答して充足を与えるのは誤った技法とみても見当違いでなかろう。しかし、対象関係のある特殊形態、すなわち成人間の対象関係よりも原始的な対象関係を患者が必要とする時、それに応えるのは正当な技法で、〃欲求不満〃原則あるいは〃享受権剝奪〃原則におそらく抵触しないだろう。

しかし、この考え方を受容するならば、われわれは一人心理学の世界に属する本能論、欲動論の外に出て、二人心理学の領域に足を踏み入れる。一人心理学にもとづけば、退行の形態と程度とはもっぱら患者次第で決まる。たとえば患者の小児期、患者の性格、患者の病気の種類などによる。ところが二人心理学の立場に立てば特定の患者と特定の分析者との相互関係の結果とみなされねばならない。分析者側から出すものに限って考えれば、それは治療者の技法である。つまり、退行の臨床形態は、分析者がどのように退行を認識し、受容し、それに応答するか、その仕方如何によっても左右されると言ってよかろう。

解釈は分析者の応答のうちの最も重要な形であると考えられるだろう。分析者がある現象を満足への要求と解釈するか、ある特定の対象関係形式への欲求と解釈するかは治療の成行きを決定的に左右するだろう。

分析者側に、患者の退行を、ある特定の対象関係形式を請求（要求、欲求）するものとみなすだけの判断力があるとして、次の問題は、分析者がどれ程まで深みに入るべきか、である。すなわち、自分の退行患者にいかなる種類の対象関係をさし出し、また患者から受け取る配慮をすべきか、である。これは重要な技法問題で、精神分析の技法問題がほとんどすべてそうであるようにいくつかの側面がある。

第一の側面は一人心理学と二人心理学との境界領域にある。鑑別診断の問題といってもよいだろう。分析者にはおのれの退行患者にとって今この時点でどの対象関係形式が適切で、治療的かを認識する力がなければならない。そのためには、対象関係というものの存在を認め、治療効果のありうるものだと認めるのはもちろん、一番よい治療力を持つ対象関係をいろいろな対象関係の中から選択するに足る対象関係の知識がなければならない。

ここでわれわれはまだ議論の尽くされていない世界に入る。一部の分析家は、フロイトの叙述どおりの受動的・好意的客観性（対象性）という役割を分析者が果たせるような対象関係だけが、分析治療の円滑な進展と両立しうる唯一のものだという信念を固く守っている。この人たちは、受動的・好意的客観性が絶対不可欠のパラメーターで、いかなる理由があれ、それを放棄したら最後、治療は精神分析の名に値いしなくなる、とまだ考えているらしい。私のこの感じが正しければ、論理の赴くところ、このタイプの分析者は先述の鑑別診断など無用はおろか、有害な誤った技法に陥る契機になるとさえ主張するだろう。第三部の、とくに第一四章および一六章で、この治療策をとればどのような結果が生じるかを包括的にとりあげた。

誤解を避けるために私の考えを述べるが、患者にむかって「きみはこれまでずっと、かくかくの性器的（あるいは前性器的）関係をつけようとしてきたんだね」と解釈を与えることと、その発達段階においてある形式の対象関係が患者に必要な事実を認め、話し合い、さらに分析治療の場で患者にその対象関係の創出と維持とを許容することとは、全然別物である。この点の理解が肝要だと思う。しかしわれわれが比較的通暁している発達段階の進んだ対象関係の場合は、一般に解釈が治療的現実回帰を開始させ維持するだけの力を十分持っている。症例の一部は何かのアクティング・アウトに出るかもしれないが、その場合にも解釈で対処できる。このたぐいの患者は大方が私のいうエディプス領域に属し、解釈途上で生起する事態は通常の成人言語によってかなり適切な表現が可能である。重要な主な事態を、年齢段階のすすんだ方から先に挙げれば、まず男根ナルシシズム型のもので、これにはいろいろの変種、たとえば排他的に自己主張を行なう型、攻撃的に相手を去勢しようとする型、屈伏型、自虐愛型などがある。その次に、さまざまの肛門加虐愛型が挙げられる。これにはありとあらゆる形の過剰代償や反動形成などが入る。

遺漏がないようにと、ここで口唇型対象関係の種々相に触れたい。今日ではひとまとめに〝口唇性依存《オーラル・デペンデンス》〟といわれる。このことばをここで挙げるのは当り前と思う分析者も多いことだろう。しかし、私は、〝口唇性依存〟は誤用されやすい概念だと考えているので、ここで私の反対意見を簡潔にまとめておきたい。

〝口唇的依存〟のことばで表現される関係は実は一面的依存ではなく〝相互依存〟である。リビドー的には、母親の嬰児への依存度と嬰児の母親への依存度とはほぼ等しい。片方のいずれもこの関係の所有者でなく、また当然ながら相手と離れてはこの形式の充足は得られない。口唇的側面がこの事象全体の主要部分を占めるのはむろんとしても、それ以外の因子も多々あり、どれが最重要因子かを確定するのはむつかしい。さらに、現代育児法では子供の口唇に対偶するはずの母親の乳房がそもそも登場してこないことも少なくないが、それでも母子の口唇的相互依存は多くの場合さほど損われない。母子の口唇的相互依存は母子関係を左右する決定因子だと私は思う。

相互依存ということばをきけば、その関係を一人心理学の用語で叙述しようとしても必ず失敗することに気づくだろう。これは実はあらゆる関係に対してある程度まであてはまる。ところが一方、相互依存の効力はパートナーの協力の意義が減るにつれて減少する。よく判る例は肛門的権力的支配である。これは精神分析学の中でももっともみごとに理論が開花した場合であろう。この時にはパートナーの協力は最小限となり、結果的にこの関係は一人心理学に属する用語で正しく記述できる。反対に性器愛において冷淡な対象を愛そうとすれば必ずこちらの力で協力的なパートナーに転化させねばならない。ある個人とその冷淡な対象間の関係は手持ちの用語でもかなりよい叙述が可能だが、協力し合っている者同士の関係には二人心理学に属する新たな用語集が必要である。
難関はまだある。原始的関係はすべて原則として個体発達の前言語段階に属する。すでに第一部にみたごとく、この領域に属する現象は言語による叙述になかなか馴染まない。これから後を読まれるにはすでに述べた二つの難関をいつも頭においてほしい。それは二個体間の強固な相互依存と、通常の成人言語になし難い原始的関係の展開との二つである。(注1)

この邪魔物とその起す混乱を除いてはじめて、われわれは本論、すなわち、分析者は受持ちの退行患者との間にいかなる形の原始的——多分前言語的——対象関係をとりかわすべきだろうか、という問題に戻ってもよいとされよう。

先の章のいくつか、特に第四章、第一二章、第一五章および第二二章において私自身の分析者としての実践の中で発見した三箇の主要形式の特性を詳述した。(一)は私が一次愛と名付けた、もっとも原始的というか一次的な関係すなわち、発達途上の個体とその一次物質あるいは一次対象との間に生まれる一種の調和的・相互滲透的渾然体である。(二)と(三)がそれぞれオクノフィリアとフィロバティズムで、両者は一種の対《つい》関係である。この両者が出現することは、将来かなり安定な部分対象あるいは全的対象が発見されるだろう、あるいは全的対象も部分対象も発見されるだろう、と予想させる事態である。オクノフィリア優位の個体にとって人生は対象と密着している時だけ安全であり、対象と対象との空隙や次の対象が出現するまでの空白時間は危険のひそむ怖ろしい感じがする。この現象はかなり前から知られていたが、最近、生態学《エソロジー》の影響下に〝愛着行動《アタッチメント・ビヘヴィア》〟(たとえばバウルビー、一九五八年)と命名された。逆にフィロバティズム優位の個体は、対象とは信頼のおけない、危険を秘めたものだ、という形で対象を体験し、対象を敬遠しがちで、いつ裏切るかも知れぬ対象から時空的に距離をとってくれる友好的な空っぽの広袤《ひろがり》をみつけようとする。

次の問題は、むろん、退行によって患者はどんな得《とく》をするか、である。退行が患者にそんなにも大切なのはなぜだろう。何度か述べたように、すべての患者が必ず退行期を経ねばならぬ必然性はない。一部の患者は退行ぬきでやってゆける。おそらくはじめから退行を必要としないだろう。しかし、退行を必要とする患者と必要としない患者との分布がどういう具合になっているのかは五里霧中である。それは、分析治療を受けに来る患者が全体を代表する標本《サンプル》でないからだ。彼らはその分析者の頭にある分析可能性に従って選《よ》り出された人たちだから、とても代表的標本とは言えない。それに、われわれの現在の患者たちで退行を必要とする者の数は過去より多くなり、なお増加中の印象がある。この印象には多少真実がこもっていそうである。

この問題に対する回答は、基底欠損の概念と、私に新規蒔き直しを発見させた臨床観察とにある。私の考えの糸を辿り直せばこうなる。われわれはすべて、ある性格特徴を持っている。現代風のことばを使えば対象関係の強迫的パターンを持っている。その一部はわれわれ内部の葛藤あるいはコンプレックスに由来する。分析者が解釈によって患者の葛藤あるいはコンプレックスの解消を助けうるならば、このパターンの強迫性は減少して現実適応を許容する水準の柔軟性に到達する。が私の考えでは、この強迫的パターンが基底欠損への反応から始った症例では解釈の力は較段に小さいだろう。それは、解決すべき葛藤やコンプレックスが厳密にはそもそも存在しないからであり、また、基底欠損領域においては、どのみち、言語が信頼できる道具にならないからである。

言語、すなわち自由連想とそのあとでの解釈、が治療上必要な変化を生起もさせず維持もできないような一部症例では、言語外の治療手段を考慮しなければならない。私の考えでは中でも最も大切なのは、分析の場において患者がその持つ強迫的パターンに応じた原初的関係を生起発展させ、さらにその関係をおびやかされることのない平和裡にそっと保ちつつ、患者自ら、これまで知らなかった新しい対象関係の形がありうることを発見し実際に味わい、この対象関係をめぐって実験的行為を行なうようになるまで、治療者が患者を援助しつつ待つことである。基底欠損が活動している限り、その個人がとりうる対象関係の形式は基底欠損によって限定される。だから基底欠損が治癒消失しうる条件を創り出して、その不活性化をはかる仕事は治療上欠かせない。この目的の達成のためには、患者を元来の欠損状態の原因となった場面というかある特定の対象関係まで退行させなければならない。時にはそれ以前の時期までの退行を認める必要も出てくるだろう。患者がその強迫的パターンを――はじめはおそるおそる――あきらめられるようになるためにはまずこの前提条件が満たされねばならない。その後になってはじめて、患者は〝新規蒔き直し〟ができる。つまり、あきらめた対象関係の代りに新しいパターンの対象関係を展開できる。この新しいパターンは既往に比して防衛的でなく、したがって柔軟性が高く、患者に現実への適応可能性を大きく開きつつ、しかもその際の緊張や摩擦が少ない。

この章の最後の問題はこの過程を育てるために分析者には何ができるか、であろう。答えの大半は次章で模索しよう。ここでは、三つの消極面つまり分析者が避けようと努めるべき非常に重要な三つのことを強調するに止めよう。ありとあらゆることをできる限りまず転移と解釈すべし、とする、われわれの現技法では、どうしてもわれわれは患者の目には壮大で知識豊かな対象に変じてしまう。これは患者を一種のオクノフィリア的世界に退行させる。自然にそうなることも、退行を強制してその結果そうなることもある。オクノフィリア的世界においては、依存する機会はいくらでもあるが、患者が独力でものを発見する機会はないに等しい。患者が独力で何かを発見することが、少なくとも、依存と並ぶ重要性をもつ事実はやがて一般に認められるようになろう。裏返せば、分析者は、他の症例はもちろんこの種の症例でも先行段階で有効だったからといって、ある一種類の対象関係に硬直的に固執すべきでなく、いつでも患者とともにオクノフィリア的とフィロバティズム的の両原始世界を往復する心構えが必要であり、時には両世界の彼方の一次関係まで行く心構えがなければならない。先に記した鑑別診断能力を分析者がもつ場合だけできることである。

第二の重要な面は、分析者が自分が他からくっきりと分離独立した対象となること、また、そういう対象として行動することをせぬように、である。全力を尽くしてこれを回避すべき秋《とき》がある。換言すれば、分析者があたかも一次物質のどれか一つに化したような関係を患者が治療者と結び、そういう関係の中で治療者と共にあるように持ってゆくべきである。分析者は患者を積極的に荷おうとせずに、水が泳ぐ人を支え、大地が歩む人を支える具合に荷い支えるべきであるということ、すなわち、患者のために存在し、またそうされることにあまり抵抗を感じないで患者に使用されることである。たしかに、多少の抵抗はあってよいばかりか、不可欠ですらある。しかし、分析者は前進に必要な抵抗を創出するに止めるべきで、それ以上は絶対にいけない。さもなければ、媒体の抵抗が強すぎて前進不可能になりかねない。それに加えて、また、何よりもまず治療者とは現存しなければならぬ。いつも現存しなければならぬ。そして水や大地が破壊不能であるように破壊不能でなければならぬ。この面は一部をすでに第二二章で論じたが、この問題をしばらくつづけよう。

前節の消極面の一つの枝は、われわれの挙げるのもこれで最後にするが、これまた消極的なものである。それは、分析者は〝万能〟者になることはもちろん、患者の眼に万能者と映ることも避けねばならないことだが、この治療時期には至難の業の一つである。退行患者は、自分の治療者がもっと物知りでもっと力があってほしいと期待を持つ。とすれば、分析者は、はっきりと口に出してか態度で表わすかはともかく、一つの約束をするものと期待される。患者を退行から救い出してやる、とか、退行の壁をとおして患者の心を察する、という約束である。こういう約束は、その方針についての暗黙の了解らしきものを、しかもちらりと見せただけでも、きわめて重大な難関となり、分析の仕事をつづける上で越えがたい障害となる。ここでも、分析者のできることは限られたものだ。存在し、破壊されず、真性の一次物質の役割を引き受けること、それのみである。患者を支えるために存在し、患者の大切さ、患者の重味を感じつつ、なお患者を支えること、患者と自分との間に元来引かれた境界線をかたくなに守りとおそうとは思ってもみないこと、等々である。これは真の一次物質だが、それはほんとうの意味の対象ではないから、独立した存在かどうかは、問題にならない。

私以外にも、この種の対象関係、より正確には環界＝患者関係を、私とちがった言葉で叙述しようとした研究者は何人かある。アンナ・フロイトは（第二次世界大戦中に）〝欲求を充足する対象〟(need-satisfying object) なることばを使った。ハルトマンは（一九三九年）〝期待しても大丈夫な平均的環境〟(the average expectable environment) といい、バイオン Bion は一九六六年英国精神分析学会に発表した論文で〝中味〟(contained) と〝容れ物〟(container) という対《つい》語を用いている。この種のことばの発明にもっとも堪能な人はどうやらウィニコットで、一九四一年の論文では〝これでよい環境〟(the good enough environment) ということばを使っているが、その後〝媒質〟(medium) ということばに変え、〝媒質〟の中では患者がオイルの中のエンジンのように快調に回転する、といった。それから一九四九年論文で〝ごくあたりまえの献身的母性〟(ordinary devoted mother) が使われ、一九五六年には〝母性の一次関心事〟(primary maternal preoccupation) となり、一九六〇年には母親の〝支持機能〟(holding function) となった。一九六三年にはアメリカの文献から〝生きやすくする環境〟(facilitating environment) のことばを借りて彼の最後の著書の題の一部に用いた。マーガレット・リトル Margaret Little は、これを基礎単位 (basic unit) と呼んだ（一九六一年）。一方カーン M. Khan は、一九六三年論文で〝保護的遮蔽物〟(protective shield) ではどうかと言い、スピッツ R. Spitz は〝環境媒介者〟(mediator of the environment)（一九六五年）といい、マーラー M.

Mahler は（一九五二年）〝子宮外の子宮《マトリックス》〟の方がいいといっている。どのことばも間違ってはいない。どのことばも私の頭にあるこの非万能的関係の一面を指してはいる。むろん、私はこの沢山のことばの中でも自分の用語をひいきにする。理由はただ一つ、私のことばの方がより一般的で、それぞれ一つの個別的側面を指す他のことばの相互対立性を解消できることにある。

以上の考え方を認めれば、退行患者のしつこい要求を充足してやるべきかどうかという問題の様相は一変する。あまりに一変するので、これまで取り組んで難渋していたのは、樹て方の間違った解のないニセ問題ではなかったか、と訝《いぶか》しくなる。現実の問題は、退行した患者の欲求を充足すべきか欲求不満のままで押えるべきかではないのだ。そうではなくて、退行に対する分析者の応答如何が分析者患者関係にどう影響するか、そして、そのために今後の治療経過がどう左右されるか、が問題なのだ。たとえば患者の期待を満足させる分析者の応答が、患者の中に、自分の分析者は博識で有能で全知全能に近いという印象を生み出すのなら、そんな応答は危っかしくておすすめできないとされるべきである。まちがいなく分析者と患者との不平等性を増大させるし、患者の基底欠損を重症化させて嗜癖類似状態を招来しても不思議でない。

逆にもし、欲求を充足しても分析者患者間の不平等性を増大させず、私の言う一次愛のパターンに合う対象関係が生まれるような形をとりうるならば、それは法にかなった策として真剣に適用を考慮すべきである。

ここで、ちょっと脇に外れて、私が現代精神分析技法のオクノフィリア的偏向と呼ぶものとその行き着くところを論じたい。精神分析技法は——理論もだが——分析の場でみられるオクノフィリア的現象の激しさに目を奪われ、関心の焦点がそれに集中し、それと同等の重要性を持つ、同じく一次的なフィロバティズム的関係をほとんど完全に無視している。こうして対象をまさぐり求め対象にまとわりつく〝愛着行動〟および両義的依存理論が発展した。私が

『スリルと退行』(一九五九年)、とくにその第一二章で指摘したとおり、現代精神分析技法は、分析の場で生起すること、あるいは患者のつくり出すことならば何でもまず転移現象と理解して解釈しなさい、と勧告する。逆にこの勧告が事実上すべての解釈を樹てる時に用いる主な引照基準が何かを示している。つまり、分析者はきわめて重要な、つねに現前している対象で、患者は分析者と無関係なものを感じたり考えたり体験したりすることは当面不可能とみられている。分析者と対等の位置にないとされている。——そういう両者間の関係が引照基準である。

現代的転移解釈技法が落ち行く先は目にみえている。あまり重要性のない患者が、強大で博識で恒存し一切の事象を正確に言語化する力を持つ対象群(その堂々たる例が分析者だ)に直面している世界、という図である。もし、この図を人間の発達初期段階の真の代表例と認めるならば、〝口唇的依存〟理論までは遠い道のりではない。依存性は自明であるし、精神分析的本能理論の影響があるので〝口唇的〟なる形容詞をたちまち冠される仕儀となる。原始的あるいは初期的であることを述べる単語は〝口唇的〟しかないわけだ。この方式で行なう治療の最中の分析者患者相互作用がほとんどすべて言語を介して生起する事実も、事態の〝口唇的〟な面を強調する。そして、分析者も患者もわれわれの理論も、こういう連想をする。解釈——解釈は言葉より成る——は母乳、分析者は乳房である、と。

一種の循環論法が生じる。まず分析の場で生起する事態をすべてこのように解して解釈を下せば、それが(第一五章で述べたように)今度は患者を〝教育〟し、患者はこの言語にのっとってあらゆる自分の前言語的体験を表現するようになる。ある程度そういう感じ方をするようにさえなる。こうなると、次は分析者のほうが、自分の理論も解釈も絶対に正しいと信じて疑わなくなる番だ。実はこれは科学のどの部門でもしばしば起ってきた。つまり部分的真理が全体的真理を抑圧することはままあることであった。とりわけよく起ったのがわれわれの精神分析学である。われわれの場合、部分的真理とは、〝口唇的〟および〝依存的〟現存があらゆる原始的人間関係において生起するということである。この部分的真理によって抑圧された全体的真理とは、〝口唇的〟とか〝依存的〟とかいう言葉では事柄の全体像の解明に程遠いということである。真相は唯一つ、われわれの現技法はそれらの重要性を不均衡に増大させるということだ。

この見解に対する実に良い予防薬はフロイトその人の事蹟である。フロイトの症例報告を検討すれば明らかなごとく、フロイトは転移にしかるべき注意を払ってはいるが、真先に転移を解釈の対象としたわけではない。したがって、フロイトは患者にとってきわめて重要な対象でありつづけたけれども、フロイトの技法は、患者の世界像を〝オクノフィリア的な患者とその（上述のごとき）最重要な対象との間の威圧的不平等関係〟という図式そのものに還元するようなものではなかった。少し前にも触れたことに関連するが、英訳標準版フロイト全集二三巻の索引でみれば「依存」という言葉はきわめて稀にしか使われていず、「口唇的依存」という見出し語はそもそもない。

この章でかなり沢山の問題が出たが、その理解のために、症例を出そう。長期にわたる治療例で、その間に起った一つのエピソードである。ある金曜日の面接は不満足なものだった。患者がかなり渋々認めたことだが、この面接の間じゅう患者は分析者の言動を無効にするような言動を行ないつづけたので、患者と分析者との間には真の接触は成り立ちようもなかった。しかし、この面接の後、患者は部屋から仲々出てゆけなかった。退出する扉を開けようとすると、患者は恐怖感を覚えると言い、土曜日か日曜日に何時でもいいから一度番外面接をして自分が立ち直るのを助けてほしい、と頼んできた。

問題は、むろん、この求めにどう応答すべきかである。肯定受容を求めていることはたしかだが、この患者にはすでに時々は週末の番外面接をしていたことを言い添えねばなるまい。番外面接をすれば患者はいつも大満足で、予想どおり毎回患者の緊張はかなり大幅にゆるむのだった。しかし、この番外面接で真の分析作業ができたこともまた、滅多になかった。

さて、この求めを、あいかわらずの〝ねだり〟だと解釈し、この解釈にもとづいて拒むとしよう。患者はこの解釈を肯定するかも知れないが、その場合、辛抱づよい親切な分析者に無用の悩みを与えたと、患者は自分がいっそうみじめに感じられて状態が悪化するだろう。逆に患者はこの解釈に不賛成としよう。患者は分析者を不親切な、冷酷な分析者と思うだろう。そして治療の際の緊張は高まるだろう。ここで分析者がこれは抵抗であるとか、幼年時代にあった何かの憎悪と攻撃性の転移である、などと解釈しても事態が好転するかどうかは疑わしい。

逆に、番外面接を一回して欲しいという希いを満たすとしよう。たとえ分析者が、幼年時代の何かの欲求不満の反復で、貪欲や羨望のためそれが出てきた、とか逆にこの反復の結果貪欲になっている、羨望に陥っている、というような解釈をしても、それとは別箇に分析者が一種の万能な対象に転化して患者をオクノフィリア的関係に押しやってしまう。

実際には私はどうしようとしたか。まず、患者の困惑を認知し受容した。そうすれば私が患者の側に立っていることを患者が感じるだろう、と私は考えた。それから私はこう言った。「どうも、私がしてあげられる番外面接一回には、今君が期待している、いや君は多分期待でなく必要としているのだろうが、とにかく、そういうものを君にあげる程の力がある気はしないのだよ。更にね、それを私が承諾すると、君はちっぽけで弱く、君の分析者の私が大きく力のある人間ということになりそうで、それは良いことと思えないね。まあそういった理由を全部ひっくるめて結局君の求めに応じないことにするよ。」　これを聞いて患者は不満足のまま去った。

この答え方を選ぶ際に私の心中には狙いが二つあった。第一は、望ましくない関係の発生展開を予防することだった。たとえば、〈権威を持ち、何が正しいかを相手よりわきまえている荒っぽい人物（あるいは高級な人物）によって頭を押えられ欲求不満にされている人間＞、あるいは＜親切な支持を必要としている弱い人間＞と＜おだやかで寛大な権威＞との関係で、これが望ましくないのは、こういうことはすべて、患者とその強大な対象との間の不平等を強化するからである。第二に、私は、われわれ双方のどちらもが全能的強力性を持たない関係、双方がそれぞれの限界を認める関係をつくりたかった。それによって稔りある協力関係が生じうるのではないかと期待したからだ。私と患者とは、重要性も比重も力も根本的に違っているわけではない――。

ここでいっておかねばならないが、私の患者が電話をかけてくることはほんとうに滅多にない事件であった。緊急事態の時に、それも一年に一回あるかないかだった。今回、この患者はその夜八時すぎに電話してきた。患者は電話をかけたものの電話口でほとんど口が利けなかった。「あー、ぅー」と、へどもどした挙句、おしまいに、「先生に電話をかけないではいられなかったんです……先生に知ってもらいたかった、もう声をあげて泣き出しそうだと、……それだけです……先生に何かをしてもらおうというのじゃありません……番外の面接とか……でも電話は、しないではいられなかった……私の気持を知っていて下さるために……」

この物語は、はじめ満足を――多分悪性の形で――〝ねだり取る〟方向に進み出した過程が、分析者の応答如何によっては、良性の形、すなわち認識されるための退行に転化することを示している。分析者がしたのは、一片の全知全能性をもみせないようにしつつ、一方で一次対象――患者を認め患者とともにあるのを主なはたらきとする一次対象――の役割を引き受ける用意がいつでもあるのを明らかにしたことだった。

この出来事の直接効果は、緊張の相当低下だった。患者は前よりも心地よく週末をすごし、そのあとかなりの期間、分析者との接触と協力の能力を持ちつづけた。その上、この事件がきっかけとなって分析の場の雰囲気がよくなった――というか一段とよくなった。この改善によって分析治療はかなり大幅に進展できた。

（注1）〝口唇的依存〟は比較的最近の概念である。私はフロイトの著作でこれに言及した箇所を発見できない。おそらくフロイト以後に、それもまずアメリカで創出された概念だろう。この概念の発展史の正確なところをつきとめるのは面白い研究になるのではなかろうか。そのためのデータを二、三。〝口唇的〟という形容詞ぬきの〝依存〟はフィーニクル Fenichel の教科書（一九四五年）に二、三度出てくる。私が発見した最も早い〝口唇的依存〟なる語の使用は一九五〇年アリグザンダー Alexander によるものである。メラニー・クラインの著作に見付からなかったのでちょっとびっくりした。クライン派でそれを挙げた最初のものは『精神分析の新動向』(New Directions in Psycho-Analysis, 一九五五年）であるように思う。これは一九五二年のクライン女史の生誕七〇年の折に女史にささげられた論文の集成である。この本でも〝口唇的〟という形容詞は見当たらないが〝依存〟という用語は今日ならば〝口唇的依存〟というであろう、子の母への依存を指している。これを使っているのはポーラ・ハイネマン Paula Heineman とジョウン・リヴィエール Joan Rivière の二人である。一九五二年ごろから、依存および口唇的依存がウィニコットの論文の中で使われはじめ、年とともに頻度が増大しているが、それ以前にはどうもなさそうである。

第二五章　押しつけがましくない分析者

第二二章は退行には二形態があるところで終り、悪性退行に陥いる危険を避け、良性退行の成長の道をなだらかにするには、分析者には、人間の限界内で、何が可能か、という技法問題には触れずじまいだった。第二四章の議論では、何ができるかの一般指針を多少出した。分析者の技法と挙動が全知全能を思わせる程、悪性退行に陥る危険が大となる。逆に、分析者が自己と患者間の不平等減少に成功するほど、分析者は患者からみて、押しつけがましくないふつうの人間にみえ、退行が良性型となる公算が増大する。

これはすでに現代精神分析技法の最重要問題の一つである。任意の症例において解釈と対象関係という二治療手段をそれぞれどれだけ用いるべきかの問題である。量だけでなく、いつ、いかなる比率で、どの順序で用いるべきか？どの症例でも重要な問題だが、とくに退行患者の治療中、治療が基底欠損の領域に踏み込んだ時に緊急な問題である。すでに認識ずみのことに属するが、この領域における言語の有用性は限られており、しかも不確実である。論理的にも当然、この期間の治療因子としては対象関係の方が重要性も信頼性が高いと私は思う。むろん患者が退行を脱してのちには解釈が再び重要となるだろう。

ここで一つ、問題が出てくるだろう。分析者が個別的なその患者にとって最適と考える対象関係を創出するために用いうる技法は何か？　言い換えれば、最良の治療効果があがる公算の高い技法は何だろうか？　実験的に対象関係の効果をかなり系統的に見た最初の分析者はフェレンツィである。この角度から眺めればフェレンツィの〝積極法〟と〝弛緩原則〟は、フロイトの古典的勧告に即してつくられた分析の場の雰囲気よりもある種の患者の欲求には適合したものと考えた対象関係を創り出そうとして、慎重に考えた上でなされたフェレンツィの試行であることが分かる。フェレンツィは実験治療をはじめてまもなく、何をしても結果は同じで、自分の患者がいっそう自分に依存してくること、すなわち自分が患者たちにとって無際限に重要人物になることを認識している。フェレンツィはしかし、なぜそうならざるを得ないかの理由を認識しえなかった。今日のわれわれならば、フェレンツィの技法は患者とフェレンツィとの不平等性を減少せず、かえって増大させ、患者たちはフェレンツィを現実の意味で全知の最重要人物と感じていたと言うことができる。

分析者になって間もないころ、私は、古典技法の条件に忠実たらんとすれば、対象患者を酷薄なほど選択せねばならないことが分かった。この道に入ったばかりの私の気負いはそんなことを受容させなかった。フェレンツィの影響下に私は実験的に非言語コミュニケーションを行なった。一九三二年以来、私はいくつかの論文を書いて私の実験とその結果を報告した。大部分は、『一次愛』(M・バリント、一九五二年)に再録した。むろん、私の技法も私の思考法も年とともに相当変化した。私の現在の考えも決定版でないのは重々承知だが、それを〝編集〟できる段階にはなっている。つまり、討論の対象に、またむろん、批判の対象になりうるほどは、具体的に表現できる段階には達している。

私は本書に既述のいくつかの難関を乗り越えようと企てた。何年間かたつうちに私は次のような技法の実験を済ませた。それは、患者に一種の二人関係を体験させる技法だった。言語では表現できない、また言語で表現する必要のない、そしておそらく言語で表現してはならず、ただ、折に触れて分析の場で、慣習上〝アクティング・アウト〟といわれるものによる表現があるだけの二人関係である。誤解なきよう急いで付言するが、この非言語コミュニケーション、すなわちアクティング・アウト、に対しても、もちろん患者がこの水準を出てエディプス水準に再到達すれば徹底操作を行なうが、しかし、その時まで待つ。

くり返しになるが、この種の実験治療を私に行なわせた思考の筋道を記したい。分析治療がエディプス水準を越えた領域に達すると言語が信頼できるコミュニケーションの手段でなくなってしまうことに気付いて、私はしばしば悩み絶望さえした。分析者ができるだけ厳格に自分の解釈を曖昧さを残さない明晰なものにしようとしても、患者の方は、どうしてか分からないが、とにかく分析者の意図と全然違ったものと受け取るようになる。この水準では、説明も、論証も、厳密さを心がけての言い直しも無効なことが分かる。分析者は、この領域では自分の言語が、場の構造を明らかにするどころか、しばしば誤って受け取られ、解釈され、患者と分析者との伝達の混乱を増大しがちだという苦々しい現実を認めざるを得ない。実際、言語は信頼できない、どういう効果を生むか予見できないものになり果てている。

この臨床観察は、私が思考の筋道を追う上で非常に大切なことである。そこでまた別の角度から眺めてみよう。ことばは、この時期には、自由連想を荷うだけの力を失くしている。ことばは生命なき反復常同となる。いかにもすり切れた古いレコード盤で、針がとめどなく同じ溝をこすっているの感がある。しかし、これは分析者の行なう解釈行為にもあてはまる。この時期のあいだに分析者の下す解釈も同じ溝をはてしなくこすっている感じがする。そのうちに分析者が、この時期には患者の言語的コミュニケーションの解釈を押しすすめるだけの基盤がないことに気付いて途方に暮れ絶望する。エディプス水準はもちろん、いわゆる前エディプス水準でも一部においては、適切な解釈は、抑圧されていた葛藤を意識化し、それをとおして抵抗を解消し、分裂を修復復元して、患者の自由連想の流れを再び円滑にする。しかし基底欠損水準では必ずしもそうはゆかない。患者は解釈を干渉、手ひどい仕打ち、不当な要求、フェアでない不意打ち、敵対行為と体験する。また愛のしるしととることもある。生気なきもの、文字通りの死物で、何の力も持たない感じを抱くこともある。

すでに前章（および『戦慄と退行』の第一二章）でとりあげたとおり、われわれの技法にはオクノフィリア的偏向があるが、この偏向を意識したことがもう一つ別の方向への思索の出発点であった。今日の分析者は申し合わせたように分析の場で起ることをすべて、また――というか主としてというか――転移すなわち対象関係という観点から解釈する。この技法は鋭敏かつ効果的技法だが、欠点は、われわれ自身が自分の身を患者に差し出してたえずまとわりつきの対象とさせることである。また、まとわりつきと逆の事態をすべて、抵抗、攻撃性、ナルシシズム、過敏、偏執症的不安、去勢恐怖、などと解釈してしまうのも欠点である。そうすればきわめて両義的で緊張した雰囲気がつくり出され、患者は、自立を求める欲求に促されてもがくが、しかもどの出口もオクノフィリア的〝転移〟解釈のために閉ざされて外への出口が見つからない。

第三の方向への思索の出発点は私の〝沈黙患者〟研究であった。沈黙という現象は、このごろ次第に認識があらたまっているが、おそらく一つの意味だけでなく、各々違った技法で対処すべきものだろう。沈黙は、索漠として恐怖をはらみ、空虚で、生命や成長の敵である場合もある。この場合、患者にはできるだけ速やかにそこから脱出してもらわなければならない。しかし、友好的な、心躍るものを秘めた広袤《ひろがり》で、患者を招いて、患者の夢想生活という地図のない国への冒険の旅に誘うものでもありうる。この場合には、オクノフィリア的転移解釈などはすべて場違いであり、邪魔にしかならない。しかしまた、沈黙は、対象成立以前に個体環境間に存在した一次愛の調和的渾然体再建の試みでもありうる。この場合は解釈であろうと他の何であろうと干渉は一切禁忌である。患者にあれこれの要求を課して調和をすっかり損う怖れがある。

最後の方向の思索は私の考える創造領域と組み合せになっている。創造領域とは、構造化された外的対象が一切存在しない心的領域である。解釈を用いて注意を惹きつけようとして外的対象をこの領域に闖入させれば、必ず、自己の内部から何かを創造するという患者の能力を破壊する。

第五章で論じたが、この領域の対象はまだ構造を持たず、したがって、創造過程が対象を構造化するようになるまでには、何よりもまず、時間が必要である。必要な時間は短かくてすむこともあるが、きわめて長時間が必要でも不思議でない。長短いずれにせよ、この時間の長さは外からの働きかけで左右できない。患者が自分の無意識の中から創造を行なう場合も必ず同一の事態であろう。これは分析者の通常の解釈が、この領域に退行した患者に到底承認不可能と感じられる理由の一つかも知れない。解釈とは全体的な〝構造化〟されたもので、創造領域のまだ構造化されていないカスミあるいは夢のような内容と相互作用すれば、ぶちこわされるか、不自然かつ過早の構造化を惹起しかねない対象や思考である。

以上述べた状態は内容が大幅に相違するが、すべて、外からみれば沈黙患者である。正規の分析作業から身を退いて引きこもっているごとく思われ、自由連想の代りに〝アクティング・アウト〟を行なう。あるいは、想起の代りにそれを反復することさえあるかも知れない。また、書き落してはならないことだが、沈黙患者は、精神分析の基本原則を守れる状態をめざして前進せず、その代りに何か原始的な行動に退行してゆくと記述できそうな状態にいても不思議ではない。もっとも、上記の表現——引きこもり、アクティング・アウト、想起に代わる反復、退行などの表現——は全部正しいが不完全で、その結果われわれが誤った技法を適用してしまいかねない。

したがって、基底欠損領域あるいは創造領域に退行している患者に大体いつでも有用な技法は、私の経験では、解釈をもって強引な介入を試みないで当面寛大に患者の退行に耐えることである。その時間は数分間のこともあり、一回の面接の相当部分を占めることもある。すでに何度も触れたが、この時期においては言葉はどの角度からみても信頼性のあるコミュニケーションの手段でなくなっている。患者の言葉はもはや自由連想をになう翼でなくなり、生命なき反復常同となり果て、一見言わんとするようにみえる意味をほんとうは意味していない。患者の言葉の背後にあるものを理解するのが分析者の仕事ではないか、という標準技法の助言はこの場合にもあてはまるが、ただ問題は、理解したところを退行患者にどうコミュニケートし返したらよいかである。私の考えついた答は、言語が信頼性を失った事実を留保なく受け容れて、当面患者を言語水準に無理に押し戻すのは全部あっさりあきらめることである。これは、患者のつくり出した題材を〝構造化〟する試みを全面的に放棄し——どのみち〝正しい〟題材ではないのだ——今のありのままの状態に耐えることを意味する。したがって題材のほうは、患者が慣用言語が通じるエディプス水準に復帰し分析者に題材理解の鍵を与えられるようになるまでは、不整合な、ナンセンスな、バラバラのものであってよいとする。

換言すれば、分析者は退行を受容しなければならない。とは、分析者と患者とが一種の相互的体験として退行を寛容できる一種の環境あるいは雰囲気を分析者の方が醸成しなければならないという意味である。このことが必要不可欠なのは、この状態にあっては、外から圧力を加えれば、それはすべて、患者対象間の不平等関係を成長させて即座に退行できる状態を恒久的に維持しようという、いずれにせよ患者の中に存在する強い傾向を更に強化するからである。

いま述べたことの例示として、繰り返しになるが第二一章で述べた、ある症例分析から得た一挿話をここで再び出そう。その当時までですでに二年間の分析がなされていた。患者は面接の始めから三〇分以上も沈黙をしつづけた。分析者はこの事態を受容し、患者の内面で起りつつあるらしいことを了解したので、干渉がましい試みは一切せずに、待った。実際、分析者には居心地のわるい感じさえせず、何かしなくてはという圧迫感も起らなかった。付言しなければならないが、この治療においてはこれ以前にも何回か沈黙があったので患者も分析者も多少沈黙に耐える訓練を経ていた。さて沈黙を破ったのは、患者の緊張が解けて啜り泣きがはじまったことだった。それからすぐに患者は口がきけるようになった。患者は分析者に語った。「到頭、自分は自分自身に手が届きました。幼年時代このかた一度も一人で置いておかれたことはなかった。いつでも誰かが側にいて自分に今何をしなさいと教えたのでした」と。このあと何回かの面接後に患者は「沈黙している間じゅう、ありとあらゆる種類の連想が起ったが、どれも『大して関係なし、表面的な小うるさい邪魔物だ』と斥けた」と教えてくれた。

むろん沈黙を安易に、抵抗だ、引きこもりだ、被害念慮的な恐怖の徴候だ、鬱的不安に耐ええぬことだ、反復強迫の一症状だ、と解釈してしまうこともできた。さらに、分析者はかなりよく患者を知っていたので、自由連想の中でどんな主題が浮かび上がっているかを推量し、それに解釈を加えることも不可能事ではなかった。患者がある具体的な観念を無関係だと斥けたその理由さえ、ある部分は推測できただろう。それらのすべてが非の打ちどころのない解釈であっても不思議でなかった。もっともただ一点を除いては、——である。誤りがあるとすれば、それはただ一つ、そういうことをすれば、沈黙は破壊され、患者がこの機会に〝自分自身に手が届く〟ことなどありえなかっただろうことである。患者のすでに強力な反復強迫の再強化は不可避だったろう。つまり、またしても他人が、患者に何を感じ、何を考え、何をなすべきかを教える（歎かわしい）事態になってしまっただろう。

それだけではない。以上はすべて一種の排他的二人関係の中で起った事態である。対処すべき問題は力動的にみて「ちゃんとした〝解決〟のある葛藤」という構造のないものだった。状況は、分析者に、たとえば言語による連想が分るにとどまらない手腕を要請するものであった。沈黙に対する正しい応答法がみつかればみつかったで、分析者が、「時々きっとそういうことが起ってくれるだろう」という期待を患者の中に生じさせる危険を冒すことになる。嗜癖類似状態の生成の契機を与えることである。危険はまだ他にもある。「自分は受持患者の口に出さない考えを読み取り、それに正しく応答する非常に賢明で力量のある分析者を獲得した」という印象を患者に与えてしまうことで、これは分析者が〝万能〟になる危険である。最後に、言語はすでにこの場では信頼性を喪失しつくしているので、言語的応答はしばしば患者を無理に過早にエディプス領域に引き上げることになり、治療の障壁を一部でも除去するどころか、新たな障害を作り出す。もちろん、以上はすべて、分析が基底欠損領域に達していることを示す明確な標識である。

患者が基底欠損水準に退行している間の正しい技法とは、分析の場における〝アクティング・アウト〟そのものを内容のあるコミュニケーション手段として受け取ることであり、これに解釈を与えて急いで〝構造化〟しようとしてはならない。強調したいのは、これが何も、この時期においては分析者の役割はないも同然であるとか、好意的受動性に限られることを意味しない。事態はまさに逆であって、治療者が現存していることが最大限に重要である。ただし、その現存は、患者に感じられなければならないだけでなく、いつも正しい距離で感じられなければならない。遠すぎて患者が自分は見捨てられたと感じてもいけないが、近すぎて患者がわずらわしく不自由に感じてもいけない。現実に患者の当面の欲求に過不足なく対応する距離でなければならない。これは一般論だが、分析者は患者の欲求が何であり、どうしてそれが欲求となっているのかを知り、また欲求の消長と変化の理由なども知っていなければならない。

角度を変えれば、こういう場での技法問題とは、患者にとって一次対象の機能を果す〝あるもの〟を提供するにはどうすればよいか、である。一次対象といったが、適切なものなら代用品でもよい。これは、換言すれば、患者がその一次愛を投影しうるものであればよいということだ。

この〝あるもの〟とは何でなければならないか？　分析者自身（退行の治療を企てている分析者）か？　治療の場か？　要は、どちらが、患者とよく調和し、患者と当面自由にできる一対象との間の利害衝突を最小限に喰い止められる公算が高いかである。とくに他に理由がなければ、患者が分析の場を対象の代用品として利用できるほうが安全である。分析者がきわめて重要な、全知全能の対象に化する危険が少なくなるからである。

むろん、患者に一箇の〝一次対象〟をさし出すことは一次愛を与えることではない。そもそも母親は一次愛を与えなどしない。母親ならばどうするだろうか。母親は真の一次対象と化して行動する。すなわち一次愛によって備給されるべき一次対象として自らをさし出す。〝一次愛を与えること〟と〝一次愛によって備給されるようにと自らをさし出す〟こととは違う。この相違が根本的に重要なのは何も退行患者を相手にする時の分析技法だけでなく、困難な治療状況における技法の多くの場合でも同様である。

角度を変えて、つまり別の〝言葉〟を用いて、この役割を叙述しよう。問題の時期の間じゅう分析者は時間と環境の整備供給者という機能を果さなければならない。といっても、分析者は義務的に患者の幼少期の愛情剝奪を代償し、患者の両親が元来与えた以上の配慮と愛情と庇護を与えるべきだという意味ではない。（分析者がそんなことをしようとすればまず必ず失敗するだろう。）分析者がしなければならないのは、（できるとしても定期の面接の時だけでよいが）治療者自身からのものも含めた意味での外的誘惑・刺戟・要請が一切立ち入らないような時間を患者のためにたっぷり準備し供給することである。何のためにだろうか。患者は、自分の中に基底欠損という一種の瘢痕があって、〝精神分析〟によるその消滅などありえないことは片時も忘れられないけれども、患者がそれはそれとしながら、自己を発見受容し、自己に対処するためである。さらに、患者が患者なりに対象世界に至る道を発見するように持ってゆかなければならない。深遠な正しい解釈などによって「正道はこれだ」などと指示せずに、である。以上のことができれば、患者は対象が自分を打ちのめし圧えつける感じを持たなくなるだろう。分析者がより良質の、よりよく〝分ってくれる〟環境をしつらえるべきだといっても、この範囲内、この方法に限られる。世話、愛情、注目、欲求充足、庇護を増大させる形式は特によくない。今このように考えておけば、それは患者のいうままの〝強請〟と〝欲求〟を充足させるべきか、それともそのことを認めつつ患者を欲求不満のままにとどめておくべきかを決定する基準として使うことがあるだろう。

問題の時期において導きの糸となりうる原理は何だろうか。それは、絶対に必要でなければ一切の干渉を避けることである。特に解釈は十分念を入れて吟味してからでなければならない。患者が解釈を往々不当な要求、攻撃、批判、誘惑、刺戟と感じるからである。解釈は、分析者が「患者は確かに解釈を求めている」と確信できる時に限り与えるべきものである。こういう時には解釈を与えないことを不当な要求あるいは刺戟と感じるだろうからである。この角度からみれば、私の言うオクノフィリア的解釈の危険がいっそう良く分るだろう。患者は環界を必要とし、対象より成る世界を必要としてはいる。しかし、対象——中でもとくに分析者——は、押しつけがましい干渉的侵入的なものと感じられてはならない。かりにそうであれば、古くからの主体対象間の抑圧的不平等性を更に強化しかねないだろう。

以上の臨床論を読まれて、同じものが分析者が違えば違う文章で叙述される理由がお分りになっただろうか。用語は一部を第二四章の末尾に列挙した。それらの用語の共通点を挙げれば、まず、圧迫的あるいは抑制的な対象が目の前にあってはならないこと、環界は静穏平和安全で押しつけがましくないものでなければならないこと、環界が存在すべきこと、それも主体（患者）に好意的な環界であるべきこと、しかも、主体（患者）はいかなる意味でも環界への注意、認知、関心を強制されないことなどを意味する。くり返しになるが、以上の共通面はそのまま正確に私のいう一次対象あるいは一次物質の特性である。

この種の対象あるいは環境を準備することは確実に治療という仕事の重要な一部分である。しかし、一部にすぎず、治療という仕事全部でないことも明らかである。分析者は〝欲求を認識する〟対象であり、時としては〝欲求を充足させる〟対象でもあるが、それだけでなく、また、〝欲求を理解する〟対象、さらにこの理解を患者にコミュニケートする能力を持たなければならない対象でなければならない。

第二六章　深淵に架橋する

第一四章で述べたとおり、〝患者の内なる小児〟とその分析者たる成人間には双方を分つ深淵があり、基底欠損水準に退行した患者は一般に自力でこの深淵に架橋しえない。あの章で私が設問したように、架橋作業はどの部分を分析者側が企てるべきで、どの部分を患者側にゆだねるべきであろうか？　いかに架橋すべきかという、この問題への答の第一は標準的な答で、患者が分析者に何を求めるかを分ること、である。分ったとおりを退行患者に伝えるのに必ず解釈によらねばならぬことはない。決して解釈を利用してはならぬ時さえある。理解の伝達には、患者の求める雰囲気を創り出せばよい。これには患者の、分析的な意味での〝アクティング・アウト〟を寛容に受け入れ尊重することも含まれる。また、特に、患者を急《せ》き立てて患者の非言語的表現を直ちにエディプス的言語形態に変換するように強制しないことである。分析者のするべきことと私の思う内容を試しに前章に要約した。私の発想の正しさが証明された暁には、患者の苦悩に乗せられた分析者がもっと患者にしてあげようとした時必ずやってくる多数の困難の理由は、私の発想で説明されるだろう。

特に、今問題にしている状態に対処している分析者が忘れてならないことは、大局的にみれば、鋭い正確な解釈による切り込みで防衛を突破したり分裂を取消そうとしてはならないことである。そういうことをすれば、退行患者は自分の悲哀、自責、鬱憤の真実性と正当性とに不信の眼を向けられたように感じかねない。で、分析者は、そうはしないで、患者の愁訴、自責、鬱憤をすべて現実であり真実であるとして誠実に受容し、患者の荒んだ鬱憤が悔恨に変化するまでの時間的余裕を十二分にとるべきである。この過程を速めようとして、たとえ正しい解釈でも、解釈に訴えることはするべきでない。不当な干渉だ、患者の愁訴の正当性を低めようとすることだ、と患者が感じても無理ないことだからである。またそうなれば、治療過程は速まるどころか、解釈のために進行が鈍るだろう。

まこと、患者には「悲傷と憎悪抜きの人生は生きるに値いしない」と感じている者もある。裏返せば、おのれの悲哀――とそれと連動している憎悪――の全体に相当する分の補償を貰えない人生など生きるに価しないと感じていることである。この悲哀に新しい光を当てようとしてどんな解釈をしてみても、こういう患者にかかると、治療者が悲哀の価値の切り下げを図っているように感じられてしまう。解釈しようとすることは、すべて、患者が生きていることの正当性を奪おうという脅威と感じられる。「代りの生きる目的を自分は持っていない」――患者は本当にそう感じている。

いわゆる被害的不安にもおおよそ同じことが言える。被害的不安状態の分析が治療的意味を持つには、分析者が患者の味方で、無条件に愁訴の正当性を受容し、十分長期間――一部の症例では途方もなく長時間――にわたって荒んだ攻撃性の時期を認め、さらにその後に続く、患者が元来の欠損や失敗とそれに因るあらゆる損失を悼み悔む時期を持つことを許し、そして、この分析者の出方を患者が感じとってくれなければならない。

かりに分析者が以上の条件の大部分を留保ぬきで誠実に満すことができれば、ここに新しい関係が生まれ、それによって、患者は、自己の精神構造の欠損あるいは瘢痕形成の原因となったそもそもの欠陥と喪失との悔みと悼みをある形で体験できるようになる。この悼みは、現実に愛する人の喪失や、内的対象への打撃あるいはその破壊という、メランコリー特有の事態が原因で生じる悼みとは全然別物である。私がいま頭に描いている悔み悼みとは、自己自身の中に欠陥・欠損があるという動かしえない事実に対する悔みであり悼みである。この欠陥・欠損は持主の全生涯にその影を落し、その負《マイナス》の効果はいつまでたっても全部は消えない。欠損自体が治癒することはあっても、瘢痕は永久に残るだろう。その影響はいつまでも立証できる程度に残存している。(注1)

かりに一部の患者ではこちらが消耗してしまうほどの長期間を要しようとも、この悼みの時期は自然の成行きどおりに経過するようにしなければならない。この過程は加速できない。しかし、この過程は分析者によって見守られていなければならない。非常に大切なのはこれである。この過程は基底欠損領域に属する過程で、したがって明らかに患者ひとりではこの悼みの時期を荷いとおせない。分析の場のような二人関係の枠組の中ではじめて荷いとおせるものだ。分析者がこの悼みのための時間を焦らずに十分長くとり、またその間、必須の原初的雰囲気を寛容と干渉的でない解釈とでもって維持できるならば、患者の分析者との共同作業の仕方は以前とは少しずつ変ってくる。それは、まるで、患者が対象との関係における自己の位置づけを進んでやり直し、自己の周囲の、魅力を欠き冷淡なことの少なくない世界を受容できはしないかと考え直そうとし、またその力が出てきた気がしはじめたことを思わせるような変化である。

ここに粗描した治療的態度も、その具体的細部はエディプス水準の患者を扱う際に分析者の採る態度と本質的には何一つ変らぬものである。分析の俎上にのせる話題も普通は同じである。しかし、相違点が一つだけある。それはおよそ雰囲気の相違、気分《ムード》の相違である。この相違が分析者患者双方に影響を与える。分析者は万事を即座に〝了解〟することにかけてはあまり鋭敏でなくなる。特に、おのれの正しい解釈をもってよからぬものをすべて〝構造化〟し改変しようと血眼にならなくなる。事実、分析者は、患者の苦悩に対する耐性が高まり、患者の苦悩につき合って耐えとおせるようになる。これは、分析者が自らが治療者として万能であることを証明しようとして強引に患者の苦悩を〝分析〟しおおせようとすることをやめて、代りに、自分の相対的無力性を肯定できるようになることである。分析者は、もう一つの誘惑にも陥らなくなる。それは、分析者が好意的〝管理《マネージメント》〟を患者の生活に行なって、その影響によって患者の生活を変化させ、周囲が患者の耐えられない要求を発しないように持ってゆこうとしたい誘惑だが、これまた分析者の万能感にもとづく対応である。分析者はまた、医者がビタミン不足の患者を治療する時のような意味で患者に〝歪みを治す〟ような情緒体験を投与しようという万能感にもとづく第三の対応を意図しなくなる。実際、かりに分析者が退行患者に対して以上三つのいずれの万能感反応をもって応答しようという心の傾きをほんの僅かでも感じるならば、この微かな感覚を即座に、治療が基底欠損領域に届いた確実な診断徴候と認識すべきである。分析者の内面に生ずるこのような心の傾きは、すべて、患者の病気の一症状だという評価を下すべきである。もっともこの心の傾きを矯正しようとしてはならない。それは人に言うはやすく自ら行なうは難いことである。

ここで、〝患者の欲求あるいは強請を充足させる〟ことについての感想をいくつか記そう。古典的分析技法では、そのような求めに、ひょっとしたら真実妥当な欲求であるかも知れない可能性を考えて応答しなければならないとは取らず、ただの分ってもらおうとする願望とみなす。一部の現代的技法では、分析者が患者の欲求を単に理解するにとどめず、一部は充足させてもよいではないか——たとえば〝アクティング・アウト〟のあるものは許容する、など——と言う。

ここでわれわれはいくつかの問題に直面する。この充足はいつあるべきことか、いかなる種類の充足を許容すべきか、その充足はいかに生じるべきか、が問われなければならない。

症例から始めよう。私の患者。女性であった。彼女は、「子供の時はすぐ癇癪を起して暴れたものです」と私に語った。それは大変苦しいことだった。家族全員はもちろん本人にも、である。しかし、母親が間もなくこの発作に対処する一つの方法を見つけた。母親はこの娘を抱きあげ、わが身にぴったりと抱いた。断乎たる態度ではあったが暴力的にではなかった。本人の思い出によれば、この好意的拘束は支持的なもので安全感を与えてくれる感じがした。事実、彼女が鎮静するまで二、三分とかからなかった。この症例で癇癪発作は要求の一種、母親の行動は応答の一種と考えてよいだろう。

似たことが、かりに分析中に生じたとしよう。分析者はこの母親並みのことをするべきだろうか？　するべきとして、さて、どんなやり方で、だろう？　それとも解釈で患者をアクティング・アウトに走らないように引き留めるべきだろうか？　解釈で？　それとも象徴行為のようなもので？　それとも端的に手を使って？　〃患者の内なる小児〃を小児として治療するべき場合と患者をやはり成人扱いするべき場合とをどう区別するか？　こんな問い方は意地悪だと怒られるかも知れないが、腹を立てる前にちょっと考えていただきたい。どんな症例でも、分析の場の設定《セッティング》がそもそもある意味では〃患者を固く抱きしめ拘束する〃ことではないか。とにかく、患者は「寝椅子に仰臥しなさい、起ち上ったりしてはいけません」と言われるわけで、こういうことが一種の拘束と感じられないはずはない。論点をもとに戻せば、古典的分析の場の設定《セッティング》は分析者側の象徴行為による一種の拘束であり、この象徴行為をとおして分析者患者間に一種の相互充足的な関係が成長する（ある点までのことだが）と私は言いたい。

そればかりか、この古典的なやり方は、たしかに分析者が、まだ全然解釈を行なわない時点で解釈に先立って行なう象徴行為の例である。「横臥して下さい」と患者に言えば、とりも直さず分析者の象徴行為である。それも患者の側からはまだ分析者に解釈や行為を求める欲求の出ない前である。これを例として眺めれば、分析者が分析の場で行なう患者の欲求充足にはもう一つ重要な側面のあるのが分る。言うまでもなく一般論として充足には二種ある。第一種の充足は、それ自体も充足をもたらしつつ、さらに充足を求める刺激として働き、全般的に興奮を増大させてゆく。この種の充足は、ありふれた例を挙げれば、性行為の際に用いる各種の前戯だろう。第二種の満足は清涼剤的効果、静穏効果がある。こちらは患者の意識から興奮、焦燥、刺激を取り除いて充足を生じさせるもので、患者を私がさきに言った静穏な〝万事よし〟の状態に向うようにする。そして、この状態こそ個人とその周囲とが良い了解関係に入るための最良の基盤である。

この例を一般化すれば、われわれが問題としたところへの一つの回答となる。分析の場と両立する充足とは患者を刺激しない充足である。それは、全体的緊張を低下させ、それをとおして患者分析者間のより良質の理解成立をもたらす。古典的分析の場の設定法をよくみれば、実に多数のこの型の充足が場の中に組み込まれていることが分るだろう。少し挙げれば、まず、静かな落ち着いた部屋、寝心地よい寝椅子、刺激を誘わない環境、患者の話にやたらに口を挿しはさまない分析者、自分の気持を心ゆくまで話してよい患者、などである。大局的にこの種の充足は一種の庇護、いや一種の心理的看護行為と言うこともできるのであるまいか。

むろん、こういったこと全部が分析の開始と同時に始まる。一部の分析者の固く信ずるところによれば、フロイトの技法的勧告にもとづく限界設定は絶対的永久的に動かしてならないもので、この限界を越える技法は一切分析的と言うべきでない。私の見解では、そういう分析者は硬直的にすぎる。繰り返しになるが、分析者は若干の症例、特に退行患者を相手にする時は、治療関係を確保するために、ある種の要求はフロイトの設定した限界を越えて充足させてよいのだ、ともう一度言っておきたい。

しかし、分析者が尊重しなければならない条件がある。その第一は、分析者は自分が〝全知全能の対象〟になる危険をみずからの行動によって招いてはならない。第二に、欲求の結果が患者の中の興奮を強化させるものでなく、〝静穏な万事よしの状態〟に、そして、患者分析者間の理解の安全感増大に、導くものであることを見とおしていなければならない。第三に、悪性退行の発生を回避する途をわきまえていなければならない。

退行の目標が主として外的対象による欲求充足であるらしい感触が強ければ強い程、分析者はかたく用心しなければならない。患者の対象世界における選択肢の数が限られている場合は嗜癖類似状態の発生する危険が特に大きい。

前節が相当に大切な基準であることは私の知るとおりである。明らかにこれは二方向に作用を及ぼす。患者の将来を左右し、また、いくばくかは患者の過去の病理に光を投じる。外的世界によい対象として信頼できるものがあまりなければ、きわめて強烈な妄想的転移（マーガレット・リトル Margaret Little, 一九三八年、一九六一年）が発生する危険性は非常に大きい。外的世界にある同等の強度と重要性のものを探してそれに拮抗させ平衡をとろうとしても、とれる見込みは乏しい。〝わがものにする作業〟（M・バリント、一九四七年）は冷淡な対象を変化させて関与するパートナーにするのに不可欠だが、もし、好ましい対象が全然存在しなければ、患者は神経症にひっかかって、この〝征服作業〟遂行能力が僅かしか出せない。この事態は、また、患者の心的構造と性格にかなり重症の基底欠損があることを示唆するものである。

しかし、良い外的対象があり、パートナーも得られる場合、分析者は若干の冒険に出てもよいのではあるまいか。私のとんぼ返りの症例がそうであった。逆に外的世界が受容的パートナーに乏しいならば、フロイトの勧告を堅持して、患者の強引な強請に慎重に対処する方がよい。

しかし、臨床像が主にもう一つ別の型の退行、すなわち認識されることが目的の退行であれば、見通しはかなり明るい。むろん、分析者は何回か自分が試される時が来るのに備えなければならない。特に自分の誠実さが試される時である。この種の患者が耐えられないのは真実を与えられることではない。真実の総体にさえ耐えられる。ただ自分の分析者から真実を受ける強さだけはない。通常とにかく過敏である。不誠実さをちらりとでも見せられた時の患者の反応が苦痛と引きこもりであっても不思議でない。不誠実さが、ただ、慣習に従った形の礼儀正しさの範囲内のものであっても同じである。

分析者がこれらの誘惑的な落し穴のすべてを避《よ》けるのに成功すれば、患者は、一部は分析者の耐容性増大に反応してだが、さもなくば心中に秘めていたであろう——事物を理解するというか、ただ事物を見すえるために事物をまるごと眺め肯定的にわが身に引き受けるという——静かな決意を現わす。

これとともにその患者は次第に退行を脱する。これが最後でないかも知れず、再発が続いて起ることさえあろうが、しかし、長い道のりで一歩前進したことだけはどの場合も同じく確かである。この第五部には終結点を記さなかったし、完全なストーリーを叙述したわけでもない。しかし、これまで患者の基底欠損の創り出した深淵のために閉されていた、患者と患者の世界のある部分との間に新しい関係が開け、その結果、患者の自我統合が一歩を進めるという意義は必ずあることだ。

言ったばかりだが、第五部に要約したものはとにかく完全なストーリーではない。こんな章が欠落したといくつかを挙げられる程である。まず、分析治療における反復とアクティング・アウトの機能に触れなかった。言い換えれば、反復が治療因子となる条件、限界、時期を決定しなかった。また患者の外的対象との関係を主に規定するのは患者の内的世界だが、患者が自己の内的世界を変化させるためにどんな途が開かれているかについて論じた章があってもよかった。それと並んで、この変化の達成を助けるためにわれわれ分析者が利用できる技法とは何かを論じた章もあってよかった。また、解釈の機能を扱った章があってもよく、それはまことに重要な章となったであろう。ここでいう解釈とは古典的解釈の意味で、退行と退行との中間期に果すその機能である。私は、一箇の解釈が二つの重要な役割を果すべきで、しかもこの二つの役割をいかに統合するか、という、技法問題を念頭に置いている。解釈の第一の役割は、治療上重要なある種の事態が発生する素地となる雰囲気を醸成し維持することである。第二は、この雰囲気の醸成に対して治療者の貢献が何で患者自身の貢献が何かを患者に理解させることである。この二つの役割がどのように相互を規定しつつ最終結果を生み出すのであろうか。醸成された雰囲気の如何を問わず、雰囲気はある種の解釈を導き出しある種の解釈を除外する。また、ある種の解釈はある特別の雰囲気を醸成し、逆にその種の解釈を避けて通れば全く別種の雰囲気が醸成されるだろう。こういったことはもう自明とされていてほしいものと私は思う。

（注1） 論文「新規蒔き直しと妄想抑鬱症候群」（一九五二年）においてすでに述べたことだが、この悼みは、元来基底欠損に対する過剰代償として生じたらしいナルシシズム的自己像を断念することと関係した悼みである。われわれ分析者にもそれと類似の過剰代償があって、そのため、われわれは、もし分析治療が完全な終結にまで至れば、患者はもう余計な抑止と抑圧に訴えずにやってゆけるだろうと考えてしまった。この理想像の意味するところ、分析が適切な終結を以て終れば、患者人格内にはもはやいかなる欠損もありえないことになる。こんな理想例に多少とも近いものもエディプス水準ならば、あるいは可能かも知れないが、基底欠損水準に同じことを望むのは非現実的である。基底欠損は除去、解消、取り消しできない。治癒はあろうが、瘢痕は残る。過去に基底欠損のあったことはいつになっても判るという意味で、である。ここで論じた悼みの過程とは欠損なき理想的自己に達する希望の断念である。治療成功とは、患者がかつて基底欠損があった事実を受容し、現実に生きる者としてこの事実に適応することでなければならない。

あとがき

一

本書はマイクル・バリント（Michael Balint, 一八九六―一九七〇、一二、三一）の理論的・実践的主張を集約し、「もっとも未来への種子をはらむ」と評せられるBasic Fault――Therapeutic Aspects of Regression（Tavistock Publications, 1968）の全訳である。精神分析の立場に立つと否とを問わず、重症患者の精神療法にたずさわる者に意味深い治療的英知を含む書であると私は信じている。現状へのきびしい批判の書でもある。

二

マイクル・バリント（ハンガリー語ではバリント・ミハイBalint Mihai――日本語と同じく姓・名の順に記し、アクセントは語頭にある）は、一八九六年、ハンガリー王国の首府ブダペシュトに生まれた。当時のオーストリア・ハンガリー複合君主国には厖大な数の東欧系ユダヤ人（アシュケナジムと呼ばれる）が居住していた。バリントの父は、おそらく、フロイトと同じく、三月革命以後、医師になる途をひらかれたユダヤ人の第一世代であったろう。幼いミハイはブダペシュトの開業医だった父の往診についてゆくのを好み、医師の途を選ぶ上で、このような父の無言の影響が大きかったという。事実、彼は自然科学的医師として出発しながら、最後には病気中心でなく患者中心の医学を志ある開業医たちと手をたずさえて再建しようとする。

しかし、さしあたり、第一次大戦下に彼はブダペシュト大学医学部に進み、一九二〇年に卒業し医師資格を得る。学生時代から生化学に興味を持った。同時に、一九一九年、オーストリア・ハンガリー複合君主国崩壊の翌年、世界最初の精神分析学教室がベラ・クーン共産政権（ルカーチが教育文化相だった）下にブダペシュト大学に開設され、フェレンツィ・シャーンドル（Ferenczi Sándor）が初代教授に任命された。バリントは彼の講義を聴講して精神分析学に興味を抱き、フェレンツィがブダペシュト精神分析研究所で行なっていたセミナーにも出席している。

一九二一年、彼はワイマール政権下のベルリンに赴く。ベラ・クーン政権崩壊後の混乱を避けるためかどうか。はじめカイザー・ヴィルヘルム研究所（現マックス・プランク研究所）生化学部門で、ヴァールブルク回路で有名なオットー・ヴァールブルクの下で働き、次いでベルリン大学シャリテ病院第一内科（ヒス教授）に移る。微量定量法、酸塩基平衡、緩衝液の研究が彼のテーマだった。本書にみられる彼の未来の精神医学理論に一脈通じる主題といえるかも知れない。一九二三年、ナトリウムのヨードによる微量定量で、哲学博士号をとる。生化学の仕事は一九二六年まで刊行されつづける。

同時にバリントは一九二一年からベルリン精神分析研究所においてハンス・ザックスによる教育分析を受け、学位取得後、帰国してからはフェレンツィによって教育分析をつづけ、一九二六年、終結とともに教育分析医となる。当時バリントはブダペシュト大学第一内科学教室助手であり、しばらくは生化学者として正規の収入を得つづけている。

彼は一九二七、八年ごろから、一般開業医のためのセミナーをブダペシュト精神分析研究所ではじめた。これは彼の生涯の仕事の一つとなる。

一九三三年、フェレンツィの死去とともに最も有能で忠実な弟子であったバリントは三七歳でブダペシュト精神分析研究所の指導者となる。「私はこよなくフロイトを評価するが、好きなのはフェレンツィだ」(Ich schätze Freud zutiefst, aber ich liebe Ferenczi) が彼の口ぐせだった。彼はフェレンツィの著作権管理者ともなる。精神的遺産の相続者とみてもよいだろう。

すでに一九三〇年までに対象関係の重要性に注目していたブダペシュト学派であった。実際、「二〇世紀におけるハンガリーの奇跡」ということばがあるほど、この小国は知的に傑出した人物をこの世紀に送りつづけた。フェレンツィ、バリントもその中に算えられるだろう。多芸、博識、転換の才、serendipity ともいうべき思いがけない発見への感覚、端的に実践的でありながら包括的な世界認識をその裏に秘める、——そういった特徴を同じくハンガリーの能才セント・ジェルジやフォン・ノイマン、バラーニーと共有しているといえるだろう。

しかし彼らの多くが亡命する運命にあったように、ハンガリーの政治情勢は彼らに幸いしなかった。旧オーストリア・ハンガリー海軍中将ホルティ摂政による古典型独裁政治が「ネム・ネム・ショハ」(〝いやいやどうして〟——臥薪嘗胆——)のスローガンの下に国民をしめつけはじめていた。ブダペシュト大学精神分析学講座はとうに廃止されていた。バリントのセミナーには刑事が臨席して出席者の名を記録し、発言のメモをとった。当面、その直接の結果は、刑事がすぐれた医師を見分けてそのところへ家族を治療につれて来る位だった。しかし、このような雰囲気では、精神分析セミナーは中止せざるを得ない。ハンガリーがナチス・ドイツと結び、あえて〝満州国〟を承認した少数国家となっても、反ユダヤ運動が激化しても、フロイトと同じく、バリントはぎりぎりまで故国を去ろうとしなかった。しかしついに「火あぶりになったというだけのことか聖者になるかどちらかだよ」という親友の警告でバリント夫妻は一九三九年、大戦開始の年にイギリスに脱出する。

しかし、ほどなく妻アリスは空爆死（らしい）をとげる。バリントは悲運の中で英国医師資格をとり、マンチェスター大学で「幼児期初期の個人差」（Individual Difference in Early Infancy）によって心理学の学位を取得する。ユダヤ人迫害と第二次大戦切迫下、いわゆる自由主義国は必ずしも亡命者を無条件に歓迎しなかった。それはエールリヒ・マリーア・レマルクの『凱旋門』の描くところであり、ヴァルター・ベンヤミンの服毒死に現実化したところである。バリントのこの精進も現実の衝迫下に自己の有能性を証明するという意味合いが強い。しかし、さすがに彼はこの論文の中ですでに後年の〝オクノフィリア〟対〝フィロバティズム〟の対《つい》概念の萌芽を示している。

学位取得後、マンチェスターを去ってロンドンに赴いたバリントは、英国精神分析学会の業務にたずさわり、一九四八年から六一年の引退の年までタヴィストック人間関係研究所に勤務する。彼の臨床と研究は主にここでなされた。

しかし、彼は必ずしも精神分析活動に自らの仕事を限ったわけではなかった。まず、一九四八年から五三年まで Family Discussion Bureau に関係する。ここで夫婦問題の相談事業に参加し、また、このソシャル・ワーカーたちを相手にセミナーを開く。ワーカーの指導者の一人がのちにバリントの再婚の相手となるイーニドだった。

ここでバリントは精神療法にいろいろなあり方があってよいことをさとり、一九五〇年一〇月から一般開業医（G・P）相手に精神療法のセミナーを行なう。その話はこの本にも少し出てくるが、はやくも、一九五三年までに一四人の開業医がセミナーの指導者とバリントに認められるまでに成長している。

バリントの一般開業医に求める精神療法的態度は、まず、患者の話すところに耳を傾けよ、だった。「全身の皮膚の孔をとおして聴け」「第二陣の耳を持っているような具合に聞くことだ」がバリントの口ぐせだった。医者は患者を理解しようと努力する義務があり、その際とくに重要なのは患者のかくれた欲求である。この欲求を認識し、いかなる意味を持つかを考え、そして、どのようにして、考えたところを患者に伝えるかを考える。バリントは、この方法に共鳴した世界各地の開業医から招待され、夫妻はいたるところで講演した。その結果、各地で生れたのが、このことを実際に即した討論の中から学んでゆく場、いわゆる「バリント・グループ」であり、この非公式的な一般開業医集団は、英米よりもかえって大陸ヨーロッパやラテン・アメリカにひろまり、たとえばオランダでは一二〇グループを数えるに至っているという。

バリントは、このグループにおいて、また、開業医の通常とる行動に対する自己批判的な眼が開けることを求め、病気中心の在来医学と対決する形において、たえず患者中心の医学を考えてゆこうとした。このバリントの努力に、幼ない日に往診の跡をついて行った父の相続者たらんとする心根をみることは当っていよう。バリントはさらに看護者、司牧者との協力をも打ち出して行った。

バリントのこの面の思想は The Doctor, His Patient and the Illness に最初の表現をみた。この本は池見酉次郎教授の邦訳をもふくめ、少なくとも七ケ国語に訳されている。またバリントは一九五〇年後期アメリカ・オハイオ州シンシナティ大学精神科に招かれ、一時、その客員教授であった。この大学ではバリントを迎えて精神科医と一般開業医とが共同で熱烈な討論を行なった。この大学が、同じころ、あえて当時有力だったソーク死菌ワクチンに異をとなえポリオ生ワクチンを開発したポーランド系ユダヤ人セービンを教授とし、市民もセービンを支持してワクチンをみずからの子女に試用することを認めたのが思い合わされる。ともにアメリカ地方都市とその市民の最良の伝統が現われているということができよう。

しかし、バリントの関心の中心は、フェレンツィの方法の発展にあった。心情的にも事実上もフェレンツィの後継者との自覚が彼にはあった。本書の目的の一つは、フェレンツィのために、そして、すでに一九二〇年代末には対象関係論に達していた、今はなきブダペシュト学派のために紙碑を建てることにあるといっても間違いでないだろう。イギリスのタヴィストックにおける「狙いをしぼった短期精神療法」（focal short psychotherapy）発展に対する促進力は、ハンガリーでの活動と一続きのものである。

一九四九年、彼は、チューリヒにおける精神分析学会に亡命後はじめて姿を現わし、あらためて対象関係の重要性を強調し、また、解釈の如何よりも患者がどのような充足をどれほど求めているかを認識することが大切であり、さらに分析者が分析の場の緊張をオプティマム・レヴェルに保つことの必要を強調して分析の場自体の治療力を浮彫りにした。

彼はエディプス以前の母子関係を重視し、この場合、母子両者間にはっきりした境界線を引くことはできないと主張した。一九五九年、彼は、本書に先行し、しばしば本書に引用される重要な理論的著作『スリルと退行』を刊行し、原始的対象関係にオクノフィリアとフィロバティズムの二型を区別した。（その意味は本書によっても十分窺うことができよう。）

三

さらに一九六八年刊行されたのが彼の著書のうちもっとも包括的な理論書である本書『基底欠損』である。彼は、フロイトの古典的技法の限界外にある患者の多くの特性を成人言語による伝達が通用しない原始的二人関係を特徴とする「基底欠損」患者と命名し、その治療的アプローチを考えてゆく過程で、臨床観察とフロイト文献の該博な知識をもとにして一次ナルシシズムを否定し、ナルシシズムはすべて二次的であって、最初にあるものは調和的相互滲透的渾然体であり、人間的努力はすべて究極はそれをめざすもので、『基底欠損患者』の治療も基本的にはこの〝水が魚を活かし支えるような〃関係である、とする。したがって、治療力をもつものはここでは解釈よりも関係——対象関係——である。とくに患者の一次愛を受けとめるのは治療者が一次対象と化してみずからをさし出すことである。そして、何らかの外的満足を求める〃悪性の退行〃と対比される、認識されることを目的とする〃良性の退行〃に患者が治療場面で入ってゆき、認識されたと感じるなどの契機で〃新規蒔き直し《ニュー・ビギニング》〃という治療的転換を遂げることが治療の重要な里程標とされる。

ここで土居の「甘え理論」との類似点は明白であり、事実、バリントは土居の理論を欧米でもっとも早く認めた人となる。一次愛はほとんど〃甘え〃——少なくともその歪められない（arglos な！）形態——であり、〃認識されること〃の持つ重要性は土居がエンパシーの訳語とした〃気持を汲むこと〃にきわめて近いであろう。本書には、治療者（あるいは母親）は患者（あるいは子供）の一次愛に対して自己を一次対象としてさし出すのであって、治療者（あるいは母親）が一次愛をむけるのではないとわざわざ念を押した箇所があるが、キリスト教文化における〃愛〃の概念からすればこれはまことに起りやすい混同であろう。しかしここで一次愛を土居の意味での〃甘え〃と置き換えれば混同はまず起りえないだろう。

なお土居の理論についてはバリント未亡人より訳者への書簡中の一節を記しておく。

「土居博士が序文をかかれたとはすばらしい。私はよく覚えています。土居博士との文通も、そして、夫と私は『甘え』という言葉そのものや『甘え』概念のこと、また、『甘え』概念がマイクルにとって自分の概念の形成と明確化に重要なものであることを話し合い議論したものでした。マイクルの概念といってもそれはそれは長い歳月私たち二人に共通なものでしたが……。」

むろん〃一次愛〃概念の外延も内包も〃甘え〃のそれらと同一ではありえない。バリントが異なる言語の単語のもつ意味の拡がりと内包についての感覚に鋭敏で、それが彼の問題への切り込みの有力な方法の一つとなっていることは、本書あるいは『スリルと退行』独訳版への序文に明白であり、これも土居に通じるところであるが、土居が日本語を手がかりにして豊富に展開した「甘え」の病的な（arglos でない）さまざまな病理に関しては、バリントは土居を引きつつも、まさにそのことについて〃かまびすしい症状〃(noisy symptoms) と述べ、いくつかの患者の反応を記述するにとどまっているのは、〃一次愛〃なる語の幅の狭さからしてもまことに止むを得ないところであろう。（甘えの病理面一般を指すだけでさらに〃オクノフィリア〃なる概念を要したのである。）他方、フロイトの一次ナルシシズム概念の自己矛盾を丹念に文献に即し臨床観察に照らして論証するのはバリントである。ナルシシズム患者に秘められた極度の依存性の指摘などは多くの人のなるほどと思うところだろう。その他にも本書には精神分析の盲点、あるいは未開拓のまま、それも意識されずに、放置されている部分の指摘が相次ぎ、本書の特徴の一つともなっている。これは精神分析が大いに行なわれ、厄介な副作用をも生みつつあるという、バリントが身を置いた文化の文脈において理解されるべきだろう。〃甘え〃の自覚を経て、〃落ち着き〃に至る土居の治癒過程構想も、〃新規蒔き直し〃を経て「欠損をかつて持ったことを受容し完全治癒の断念」に至るバリントの治療過程と思い合わされるが、もっとも土居は〃基底欠損〃患者をとくにとりあげているわけでも、それを区別立てしているわけでもない。

その他にも、バリントの言及しなかった理論ながら思い合わされるものがいくつもあるだろう。言語が〃合意された成人の意味〃を持つか否かによる対人関係の治療的区分は、サリヴァンの〃シンタクシック〃、〃パラタクシック〃、〃プロトタクシック〃の三区分を直ちに想起させるところであり、バリントの common adult language はサリヴァンの syntaxic language（旧名 consensually validated language）とまったく同義といってよいだろう。サリヴァンはまた「ナルシシズム」なる語のフロイトの用法に揺れがあることに気付いていた。しかしバリントと異なりサリヴァンはイド、自我、超自我という心の三審級を認めなかったし、概念の枠組は全く異なる。また一見、バリントならば「エディプス的言語水準に、無理に引き上げる」アプローチをとっていたかにみえる。しかし、サリヴァンがつねに一人心理学の立場を古典物理学に比すべき揚棄されるべきものとしており、実際、大局的に解釈でなく雰囲気あるいは関係が治療すると考えていたことは初期の前青春期の雰囲気を再現しようとした分裂病治療実践から晩年の分裂病あるいは強迫症治療論まで一貫しているといえよう。

エディプス・コンプレックスに雁行すると古沢平作が考えた〝阿闍世（アジャータシャートル）・コンプレックス〟との対比も興味あるところだろう（一次対象としてみずからをさし出す母の愛が端的に示されていることになるのだろうか？　とにかく、母に裏切られたアジャータシャートル王は実に〝基底欠損〟患者であるようにみえる）。さらに、力動精神医学とは一線を画すという木村敏の「間《あいだ》」の概念はバリントの調和的相互滲透的渾然体 harmonious interpenetrating mix-upなる、自分でもジョークの種になりそうだという、やや苦しい造語でいわんとしているところに通じるところがあるだろう。（木村はたとえばよく「分裂病とは〝間《あいだ》〟欠乏症ですね」という。）もっとも両者の持つ意味の拡がりと内包はむろん違っていよう。

しかし、精神分析、あるいは力動精神医学をこえて、バリントの思想はわが国に受け入れやすい素地を持っているようだ。それを元来東洋系であるハンガリー人バリントの出生に帰するのはあまりに単純かも知れない。けれども、「ハンガリー語で育ち、ドイツ語で学び、英語で臨床実践した」と自ら言うバリントには、述語優位で、とくに動詞が無限にといってよいほど派生動詞をつくり、動きやあり方の微妙な含みを表現するといわれるウラル・アルタイ語系のハンガリー語（テニオハに相当する辞を有し、語順も日本語に同じい）を母乳とともに吸収し、長じてのちに西欧語に接したことは無視できない力を持っているかも知れない。言語の意味内包への感受性はすでに述べたとおりだが、「基底欠損患者」への支え方の提示などは（訳者の技倆を棚上げすれば）実によく日本語の感覚に馴染むところであるが、欧米人にはあるいは若干の飛躍、論理的中間段階の省略の疑いを持つかも知れないとふと感じたことがある。逆に、一次ナルシシズム否定のくだりなどは、日本語ではややくだくだしく感じられ、欧米人にはみごとな論証と心に訴えるかも知れない。なお社会主義国家になった戦後のハンガリーはバリントを忘れたわけでなく、少なくとも一篇の論文がハンガリー語で故国の雑誌に掲載され、『医師、患者、病い』の訳も出版されている。

四

本書の翻訳は、昭和五一年春、木村敏教授をはじめ名古屋市立大学精神科の合宿集中読書会に端を発している。当時、――今も事情はかわらないが――われわれの多くは、バリントのいう〝基底欠損〟患者の治療に苦しんでいた。また、そのころ、人も知るごとく、精神医学全体に一種の治療酔い《ラウシュ》のごときものがあったといえば極言にすぎるであろうが、大胆果敢な治療報告が次々に寄せられ、それらから大いに得るところはあったのだが、ある人の表現をかりれば〝人体実験〟に近いのではないかとひそかに危ぶまれる報告もなくはなかった。その文脈において想像していただけると思うが、本書の集中読書（第一部から第三部まで訳者要約、第四部、第五部を分担訳読）はきわめてエクサイティングであり、その余韻は長く参加者の間に残ったため、金剛出版の理解を得て、私が訳出する運びとなったわけである。

底本には Tavistock Publications 刊の英国版初刊本を用い、ケーテ・ヒューゲル Käte Hügel 女史の独訳本 Therapeutische Aspekte der Regression――Die Theorie der Grundstörung――Ernst Klett Verlag, Stuttgart, 1970 を参考にした。独訳本は、フロイト、フェレンツィらの独語原文と出典を知る上で非常に有難かった。本書のフロイトの引用には原文全集と英訳標準版（ジェイムズ・ストレイチ編）の両者を併記しえた。（原本は後者のみ、独訳は前者のみである。）また独訳は索引が原本をしのぐほど良質のものであることも付記したい。

訳語については本書訳出中に、ラプランシュ＝ポンタ－リス、村上仁ら訳『精神分析用語辞典』（みすず書房）が刊行されたので、ある程度それに啓発されて中途で訳語を修正した。バリントの造語にはそれ自体多少の揺らぎがある。（とくに、〝調和的＝相互滲透的＝渾然体〟および〝合意された――あるいは通常の――成人言語〟。これらにおいて形容詞が一部脱落あるいは変更されている。）これは強いて統一しなかった。訳語自体もなお工夫の余地のあるものがあるかも知れないが、訳者としては限界である。〝オクノフィリア〟〝フィロバティズム〟は、訳語を新作しなかった。けだし、いずれの国語でもそのまま用いられており、英文の文脈においても目を驚かす新語の故である。前者は ὄκνος ためらい、臆することまたは ὀκνεω（その動詞）＋φιλία 愛すなわち ocnophilia、後者は βάτης 被うもの通過可能なるものまたは βατήρ シキイ、を φιλέω 愛する＋ισμος 態様、すなわち philobatism となるだろう。わざわざ phil- の位置を変えてあるのは、前者は臆しての執着、後者は広袤（または障害）への選好を意味するためと思うが、ギリシャ文法的には決め手にならず、断定しがたい。

五

訳しおえて、すでに亡き人のことでもあり、仮定の上の仮定の話だが、かりに自分の患者を紹介するとしたら、やはりイギリスではバリントかウィニコットに診ていただきたいと思う。何派ということでなく、安心して紹介できるという感触をわれわれが自然に持てる人とそうでない人とが、偉大さとちがった次元でありうると思うが、私にとってバリントは前者中の第一人者である。これは私なりの一つの規準であるけれども、その含蓄を分かって下さる方もあるのではあるまいか。

翻訳権を与えられ、貴重な遺影を贈られた、バリント未亡人イーニッド女史、序文を寄せられた土居健郎教授、翻訳を支持し励まされた木村敏教授をはじめ名古屋市立大学医学部精神科に集まる方々、〃精神分析の本は売れにくい〃とのジンクスにもかかわらず本書の重要性を認識され、訳書出版を決意された淵上祐史社長をはじめ金剛出版の方々に深く感謝します。編集部の田中春夫氏、木村千鶴恵嬢は読みにくい訳稿をみずから浄書され、索引を作製されるなど訳者の短を補うことまでされた。また、名市大精神科（現岐阜精神病院）の滝川一広医師は原稿を通読され、一読して意の通じないところを丹念に指摘修正された。ともに訳者のいたく徳とするところです。

イーニッド夫人（旧姓エドモンズ――スコットランド出身の方らしい）は昨年か一昨年、南イングランド、ハイゲート・ヴィレッジの古いコッテージに隠棲された。夫人の御健康と長寿を祈って筆を擱きます。

文献 （著者五〇音順）

アイスラー Eissler, K. (1953) The Effect of the Structure of the Ego on Psychoanalytic Technique.〔「精神分析技法に対する自我構造の影響」〕J. Amer. Psychoanal. Ass. Vol. I, p. 104.

アリグザンダー Alexander, F. (1956) Two Forms of Regression and their Therapeutic Implication.〔「退行の二形態とその治療的意義」〕Psychoanal. Quart. Vol. 25. Reprinted in The Scope of Psychoanalysis, Basic Books, New York, 1961.

アーロウ Arlow, J. (1963) Conflict, Regression and Symptom Formation.〔「葛藤・退行・症状形成」〕Int. J. Psycho-Anal. Vol. 44, p. 12.

ウィニコット Winnicott, D. W. (1949) Hate in the Counter-Transference.〔「逆転移における憎悪」〕Int. J. Psycho-Anal. Vol. 30.

同 (1951) Transitional Objects and Transitional Phenomena.〔「過渡的対象と過渡的現象」〕(Collected Papers〔『全論文集』〕, Tavistock Publications, London; Basic Books, New York, 1958. の第一八章に再録。)

同 (1958) Collected Papers.〔『全論文集』〕Tavistock Publications, London; Basic Books, New York.

同 (1958) The Capacity to be Alone.〔「独りでおれる能力」〕Int. J. Psycho-Anal. Vol. 39, pp. 416—420. Reprinted in The Maturational Processes and Facilitating Environment,〔『成熟過程と成熟促進環境』〕Hogarth Press London, 1965. に再録。

カーン Khan, M. M. R. (1962) Dream Psychology and the Evolution of the Psychoanalytic Situation.〔「夢の心理学と精神分析状況の発展」〕Int. J. Psycho-Anal. Vol. 43.

カンツァー Kanzer, Mark (1955) The Communicative Function of the Dream.〔「夢の伝達機能」〕Int. J. Psycho-Anal. Vol. 36, p. 261.

クライン　Klein, Melanie (1957) Envy and Gratitude.〔『羨望と感謝』〕Tavistock Publications, London ; Basic Books, New York.

クライン等　Klein, Melanie, et al. (1955) New Directions in Psycho-Analysis.〔『精神分析の新動向』〕Tavistock Publications, London ; Basic Books, New York.

クライン　Clyne, M. B. (1962) Night Calls.〔『夜間診療依頼』〕Tavistock Publications, London ; Lippincott, Philadelphia.

クリス　Kris, Ernst (1935) The Psychology of Caricature.〔「戯画の心理学」〕Psychoanalytic Exploration in Art.〔『芸術の精神分析』〕International Universities Press, New York. に再録。

同 (1952) Psychoanalytic Explorations in Art.〔『芸術の精神分析』〕International Universities Press, New York.

グリネッカー　Greenacre, Phyllis (1952) Pre-genital Patterning.〔「前性器期パターン形成」〕Int. J. Psycho-Anal. Vol. 33, p. 414.

同 (1953) Trauma, Growth and Personality.〔『心的外傷・成長・人格』〕Hogarth Press, London.

同 (1960) Regression and Fixation.〔「退行と固着」〕J. Amer. Psychoanal. Ass. Vol. VIII, p. 703.

グレコ＝ピッテンジャー　Greco, R. S. with Pittenger, R. A. (1966) One Man's Practice.〔『単独開業医の仕事』〕Tavistock Publications, London ; Lippincott, Philadelphia.

サールズ　Searles, Harold F. (1961) Sources of the Anxiety in Paranoid Schizophrenia.〔「妄想型分裂病における不安の源泉」〕Brit. J. med. Psychol. Vol. 34, p. 129.

同 (1963) The Place of Neutral Therapist Responses in Psychotherapy with the Schizophrenic Patient.〔「分裂病患者の精神療法における治療者の中立的反応の位置」〕Int. J. Psycho-Anal. Vol. 44, p. 42.

同 (1963) Transference Psychosis in the Psychotherapy of Chronic Schizophrenia.〔「慢性分裂病の精神療法の際の転移精神病」〕Int. J. Psycho-Anal. Vol. 44, p. 249.

ジョウンズ　Jones, Ernest (1927) The Early Development of Female Sexuality.〔「女性の性の初期発達」〕Papers on Psycho-

analysis,〔『精神分析論集』〕Baillière, Tindall and Cox, London, 4th Edition 1938. に再録。
同 (1953) Sigmund Freud. Vol. I.〔『ジークムント・フロイト』第1巻〕Hogarth Press, London.
同 (1957) Sigmund Freud. Vol. III.〔『ジークムント・フロイト』第三巻〕Hogarth Press, London.
ジル=ブレンマン Gill, M. M., and Brenman, M. (1959) Hypnosis and Related States.〔『催眠および類縁状態』〕International Universities Press, New York.
スタントン=シュワーツ Stanton, A. H., and Schwarz, M. S. (1954) The Mental Hospital〔『精神病院』〕Basic Books, New York.
ストレイチ Strachey, James (1961) Editorial notes to Freud's The Ego and the Id. Standard Edition Vol. XIX.〔「英訳標準版第一九巻、フロイト『自我とエス』への編者注」〕
スピッツ Spitz, René (1946) Anaclitic Depression. The Psychoanalytic Study of the Child Vol. 2.〔『依託的抑鬱——小児の精神分析研究第二巻』〕
ゼッツェル Zetzel, E. (1956) Current Concepts of Transference.〔「現代における転移の考え方」〕Int. J. Psycho-Anal. Vol. 37, p. 372.
土居健郎 Doi, Takeo (1962) Amae—A Key Concept for Understanding Japanese Personality Structure.〔「甘え——日本人心性理解の鍵概念」〕Psychologia (Kyoto) Vol. 5, 1.
同 (1963) Some Thoughts on Helplessness and the Desire to be Loved.〔「孤立無援感と被愛欲求について」〕Psychiatry Vol. 26, p. 266.
ドイッチュ Deutsch, Helene (1937) Don Quixote and Don Quixotism.〔「ドン・キホーテとドン・キホーテ主義」〕Psychoanal, Quart. Vol. 6, p. 215.
ナップ Knapp, P. (1959) Panel Discussions (1959) on Criteria for Analysability. をみよ。
(パネル・ディスカッション—アメリカ精神分析学会—) Panel Discussions (1957) Technical Aspects of Regression during

Psychoanalysis.〔「精神分析中の退行の技法的側面」〕J. Amer. Psychoanal. Ass. 1958, Vol. VI.
同 (1957) Technical Aspects of Transference.〔「転移の技法的側面」〕J. Amer. Psychoanal. Ass. 1958, Vol. VI.
同 (1959) Criteria for Analysability.〔「精神分析可能性の基準」〕J. Amer. Psychoanal. Ass. 1960, Vol. VIII.
同 (1960) Panel on Analysability.〔「精神分析可能性についてのパネル」〕J. Amer. Psychoanal. Ass. Vol. VIII, pp. 86—95.
同 (1963) Panel on Analysability.〔「精神分析可能性についてのパネル」〕Bull. Philadelphia Ass. Psychoanal. Vol. 13, pp. 36—39.
同 (1966) Severe Regressive States during Analysis.〔「分析中の重篤な退行状態」〕J. Amer. Psychoanal. Ass. Vol. 14, p. 538.
バイオン Bion, W. R. (1962) Learning from Experience.〔「経験から学ぶ」〕Heinemann, London.
同 (1963) Elements of Psychoanalysis.〔『精神分析入門』〕Heinemann, London.
バリント Balint, Enid (1963) On being Empty of Oneself〔「自分が空虚であることについて」〕Int. J. Psycho-Anal. Vol. 44, p. 470.
バリント Balint Michael (1932) Character Analysis and New Beginning.〔「性格分析と新規蒔き直し」〕
同 (1934) The Final Goal of Psycho-analytic Treatment.〔「精神分析治療の最終目標」〕
同 (1935) Critical Notes on the Theory of the Pregenital Organization of the Libido.〔「リビドーの前性器的編成説についての批判的覚え書」〕
同 (1937) Early Developmental States of the Ego, Primary Object-love.〔「自我の初期発展段階——1次対象愛」〕
同 (1948) On Genital Love.〔「性器愛について」〕Int. J. Psycho-Anal. Vol. 29.
同 (1949) Changing Therapeutical Aims and Techniques in Psycho-analysis.〔「精神分析の治療目標と技法は変りつつある」〕

同（1951）On Love and Hate.〔「愛と憎しみについて」〕
（以上の諸論文は次項の文献に収録されている。）
同（1952）Primary Love and Psycho-Analytic Technique.〔『１次愛と精神分析技法』初版：Hogarth Press, London；Liveright Publishing Co., New York. 第１版：Tavistock Publications, London；Liveright Publishing Co., New York, 1965.
同（1955）Notes on Parapsychology and Parapsychological Healing.〔「超心理学と超心理学的治癒についての覚え書」〕Int. J. Psycho-Anal. Vol. 36.
同（1956）Pleasure, Object, and Libido.〔「快楽，対象，リビドー」〕Brit. J. Med. Psychol. Vol. 29, p. 162.
同（1957）The Doctor, His Patient and the Illness.〔『医師・患者・病気』〕Pitman, London；International Universities Press, New York. Second edition 1964.
同（1958）The Three Areas of the Mind.〔「心の三領域」〕Int. J. Psycho-Anal. Vol. 39, p. 1.
同（1959）Thrills and Regressions.〔『スリルと退行』〕Hogarth, London；International Universities Press, New York.
同（1960）The Regressed Patient and His Analyst.〔「退行患者とその分析者」〕Psychiatry Vol. 23, p. 231.
ハルトマン　Hartmann, Heinz（1956）The Ego Concept in Freud's Work.〔「フロイトの著作における自我概念」〕Int. J. Psycho-Anal. Vol. 37.
ビブリング　Bibring, Edward（1963）Versuch einer allgemeinen Theorie der Heilung.〔「治療の１般理論の試み」〕Int. Zeitschrift für Psa. 1937, Vol. 23, p. 18.
同（1954）Psychoanalysis and the Dynamic Psychotherapies.〔「精神分析と力動的精神療法」〕J. Amer. Psychoanal. Ass. Vol. II, p. 745.
ヒル　Hill, Lewis B.（1955）Psychotherapeutic Intervention in Schizophrenia.〔『分裂病に対する精神療法的介入』〕Univ. of Chicago Press, Chicago.
フィーニクル　Fenichel, O.（1945）The Psychoanalytical Theory of Neurosis.〔『神経症の精神分析理論』Norton, New York.

フェレンツィ　Ferenczi, S. (1919) Technische Schwierigkeiten einer Hysterieanalyse, Bausteine zur Psychoanalyse Bd. 3.〔「あるヒステリー分析における技法上の難関」『精神分析の礎石』第三巻所収〕(英訳—Technical Difficulties in the Analysis of a Case of Hysteria.)

同 (1921) Weiterer Aufbau der>aktiven Technik<in der Psychoanalyse, Bausteine……Bd. 2.〔「精神分析における〝能動技法〟の確立—続—」前掲書第二巻所収〕(英訳—Further Development of the Active Therapy in Psychoanalysis.)

同 (1924) Über forcierte Phantasien, Bausteine……Bd. 2.〔「強制幻想について」前掲書第二巻所収〕(英訳—On Forced Phantasies.)

同 (1926) Kontraindikationen der aktiven psychoanalytischen Technik, Bausteine……Bd. 2.〔「能動精神療法の禁忌」前掲書第二巻〕(英訳—Contra-Indications to the Active Psychoanalytic Technique.)
(右記諸論文の英訳は Further Contributions〔『続フェレンツィ論文集』〕Hogarth Press, London, and Basic Books, New York, 2nd Edition, 1950 所収。)

同 (1924) Versuch einer Genitaltheorie, Leipzig, Internationaler Psychoanalytischer Verlag.〔『性器論の試み』〕(英語版—Thalassa : A Theory of Genitality, Psychoanalytic Quarterly, New York, 1934.

同 (1928) Die Elastizität der psychoanalytischen Technik, Bausteine……Bd. 3.〔「精神分析技法の弾力性」『精神分析の礎石』第三巻〕(英訳—The Elasticity of Psychoanalytic Technique.)

同 (1930) Relaxationsprinzip und Neokatharsis, Bausteine……Bd. 3.〔「弛緩原理と新浄化法」前掲書第三巻〕(英訳—The Principle of Relaxation and Neo-Catharsis.)

同 (1931) Kinderanalysen mit Erwachsenen, Bausteine……Bd. 3.〔「成人に対する児童分析法の施行」前掲書第三巻〕(英訳—Child Analysis in the Analysis of Adults.)

同 (1932) Sprachverwirrung zwischen den Erwachsenen und dem Kind, Bausteine……Bd. 3.〔Anch in Psyche XXI (1967)〔「成人と小児間の言語混乱」前掲書第三巻、また Psyche 誌二一巻（一九六七年)〕(英訳—Confusion of Tongues

between the Adults and the Child.)
同 (1932) Fragmente und Notizen, Bausteine……Bd. 4.〔「覚書と断片」前掲書第四巻〕(英訳—Notes and Fragments.) (Bausteine zur Psychoanalyse 一—四巻は Huber 社 (ベルン、シュトゥットガルト) より刊行されている。また右記五論文は Final Contributions,〔『最終論文集』〕Hogarth Press, London, and Basic Books, New York, 1955. に再録されている。)
フロイト (アンナ) Freud, A. (1936) Das Ich und die Abwehrmechanismen.〔『自我と防衛機制』〕Hogarth Press, London (英語版—The Ego and the Mechanisms of Defence.) なおドイツ本国では、一九六四年、ミュンヘン Kindler 社より刊行。
同 (1963) Regression as a Principle in Mental Development.〔「精神発達原理としての退行」〕Bull. Menninger Clinic, Vol. 27, p. 126.
フロイト Freud, S. (1894) Die Abwehr-Neuropsychosen, Gesammelte Werke, Bd. I.〔「防衛神経精神病」〕(英訳—Neuro-Psychoses of Defence. Standard Edition Vol. III.)
同 (1895) Manuskript H. in: Aus den Anfängen der Psychoanalyse.〔「手稿 H」——『精神分析の源流より』所収 S. Fischer, Frankfurt (英訳—Manuscript 'H'—In The Origins of Psycho-analysis. Imago Publishing Company, London, 1950.)〕
同 (1896) Zur Ätiologie der Hysterie.〔「ヒステリー病原論」〕Ges. W, Bd. I. (英訳—Aetiology of Hysteria. Standard Edition Vol. III.)
同 (1900) Die Traumdeutung.〔『夢判断』〕Ges. W. Bd. II/III, (英訳—The Interpretation of Dreams. Standard Edition Vol. IV and V.)
同 (1905) Brüchstück einer Hysterie-Analyse.〔「あるヒステリー患者分析断章」〕Ges. W. Bd. V (英訳—Fragment of an Analysis of a Case of Hysteria, Standard Edition Vol. VII.)
同 (1905) Drei Abhandlungen zur Sexualtheorie.〔『性学説三論』〕(英訳—Three Essays on Sexuality. Standard Edition Vol. VII.)

同 (1907) Der Wahn und die Träume in W. Jensens≫Gradiva≪〔「W・イェンゼンの小説『グラディーヴァ』にみられる妄想と夢」〕Ges. W., Bd. VII. (英訳—Delusions and Dreams in Jensen's Gradiva. Standard Edition Vol. IX.)

同 (1909) Über Psychoanalyse. Fünf Vorlesungen 〔『精神分析五講』〕 Ges. W., Bd. VIII. (英訳—Five Lectures on Psycho-Analysis. Standard Edition Vol. XI.

同 (1909) Analyse der Phobie eines fünfjährigen Knaben 〔「ある五歳男児の恐怖症分析」〕 Ges. W., Bd. VII. (英訳—Analysis of a Phobia in a Five-Year-Old Boy. Standard Edition Vol. X.)

同 (1909) Bemerkungen über einen Fall von Zwangsneurosen 〔「強迫神経症の1例に関する考察」〕 (英訳—Notes upon a Case of Obsessional Neurosis. Standard Edition Vol. X.)

同 (1910) Eine Kindheitserinnerung des Leonard da Vinci. 〔『レオナルド・ダ・ヴィンチの幼年期のある思い出』〕 Ges. W. XIII. (英訳—Leonardo da Vinci and a Memory of his Childhood. Standard Edition Vol. XI.)

同 (1911) Psychoanalytische Bemerkungen über einen autobiographisch beschriebenen Fall von Paranoia (Dementia paranoides). 〔「自伝的に記述されたパラノイア (妄想性痴呆) の1症例に関する精神分析学的考察」〕 Ges. W. VIII. (英訳—Psycho-Analytic Notes upon an Autobiographical Account of a Case of Paranoia (Dementia Paranoides). Standard Edition Vol. XII.)

同 (1912) Zur Dynamik der Übertragung 〔「感情転移の力動性について」〕 Ges. W. VIII. (英訳—The Dynamics of Transference. Standard Edition Vol. XII.)

同 (1913) Totem und Tabu. 〔『トーテムとタブー』〕 Ges. W., IX. (英訳—Totem and Taboo. Standard Edition Vol. XIII.)

同 (1914) Zur Einführung. des Narziβmus 〔「ナルシシズム入門」〕 Ges. W. X. (英訳—On Narcissism: An Introduction. Standard Edition Vol. XIV.)

同 (1914) Erinnern, Wiederholen und Durcharbeiten 〔「想起、反復、徹底操作」〕 Ges. W. X. (英訳—Remembering, Repeating and Working-Through. Standard Edition Vol. XII.)

同 (1914) Zur Geschichte der psychoanalytischen Bewegung. 〔「精神分析運動の歴史について」〕 Ges. W. X. (英訳—On the History of the Psycho-Analytic Movement. Standard Edition Vol. XIV.)
同 (1915) Bemerkungen über die Übertragungsliebe. 〔「感情転移性恋愛について」〕 Ges. W. X. (英訳—Observations on Transference-Love. Standard Edition Vol. XII.)
同 (1916／17) Vorlesungen zur Einführung in die Psychoanalyse. 〔『精神分析入門』〕 Ges. W. XI. (英訳—Introductory Lectures on Psycho-Analysis. Standard Edition Vols. XV and XVI.)
同 (1917) Metapsychologische Ergänzung zur Traumlehre. 〔「夢理論をメタ心理学的に補完する」〕 Ges. W. X. (英訳—A Metapsychological Supplement to the Theory of Dreams. Standard Edition Vol. XIV.)
同 (1918) Wege der psychoanalytischen Therapie. 〔「精神分析治療の諸方法」〕 Ges. W. Bd. XII. (英訳—Lines of Advance in Psycho-Analytic Therapy. Standard Edition Vol. XVII.)
同 (1920) Jenseits des Lustprinzips. 〔『快感原則の彼岸』〕 Ges. W. Bd. XIII. (英訳—Beyond the Pleasure Principle. Standard Edition Vol. XVIII.)
同 (1923) ≫Psychoanalyse≪, ≫Libidotheorie≪〔「〝精神分析〟〝リビドー理論〟(百科事典項目)」〕 Ges. W. XIII. (英訳—Two Encyclopaedia Articles. Standard Edition Vol. XVIII.)
同 (1923) Das Ich und das Es. 〔『自我とエス』〕 Ges. W. XIII. (英訳—The Ego and the Id. Standard Edition Vol. XIX.)
同 (1925) Selbstdarstellung 〔「自己を語る」〕 Ges. W. XIV. (英訳—An Autobiographical Study. Standard Edition Vol. XX.)
同 (1926) Hemmung, Symptom und Angst. 〔『制止、症状、不安』〕 Ges. W. XIV. (英訳—Inhibitions, Symptoms and Anxiety. Standard Edition Vol. XX.)
同 (1937) Die endliche und die unendliche Analyse. 〔「終りある分析と終りなき分析」〕 Ges. W. XVI. (英訳—Analysis Terminable and Interminable. Standard Edition Vol. XXIII.)

同（1940）Abriss der Psychoanalyse.〔「精神分析学概説」〕Ges. W. XVII.（英訳―An Outline of Psycho-Analysis. Standard Edition Vol. XXIII.）

ブロイアー＝フロイト　Breuer, J., and Freud, S. (1895) Studien über Hysterie.〔『ヒステリー研究』〕Deuticke（英訳―Studies on Hysteria. Standard Edition Vol. II.）

フロム　Fromm, E. (1963) The Dogma of Christ and Other Essays on Religion, Psychology and Culture.〔『「キリストの教義《ドグマ》」ほか――宗教・心理・文化についてのエセイ集』〕Routledge, London, 1963.

ホッファー　Hoffer, Willi (1959) Reconsideration of Freud's Concept—'Primary Narcissism'.〔「フロイトの〝一次ナルシシズム〟概念の再検討」〕一九五九年六月イギリス精神分析学会にて発表。

ボウルビー　Bowlby, J. (1958) The Nature of the Child's Attachment to his Mother.〔「小児の母親への愛着行動の本質」〕Int. J. Psycho-Anal. Vol. 39, p. 350.

メイン　Main, T. F. (1957) The Ailment.〔「苦しみ」〕Brit. J. med. Psychol. Vol. 30.

ライヒ（レイク）　Reich, Annie (1953) Narcissistic Object Choice in Women.〔「女性におけるナルシシズム的対象選択」〕J. Amer. Psychoanal. Ass. Vol. 1, p. 22.

ラスク　Lask, A. (1966) Asthma : Attitude and Milieu.〔『喘息――患者の構えと周囲の環境』〕Tavistock Publications, London; Lippincott, Philadelphia.

ランク　Rank, Otto (1924) Die Don Juan-Gestalt.〔『ドン・ファン像』〕Internationaler Psychoanalytischer Verlag, Wien.

ランプル-デ・グロート　Lampl-De Groot, J. (1963) Symptom Formation and Character Formation.〔「症状形成と性格形成」〕Int. J. Psycho-Anal. Vol. 44, p. 1.

リックマン　Rickman, John (1951) Number and the Human Sciences.〔「数と人間科学」〕Psychoanalysis and Culture.〔『精神分析と文化』所収〕International Universities Press, New York. (Selected Contributions on Psychoanalysis.〔『精神分析論集』〕Hogarth Press, London, 1957. に再録）

リトル　Little, Margaret (1957) 'R'. The Analyst's Total Response to his Patient's Needs.〔「R——患者の欲求に対して分析者のする全面的反応——」〕Int. J. Psycho-Anal. Vol. 38.

同 (1958) On Delusional Transference.〔「妄想的感情転移」〕Int. J. Psycho-Anal. Vol. 39, p. 134.

レヴィーン　Lewin, Bertram D. (1958) Dreams and the Uses of Regression.〔『夢と退行の活用と』〕International Universities Press. New York.

レーウェンスタイン　Loewenstein, R. (1958) Remarks on Some Variation in Psychoanalytic Technique.〔「精神分析技法の変法についての覚え書」〕Int. J. Psycho-Anal. Vol. 39, p. 202. Bemerkungen über einige Variationen der psychoanalytischen Technik. Psyche XIII. (1959／60)

ロッホ　Loch, Wolfgang (1963／4) Regression.〔「退行」〕Psyche Vol. 17, pp. 516—545.

ワイス　Weiss, Eduardo (1957) A Comparative Study of Psychoanalytical Ego Concepts.〔「精神分析における自我概念の比較研究」〕Int. J. Psycho-Anal. Vol. 38, p. 212.

口唇的依存状態および類縁状態文献集　（バリント選）

口唇的依存（oral dependence）

アリグザンダー　Alexander, F. (1950) Psychosomatic Medicine.〔『心身医学』〕Allen & Unwin, London; Norton, New York, pp. 102—104 and 133—134.

マッサーマン　Masserman, J. (1951) Some Current Concepts of Sexual Behavior.〔「性行動についての現概念」「III」〕Psychiatry Vol. 14.

メールロー　Meerloo, J. (1952) Artificial Ecstasy.〔「人工的脱我」〕J. Nerv. Ment. Dis. Vol. 115, pp. 246—266.

グランベルジェ　Grunberger, B. (1953) Oral Conflicts and Hysteria.〔「口唇的葛藤とヒステリー」〕Rev. Franc. Psa. Vol. 17.

フリードマン　Friedman, L. J. (1953) Defensive Aspects of Orality.〔「口唇性の防衛的側面」〕Int. J. Psycho-Anal. Vol. 34.

クライン等　Klein, Melanie, et al. (1955) New Directions in Psycho-Analysis.〔『精神分析の新動向』〕Tavistock Publications, London ; Basic Books, New York.

平均的期待可能環境（Average expectable environment）

ハルトマン　Hartmann, H. (1939) Ego Psychology and the Problem of Adaptation.〔『自我心理学と適応問題』〕International Universities Press, New York, 1958.

欲求を充足させてくれる対象（Need-satisfying object）

フロイト（アンナ）　Freud, A.（第二次大戦中および1963）Concept of Developmental Lines.〔「発達路線概念」〕Psychoanal. Study Child Vol. 18.

子宮の外なる母胎（Extra-uterine matrix）

マーラー　Mahler, M. (1952) On Childhood Psychosis and Schizophrenia.〔「小児精神病と分裂病」〕Psychoanal. Study Child Vol. 7.

宜しとすべき環境（Good-enough environment）

ウィニコット　Winnicott, D. W. (1941) The Observation of Infants in a Set Situation.〔「設定状況における幼児の観察」〕Collected Papers.〔『全論文集』〕Tavistock Publications, London ; Basic Books, New York, 1958. に収録。

普通の献身的な母親（Ordinary devoted mother）

ウィニコット　Winnicott, D. W.（1949）The Ordinary Devoted Mother and her Baby.〔「普通につくす母親とその乳児」〕Collected Papers.〔『全論文集』〕に収録。

母性の1次的関心事（Primary maternal preoccupation）

ウィニコット　Winnicott, D. W.（1956）Primary Maternal Preoccupation.〔「母性の1次的関心事」〕Collected papers.〔『全論文集』〕に収録。

保持機能（Holding function）

ウィニコット　Winnicott, D. W.（1960）The Parent-Infant Relationship.〔「親と幼児の関係」〕The Maturational Processes and the Facilitating Environment.〔『成熟過程と成熟促進環境』〕Hogarth Press, London, 1965. に収録。

基本的単1性（Basic unity）

リトル　Little, Margaret（1960）On Basic Unity.〔「基本的単1性について」〕Int. J. Psycho-Anal. Vol. 41.

成熟促進環境（Facilitating environment）

ウィニコット　Winnicott, D. W.（1963）Casework and Mental Illness〔「ケースワークと精神の病い」〕および Theory of Psychiatric Disorder.〔「精神科的障害」〕The Maturational Processes and the Facilitating Environment.〔『成熟過程と成熟促進環境』〕Hogarth Press, London, 1965. に収録。

保護楯（Protective shield）

カーン　Khan, M.（1963）The Concept of Cumulative Trauma.〔「累積的外傷の概念」〕Psychoanal. Study Child Vol. 18.

環境媒介者（Mediator of the environment）

スピッツ　Spitz, R.（1965）The First Year of Life.〔『誕生から1年間』〕International Universities Press, New York.

マイクル・バリントの主要著作

全著作目録は Psychiatry in Medicine(M. Balint Memorial Issue), Vol. 3, 425ff, 1972 にある。この目録は私の知る限りでは、B. Luban-Polozza 編、Praxis der Balint Gruppen——Beziehungsdiagnostik und Therapie, München, J. F. Lehmanns Verlag, 1974 (pp. 176…183) に再録されている。この目録は 1. Eine jodometrische Bestimmung des Natriums (「ナトリウムのヨード滴定法」) (mit M. Betew), Biochemische Z. 145 : 242, 1924 から 163. The family doctor and patient' secrets. Psychiatry in Medicine, 2 : 98—107, 1971 まで再録されているが、Six minutes for the patients: Interaction in general practice consultation, Tavistock, London, 1973 をはじめ一九七三年以降刊行のものは掲載されていない。主な単行本のみを左に挙げておく。

- The Doctor, his Patient and the Illness, Pitman, London, 1957. (独、仏、ハンガリー、伊、西、邦訳〔池見酉次郎訳、診断と治療社、一九六七〕あり、新版——一九六四、独、仏、オランダ訳あり)
- Problems of human pleasure and behaviour. Hogarth Press, London, 1957.
- Thrills and regressions. Tavistock, London, 1959. (独訳あり)
- Psychotherapeutic techniques in medicine. Tavistock, London, 1961. (Enid Balint と共著、独、伊、西訳あり)
- Primary love and psycho-analytic technique (論文集). Tavistock, London, 1965. (独訳あり)
- Sandor Ferenczi's technical experiments. ——B. B. Wolman 編、Psychoanalytic technique. Basic Books, New York, 1967 所収 (独訳——Psyche XX, 904—25, 1966)
- The Basic Fault: Therapeutic aspects of regression. Tavistock, London, 1968. (独訳あり、邦訳本書)

——以下死後出版——

◦ Focal Psychotherapy——an example of applied pshcho-analysis. Tavistock, London, 1972. (P. H. Ornstein, Enid Balintと共著)

◦ **Six minutes for the patients: Interaction in general practice consultation. Tavistock, London, 1973.**

他の国々でなお翻訳されていることも考えられる。

わが国では岩崎学術出版社などに何冊かの刊行予告がみられる。

Balint Seminar の結果にもとづいた書物が、Mind and Medicine Monographs として一九六一年以来、英国では Tavistock Publication, London, 米国では **J. B.** Lippicott, Philadelphia より逐次刊行されている。

章別内容摘要

——本書のごとく集中的にいくつかの基本概念を論じた書物では、たとえば「基底欠損」「ナルシシズム」「退行」などは、いたるところに出現し、さらに経糸《たていと》と緯糸《よこいと》のごとく概念と概念とが織りなされていて、通常の事項索引ではカヴァーし切れない。そこでフランス書にしばしば見る Table détaillée に類似したものを作製して事項索引の限界を補うこととした。（要約しやすい章は短かく、し難い章は長く、実際の枚数に対応しないことに留意されたい）——

第一部　心の三領域（一三—五二ページ）

第一章　治療過程の心的局在論（一五—二〇ページ）

包括的問題設定——なぜ患者によって分析治療の難易があるか。考えられる理由三つ＝患者側の問題・治療者側の問題・両者の合い性。／治療過程とは何か、心のどの部分で起るか↓超自我修正か（とすると、とり入れ、同一視、理想化——しかしマイナスもある。たとえばとり入れ等々の取り消しはどうするのか。この方が重要なのに分っていない）。自我強化か（しかしどのように？　イドに近い自我を強化すべしぐらいしか言えぬではないか。自我強化と超自我修正の関係は？　自我のもつ力量は？）。イドとなると影響可能かどうか？（死の本能を承認すれば破壊衝動の弱体化《フロイトの〝本能の馴化〟》を考えねばならぬが、イドを変化させるのか、デストルードーとリビドーを〝融合〟させるのか。しかし融合とは何か？）とにかく治療過程とは転移なる対象関係をとおして影響を与えることである。以上は五里霧中で、諸流派共存もこれでは無理がない。

第二章　解釈と徹底操作（二一—二四ページ）

局所論は四〇年来不変停滞。フロイドが鏡映技法で対処した患者は、良質の自我構造を持ち、内面化が可能で、外面化に訴えずに済み、言語による解釈で自我に影響を与えうる患者だった。（すなわち徹底操作可能の患者。）したがって、鏡映技法を唯一の正しい技法とするのは謬見。フロイトの患者では二人関係心理を無視しうるが、そのような患者はごく一部。そういう患者のために開発された技法が難関に逢着するのは当然。

第三章　分析作業の二水準（二五—三四ページ）

フロイトの扱った患者はエディプス水準にあり、成人心理より類推可能。古典的分析は患者をこの水準に引きずり上げて治療。しかし、別の患者もいて各種の名称を付されている。その難症性の原因は、分析作業に二水準あり、非エディプス水準では治療者の意図を正しく患者に伝達しえないことにある（失敗を治療者が自ら慰めるための処方箋三つ。——本文参照）。水準の相違を発見したのはフェレンツィ。エディプス水準は三角関係、葛藤、成人言語による伝達可能が特徴。第二の原始的単純な関係の水準を基底欠損水準と命名する。その理由。その特徴四つ（本文をみよ）。一次愛・一次対象関係の一例である。充足と欲求不満の落差が大。この水準の言語のフシギな漠然性。

第四章　基底欠損領域（三五—四二ページ）

治療が基底欠損水準に達したら雰囲気の根本的変貌が起る（これが特徴）。解釈は解釈と体験されず途方もない好意か悪意と感得される。治療者の一挙一動に重大な意味が賦与される。治療者の私事もさとられる。／治療者がしくじった時の患者の反応二つ——手応えなき受容と被害的不安と（絶望ではない——絶望はエディプス水準に属するよう）。深い苦悩と共存する静かな決意。これが患者を治療者にとって魅力的人物とする。これ自体が基底欠損到達の診断的標徴。／治療者側の困難——客観的受身性維持の困難→治療者の三反応（本文をみよ）。患者からの手応え欠如と無限のねだり（これは嗜癖に似てくる。葛藤の構造を持たぬ。→大きな不安につつまれた欠損である。欠損と名付ける理由（本文参照）。欠損は心身両面に及ぶ。基底欠損の起源。生育史上の〝合い性〟欠如。

第五章　創造領域（四三—四七ページ）

理論整備のために述べる第三領域。創造行為・疾病の極初期・疾病よりの回復過程。未踏の領域。未踏の理由＝転移関係がない。わずかに外的対象の存在する時に窺い知るのみ。受胎・妊娠・出産の心理（これまた未開拓）との相似性。わずかに前対象（Objekt-Anlage というべきもの）は存在する。しかしそれとの相互作用は観察至難。とにかく、何かからの逃走であるが、同時に何かに向っての疾走でもある。沈黙患者の見直しが鍵か。患者の沈黙を抵抗とみなすのは狭い考え。

第六章　第一部の要約（四八—五二ページ）

心の三領域は各、三、二、一の数で特徴づけられる。各領域は自我を上から下まで貫いて存在するが、超自然とイドに及ぶか否かは不明（最近の心的装置論はもっぱら自我を扱うのみ）。治療の場は二人関係——基本的には「基底欠損領域」である。／三領域成立の時間的序列は？　まず一次愛と基底欠損水準が共存し、分化によってエディプス水準が、単純化によって創造水準が生じるのでは？（発達は単純から複雑へ、に限らない。）／ナルシシズムと退行の二問題は基本的に基底欠損の問題。

第二部　一次ナルシシズムと一次愛（五三—一〇八ページ）

第七章　フロイトの三つの理論（五五—六〇ページ）

フロイトには、個人＝環界間の最初期関係に三理論あり。第一（一九〇五年、『性学説三論』）——〝それは一次対象愛である〟（「対象発見は本来的に対象再発見」）。第二（一九一四年『ナルシシズム序説』）——自体愛が最初、中間段階としてのナルシシズムを経て対象愛へ（すなわちナルシシズムは二次的）。第三——ナルシシズム一次説（「自我はリビドーの最初の貯水池なり」）。第三説が現行の公式見解と化したが——。

第八章　前章三理論の内包する矛盾（六一—六九ページ）

前章三理論は相互に矛盾する。フロイトは三説を同時主張（すなわち矛盾を自覚せず）。現分析理論はナルシシズムを二分する——絶対ナルシシズム（これは理論上の存在）と二次ナルシシズム（これは臨床観察可能、リビドーが二次的に自我に備給されること）。／対象選択に「ナルシシズム型」と「依存（依託）型」を区別する。フロイトはリビドーの最初の貯水池は自我ともいい、イドともいう。矛盾解消のためのストレイチの提案——「〝リビドーの貯水池〟に二義あり」（本文参照）。ハルトマン＝クリス＝レーウェンスタインの提案（多種のナルシシズムを考える）。いずれも弥縫策で新たな問題が生じる。フロイトは理論家よりもまず臨床家↓したがってもっぱら（イドや超自我でなく）自我のリビドー備給をとりあげたのだ。

第九章　ナルシシズムの臨床観察所見（七〇―七六ページ）

〝一次ナルシシズム〟の臨床的根拠としてフロイトが挙げるものは、分裂病、同性愛、器質性疾患、心気症、性生活、自己と対象の過大評価、睡眠、幼小児の言動である。これらはいずれも二次ナルシシズムと論証しうる――睡眠やオーガズムも含めて。

第一〇章　分裂病、嗜癖などの病的ナルシシズム状態（七七―八五ページ）

分裂病者はエディプス段階から撤退しているだけである。分裂病の治療の困難は患者への波長合せ《チューニング・イン》が余裕のない厳格なものであること。退行患者は一般に同じ。分裂病原性の母とは子供に波長合せのできぬ母。分裂病者と胎児は一見ナルシシズム的なだけで皮一枚下は絶体絶命の依存と〝調和への熱烈な希求〟がある。ナルシシズム的人間は一般に周囲の人に必死にしがみついている。アルコール症患者は成人型とナルシシズム型の両対象関係をめまぐるしく往復する。グリネッカーの難症患者への接近法。いずこでも一次愛が究極目標。一次愛を性急に求めて欲求不満と二次ナルシシズムへの引きこもりとなる。

第一一章　出生前および出生後初期状態（八六―九一ページ）

グリネッカーの子宮内存在論。出生外傷論。一次同一視と一次ナルシシズムの共存――しかしこれは語義の矛盾。幼児には必ずいつも環界が存在する。ナルシシズムは欲求不満の結果としての二次的なもの。

第一二章　一次愛（九一―一〇三ページ）

一次ナルシシズム理論は、一般に良い理論の持つ美質（四つを挙げる）を欠いている。著者の代提案は、一、一次ナルシシズム概念の破産を認め、二、一次愛（環界との一次関係）に置き換えることである。一次関係は、比喩的に地水火風とわれわれとの関係といいうる。／幼児のリビドー備給形式――原始的二人関係の二類型＝オクノフィリアとフィロバティズム。オクノフィリアはエディプス複合の土台でフィロバティズムは創造領域の土台か。／土居の「甘え」理論紹介。／「わがものにする作業」。／憎悪と一次愛の関係。／はじめに調和的相互滲透的渾然体あり――ナルシシズムはこれに対してはすべて二次的で個体環界間の関係の乱れに根ざす。

第一三章　成人愛（一〇四—一〇八ページ）

オーガズムは一次ナルシシズムでなく、「わがものにする作業」を介しての一次愛の世界——類似物＝宗教的エクスタシーと芸術創造と分析治療中に起る退行期間のあるもの。

第三部　深淵と分析者の反応（一〇九—一五五ページ）

第一四章　退行と〈患者の中の幼児〉（一一一—一二五ページ）

患者に対する「寛容政策」はアクティング・アウトの門を開く。アクティング・アウトとは退行であり、成熟化と文明化の逆過程。（文明化とはフロイトのいう「本能の馴化」）／分析者のアクティング・アウトないし退行への態度＝まず理解、つぎに理解を患者に戻す。↓この方法如何で治療の場の「雰囲気」が左右される。

第一の態度はフロイトに倣う「磨きぬかれた鏡」の態度。これは成人通常言語の通用する場合のこと。しかし〝反復を想起に変える〟言語化がどれ程可能か——その幅は大きい↓一極はエディプス水準以下にあまり深く退行せずに済む場合、他極は必ずそれ以下に一時期退行する場合である。治療者の反応がどこまでアクティング・アウトを許容し、いかに反応するか（第一六—一八章に説く）。

退行とは——原始的な強烈な情動体験。分析患者間の奇妙な不平等＝治療者は患者にとって患者に奉仕する限り法外な重要性を帯びる。また患者みずからは弱者かつ法外に重要。↓こうなると言語とくに解釈が通じなくなる。解釈は法外な好意か敵意のサインと読まれはじめる。↓自分の過去の問題よりも治療者のことに関心の焦点が移る。↓治療者への（正負両極の）過剰期待。↓これは基底欠損患者である証明。

〈患者の中の幼児〉にどう対処するか。エディプス葛藤年齢の子供でもてこずるが、基底欠損年齢の子供と成人とを距てるものは深淵である。（全く成人言語を話せず、また、自力でこの深淵に架橋できない。）治療者も架橋にはリスクを冒さねばならぬ。

第一五章　育児と分析治療における言語問題

（一二六―一三三ページ）

子供がどの言語を学ぶかは両親次第のように、患者（または分析志願者）がどの分析言語を学ぶかは治療者（または教育分析者）次第である。治療者が患者から学ぶほうがずっと少ない。

患者の第一の願いは理解されることである。↓患者は分析言語を学ぼうとする。しかし分析言語に各種あり、各々、語彙と文法と連想の雲を知らねばならぬ。／フロイトの言語はエディプス領域の言語だった。現代の分析言語は基底欠損領域の言語。（したがって両者は比較不能。）／しかし基底欠損領域のコミュニケーションでは非言語的なものが重要（行動、雰囲気醸成）。分析者は、患者の中の意識的成人と無意識的衝動との通訳、兼調査者（兼教師ともなってしまう）。しかし無意識は構造のある言語を持たず、対象の代表象にすぎない、イメージに近い単語から成り立つのみである。

第一六章　古典技法とその諸限界（一三四―一三九ページ）

古典技法は、すべてをエディプス水準に引きあげて解釈することである。当然、患者を選ぶ。レーウェンスタインの安全範囲。↓排除された者のための方法は？　↓小児分析はその一例。逆に分析が集団療法から手を引いたのは残念。冒険が必要。フロイトも冒険者だった。こんどは原始的非エディプス的関係への冒険。精神分析の中でも核心はその試錬に耐えるだろう。

第一七章　整合的解釈に内在する危険

（一四〇―一四六ページ）

クライン派のマッド・ランゲージのこと。患者はいくらか無批判的なとり込みと同一視に専念する。自信にみちた治療者対頭を抑えられた弱い患者↓攻撃・羨望・憎悪・奇妙な不平等――これこそ治療が基底欠損に達している徴候。しかしクライン派はそうみず患者の誤謬に帰される。↓フェレンツィのいう超自我圧入↓治療者の万能感＝クライン派の報告は成功例ばかり。患者の愁訴から葛藤やポジション（態勢）を仕立てあげる。……悪循環が起りとめどなくつづく。

第一八章　退行の管理に内在する危険

（一四七――一五五ページ）

ウィニコットらのこと。治療者はニセ自我を退場させ、それに置き換って退行を許容し管理する。／しかし、退行患者のしつこい（嗜癖類似状態）欲求に応答を続けるのは現実に困難。患者の過剰期待（〝基底欠損発生以前に戻れる〟）。フェレンツィの「大実験」は失敗だった。しかし治療者はある種の患者（〝骨を折る値打のある患者〟）に「大実験」をやりたくなる。↓一時的改善。一部は治癒。↓重症の患者に、あるいは治療のはじめからやりたくなる。↓陽性逆転移を〝症状〟とみずに現実と錯覚。患者の耐性欠如を〝反復〟と誤解釈。↓架空の外傷状況を再構成。また、治療の場の可逆的パラメーターを動かして無際限の反復を誘発しない雰囲気の創出を図る（しかし患者との合意は困難――基底欠損領域では）。↓基底欠損領域では欲求不満は激烈な症状を暴発するがこれを充足すると拭い去るごとく消失（両者の落差大）↓しかしまた別の欲求不満を起す↓悪循環↓治療者患者相互の憎悪が起る。↓この型の治療者は法外に誠実↓自責↓クライン派と逆に失策、へまばかり報告。しかし、クライン派と同じく攻撃性と憎悪を誘発することに注目の要。もっとも同一視ととり込みはクライン派の場合ほど強くないよう。この章で批判論を終る。

第四部　良性の退行と悪性の退行（一五七―二〇五ページ）

第一九章　フロイトの退行概念（一五九―一六八ページ）

「退行」なる語の初出は一九〇〇年（『夢判断』）。冴えない出発（軽視）。しかし一九三三年には防衛機制の第一に挙げられる（A・フロイトにより）。病因としての退行も考えられており、萌芽は一九世紀だが、初出は『精神分析入門』。退行の三局面（局在論的＝空間的、時間的、形式的）。フロイトは形式面を度外視。次に転移としての退行（治療の妨害者）。第四に治療同盟者としての退行。↓退行の四側面（防衛の一形式、発病因子、転移＝抵抗、治療因子）。

フロイトは退行の如何にかかわらず禁欲原則の維持を主張。例外はフロイトがフェレンツィの「積極法」をはじめ支持したこと。「積極法」の二つの狙い（フロイトの方法は緊張増大法）。フェレンツィは患者の反応が原初的かつ二相性であることを発見（第一相は成人の関与による心的外傷形成、第二期はその成人が関与を否認したことと関係）。↓禁欲原則に立つ治療者はこの二相を反復していることとなる。フェレンツィの治療（＝外傷時点までの退行↓患者の耐忍性秤量↓患者に能動的に反応して耐忍限度に患者を維持する)。この治療をとおして医師患者関係研究と逆転移解釈法が一九三〇年ごろにフェレンツィによって最初に開発された。↓フロイトはそれらの価値を否定。フェレンツィの死。

第二〇章　症状と診断（一六九―一七六ページ）

退行の四側面で分析治療中に観察可能なものは主に抵抗と治療同盟者としての退行。これらを中心に論じる。↓退行論その一、症状と診断、その二、力動、その三、本質。退行の臨床体験の共通点＝「分析治療のある時点、一見正しい解釈を行なった後のある時点において急変が生じ、これまでは患者が嫌悪していたような単純な対象関係形式あるいは原始的充足形態を患者がためらいがちに出してくる」こと。↓これに通常法で応答すればそれ切りに終るが、積極的に応答すると「治療的正面突破」が起る。「とんぼ返り症例」。退行のバリントによる定義＝「成熟度の進んだ体験行動形式確立後に分析治療への反応において原始形式の体験行動が出現すること」。

退行と紛わしい臨床症状＝引きこもり、「他者の現存下に孤独でいられる能力」（ウィニコット）、創造領域への没頭、解体（進行中の分裂病、老人の性器性喪失など）。

正面突破とは？＝緊張増大↓本能の正面突破的出現↓抑圧していた衝動の充足↓自我強化。ブダペシュト学派の対象関係重視（一九二四年以来！）＝「自我機能の解放が対象関係の中で生起し新しい愛憎の途を打開する」↓「新規蒔き直し」概念の提出（バリント）。その五特徴（本文をみよ）。新規蒔き直しは前進のための退行（後退）である。この力動の理解の仕方。（最終的判断は保留しつつ）。

第二一章　欲求充足と対象関係（一七七―一八二ページ）

バリントはフェレンツィの思想再評価を求めつづけたが甲斐なかった。「新規蒔き直し」問題。まず「充足」の問題。症例。↓いずれも分析者が退行に対し肯定的に反応した例。（しかし充足を解釈の代用にしたのでなく、充足を解釈の上に重ねた。）充足が第一義的に重要なのでなく、充足は、対象関係をより単純な、強圧性の少ないものにつくりかえる手段。「新規蒔き直し」の雰囲気を一言で形容すればドイツ語の arglos がぴったり。

フロイトの退行は一人心理学の世界、「新規蒔き直し」は二人心理学の世界。「受動的対象愛」（フェレンツィ）↓しかし能動性もある↓「一次対象愛」（バリント）。一次対象愛以前の段階＝一次物質段階、環界非分化段階、調和的相互滲透的渾然体段階（同義語）。↓「新規蒔き直し」段階における分析者のあり方は一次対象あるいは一次物質に似る。

第二二章　治療的退行の種々相（一八三―一九五ページ）

悪性退行（=際限なき強請《ねだり》が生じるもの、例アンナ・O嬢）と良性退行（=「新規蒔き直し」に至るもの）。沈黙症例→良性退行では外面は静穏。悪性退行では本能充足のために外的事件を求めて行動、良性退行では外的世界を活用して自己の内面における前進を認めてほしいとする。→要するに悪性退行とは充足を目的とする退行、良性退行とは認識されることを目的とする退行。良性退行が起るには患者を大地や水のごとく支える周囲の存在が前提。理解と寛容=患者の内面でさまざまのことが生起しうる条件をしつらえること。arglos な関係の象徴としての、患者との身体接触。悪性退行においては部分対象しか存在せず、巨大な不安の存在下で絶望的に治療者にまつわりつく（相互信頼的な arglos な雰囲気の成長が抑止される。）良性型（A群）と悪性型（B群）退行の特徴枚挙（本文参照のこと）。悪性退行は主に重症ヒステリー者か。第三・四部の要約。

第二三章　フロイト=フェレンツィ間の不一致とその後遺症（一九六―二〇五ページ）

二人のどちらも敗者だった。いや分析界全体が敗者だった論争。→分析者は皆怖気をふるった。→治療同盟者としての退行は分析者の念頭から消失。→近年再生の萌芽=クリスの「自然に奉仕する退行」、ナップの「ある対象に服従する退行」、アリグザンダーの「外傷地点への退行」と「それ以前の充足状況への退行」の区別、チェストナット・ロッジ病院における研究、ウィニコットの仕事。しかし以上は皆、分析者の「縁辺群」。ほとんど引用されない。しかし空気は変りつつある。アンナ・フロイトの、退行の良性面強調（一九六三年）。退行が基底欠損に属する二人心理学の分野として論じられるのはこれからの問題。

第五部　退行者とその分析者（二〇七―二四五ページ）

第二四章　治療的退行、一次愛、基底欠損（二〇九―二二五ページ）

「関係の持つ治療力」の発見。解釈か対象関係か。解釈はフィロバティズム的（一人でなしうる）。対象関係は二人あるいはそれ以上のことであり、非言語的方法を含み、正確に言語で記述できない↓オクノフィリア的雰囲気。

退行のこと↓フロイトはもっぱら退行の心的過程を考え対象関係的側面を無視。関係による治療は、退行患者に充足を与えるのでなく原初的対象関係を与えるものである。↓解釈も対象関係の一つ（＝分析者の応答の一つ）とみる。治療的対象関係が何であるかを症例に則して認識することは未開拓の領域である（一次愛かオクノフィリアかフィロバティズムか）。「強迫的パターン」に照応した対象関係を平和的に維持しつつ患者に新たな対象関係の存在可能性を発見させ体験させその中で実験させる。↓基底欠損の不活性化（強迫的パターンの断念）。

治療において留意するべきこと。＝すべてを転移とみないこと、分析者が周囲から際立たず不壊の一次物質と化すること、万能者とならないこと、万能者にみえないこと、オクノフィリアとフィロバティズムの両世界を患者とともに往復しさらにその向うの一次関係まで行くこと。

問題は退行患者の欲求を充足させるべきか否かでなく、分析者の退行への応答とその関係への影響がどうかということである。分析者患者間の不平等性を増大させず一次愛パターンに合致すれば充足も可。

現分析理論はオクノフィリア的偏向がある。症例。不平等性を減少させ万能性をみせず、一次対象であることを引きうける用意を示すのが重要。

第二五章　押しつけがましくない分析者

（二二六—二三六ページ）


アクティング・アウトが時々起るだけで言語表現のない二人関係を体験させることが大切。徹底操作はエディプス水準に達してからにする。（患者の言葉は基底欠損水準においては生命なき反復であり、自由連想を荷う力はない。治療の解釈もまた同じ↓）しかも患者は解釈を敵意あるいは愛情あるいは死物ととる。沈黙患者研究がこれからの一課題＝索漠たる沈黙もあるが友好的な広袤《ひろがり》でもありうるし一次愛の調和的渾然体再建の試みでもありえ、創造領域にある場合もある。↓基底欠損あるいは創造の領域に退行中の患者に対してはさし当り寛大に退行に耐えることである。言語の信頼性喪失の事実を受容し構造化（構築化）の試みを放棄する。＝不整合に甘んじる。要するに退行の受容＝一種の相互体験として——。しかし雰囲気づくりは分析者の任務。また、アクティング・アウトをそれ自体が内容のある伝達手段であると受けとり解釈をしない。治療者が正しい距離において現存すること。患者の欲求とその消長変化を認識すること。

患者の一次愛を投射しうるものは場か分析者か？↓場の方が

無難（＝分析者が万能者と化さない）。治療者は面接の場で（治療者自身を含めた）外部からの誘惑・刺激・要請が一切闖入しない時間を十分患者に提供する＝患者の自己発見と対象世界への到達のために必要。これは押しつけがましくない対象より成る世界（一次対象あるいは一次物質の性質を持つ）。しかしこれがすべてではない。

第二六章　深淵に架橋する（二三七―二四五ページ）

㈠患者の愁訴・自責・欝憤をすべて現実・真実として誠実に受容し、㈡荒んだ欝憤が悔恨に変化するまでの時間的余裕を十分にとり、㈢この過程を加速しようとしないこと。基底欠損患者の悔みとは自己自身の中に欠損のあるという不動の事実への悔み。加速せずに見守ることが大事（この過程は一人では荷いとおせないから）。

エディプス水準との治療的雰囲気の相違。＝治療者は解釈に敏感でなくなり、構造化を焦らなくなり、患者の苦悩に対する耐性が高まり、治療者自身の相対的無力性を肯定できるようになる。好意的な〝無理〟も、分析者の万能感にもとづく。〝歪みを直す〟情緒的体験をビタミン剤のごとく投与しようとするのもこれに同じ。分析者の中で万能感的反応をしたい誘惑が起るのは治療が基底欠損領域に及んだ徴候である。この心の傾きを矯正することは至難。／症例。分析の場と両立する充足とは患者を刺激してさらに充足を求めるようにしない充足である。（分析の場の設定はこの点うまくできている）。分析者の尊重すべき三条件。悪性退行ならば慣重にフロイトの受身的態度で、良性退行ならば分析者はしてはならぬことをしないでさえおれば事実をありのまま引きうける決意を患者の方から示しはじめ次第に退行を脱する（良性退行の患者はほとんどすべての真実に耐えられるが分析者から真実を受け取る強さだけはない）。

書き残したこと。

リトル* (Margaret Little) 203, 219, 243
レヴィーン (Bertram Lewin) 75, 202
レーウェンスタイン (R. Loewenstein) 66—68, 92, 107, 135—136, 138
ロッホ (W. Loch) 204

ワ 行

ワイス (Eduardo Weiss) 68

バッハ (J. S. Bach――ドイツの作曲家) 45
バリント* (Enid Balint――著者の再婚の相手, 分析者) 7, 37, 40
バリント (M. Balint)
3―5, 33, 36, 40, 45, 50, 51, 145, 175, 177, 180, 181, 183, 187, 188, 227
夢で冷淡な肉色の鳥に襲われる症例* 122
面接場面でとんぼ返りを打つ症例* 170―172, 173, 174, 189
治療者の指一本を手にとっていた症例* 178
新規蒔き直し期に数週間床についた症例 178
面接の場で沈黙し「ついに自分に到達した」症例 188―189, 231, 232
番外面接を求め, 夜泣きながら電話してきた症例 222―224
癇癪を起した症例* 240―242
バルザック (H. de Balzac――19世紀フランス小説家) 45
ハルトマン (H. Hartmann)
21, 50, 64―68, 80, 92, 219
ピッテンジャー (R. A. Pittenger) 40
ビブリング (E. Bibring) 135, 136, 168
ヒル (L. B. Hill) 79
フィーニクル(フェーニヘル:O. Fenichel) 225
フェアベアン (W. R. D. Fairbairn) 21, 50
フェルメール (J. Vermeer――オランダ画家) 45
フェレンツィ (Ferenczi Sándor)
30, 74, 150, 152, 165
166, 168, 174, 177, 180, 183, 196―200, 227
「大実験」の対象女性* 150―152
フリース (Fliess―― フロイトの一時期の親友) 205
ブリュッケ (E. Brücke――フロイトの発生学の師) 160
ブレンマン (M. Brenman) 202, 203
ブロイアー (J. Breuer ―― フロイトの初期の共同研究者) 160, 184, 185, 197
フロイト* (Anna Freud――S. Freud の娘, 小児分析者) 115, 116, 159, 204, 219
フロイト (S. Freud)
18―23, 25, 26, 29, 30, 50, 51, 55, 74, 77, 86―88, 90―93, 104, 107, 112, 113, 130, 134, 136, 138, 140, 159―169, 177, 180, 183, 184, 186, 187, 194, 196―200, 205, 209―211, 213, 222, 224, 227, 242, 243
アンナ・O* (Anna O) 184, 185, 187, 190, 197
狼男 (Wolfsmann) 166
シュレーバー (Schreber) 58, 160
ドーラ* (Dora) 160, 163, 164
鼠男 (Rattenmann) 160
ハンス坊や (Kleiner Hans) 26, 160
フロイトの母 69
フロイトの甥ヨーン John 69
フロッシュ (J. Frosch) 204
フロベール (G. Flaubert―― 19世紀フランスの作家) 45
フロム (E. Fromm) 196
ヘア* (Mary Hare) 8
ベートーヴェン(L. van Beethoven, ドイツの作曲家) 45
ボウルビー (J. Bowlby―― 現代の行動科学者) 215
ホファー (W. Hoffer) 90, 91

マ 行

マーラー* (M. Mahler――小児精神科医) 219―220
マルクーゼ (M. Marcuse――性科学辞典編者) 57
メイン (T. F. Main) 151
モーツァルト (W. A. Mozart――オーストリアの作曲家) 45―47

ヤ 行

ヨフェ (W. G. Joffe) 84

ラ 行

ライヒ* (Annie Reich) 104―106
ラスク (A. Lask) 40
ランク (O. Rank) 80
ランプル・デ・グロート*(Jeanne Lampl-de-Groot) 203
リヴィエール* (Joan Rivière) 225
リックマン (J. Rickman) 48

人 名 索 引

1) 著者バリントは大部分文献引用箇所に限って載せた。
2) 本書中の症例はその治療者名の項の後に記した。
3) 帰化人名の読みはおおむね引用文献の使用語によった。
4) 特記せぬものは主に20世紀の精神分析者または力動精神科医である。
5) * は確実に女性である人。

ア 行

アイスラー (K. Eissler) 135—137, 154
アリグザンダー (F. Alexander) 203, 225
アーロウ (J. Arlow) 202
ウィニコット (D. W. Winnicott——イギリスの小児科医にして小児精神科医) 21, 50, 76, 147, 154, 173, 203, 219, 225

カ 行

カーン (Masmud Khan —— ウィニコットの弟子) 203, 219
カンツァー (M. Kanzer) 75
キャン (M. Cang) 204
クライン* (Melanie Klein) 32, 122, 140, 146. 225
クライン派 (の人々) 140—146, 154, 225
クリス (E. Kris) 66—68, 92, 107, 201, 202
グリネッカー* (Phyllis Greenacre) 82, 83, 87—89, 202
グレコ (R. S. Greco) 40
ゲーテ (W. von Goethe —— 18～19世紀ドイツの詩人) 45
ゴッホ (V. van Gogh —— 19世紀オランダ画家) 45

サ 行

サールズ (H. F. Searles) 203
ザンドラー (J. Sandler) 84
シュワーツ (M. S. Schwarz) 79
ジョウンズ (E. Jones——イギリス (スコットランド) の精神分析家でフロイトの“公式”伝記著作者) 58, 122, 196
ジョルジォーネ (Giorgione—— ルネッサンス・イタリアの画家) 45
シムノン (G. Simenon—— 現代フランス推理作家) 45
ジル (M. M. Gill) 202, 203
スタントン (A. H. Stanton) 79
ストレイチ (J. Strachey —— 英訳標準版フロイト全集の編者でもある) 64, 67, 168
スピッツ (R. Spitz) 219

タ 行

ダ・ヴィンチ (Lionardo da Vinci——ルネッサンスの万能技芸家) 45, 160
チャップリン (Ch. Chaplin——著名な喜劇役者) 82
土居健郎 5, 99, 103
ドイッチュ* (Helene Deutsch) 80

ナ 行

ナップ (P. Knapp) 202

ハ 行

バイオン (W. R. Bion) 44, 219
ハイドン (F-J. Haydn——ドイツ作曲家, イギリスに渡る) 45
ハイネマン* (Paula Heineman) 225
ハチンスン* (Ann Hutchinson—— バリントの秘書) 8

事 項 索 引

訳者略歴

1934年　奈良県に生まれ阪神間で幼少期を送る
1959年　京都大学医学部卒、阪大病院でインターン
1960年　京大ウイルス研究所助手
1966年　東大分院神経科医師
1967－72年　調布市青木病院医師
1972年　東大講師・分院神経科病棟医長
1975年　名古屋市立大精神科助教授
1980年　神戸大学精神科教授
1997年　甲南大学文学部教授、神戸大学名誉教授

著書 ――― 『天大の精神病理』（飯田真と共著、中央公論社、1972）
『分裂病と人類』（東大出版会、1982）
『精神科治療の覚書』（日本評論社、1982）
『中井久夫著作集』（全6巻別巻2、岩崎学術出版社、1984－85、1991）、他

訳書 ――― シュルテ『精神療法研究』（飯田真と共訳、医学書院、1972）
サリヴァン『現代精神医学の概念』（山口隆と共訳、みすず書房、1976）
サリヴァン『精神医学の臨床研究』（山口直彦、松川周悟と共訳、みすず書房、1983）
エレンベルガー『無意識の発見』（上・下、木村敏と共監訳、弘文堂、1983）、他

新装版《しんそうばん》 治療論《ちりょうろん》からみた退行《たいこう》
基底欠損の精神分析

1978年12月5日　初版発行
2017年4月30日　新装版第1刷発行
2021年12月10日　新装版第2刷発行

著者 ――― マイクル・バリント
訳者 ――― 中井久夫

発行者 ――― 立石正信
発行所 ――― 株式会社 金剛出版
〒112-0005 東京都文京区水道1-5-16
電話 03-3815-6661　振替 00120-6-34848

印刷◎平河工業社
製本◎誠製本

ISBN978-4-7724-1557-6 C3047